熱血 循環器学

編　著

神戸労災病院循環器内科　部長・副院長

井上 信孝

洋學社

執筆者一覧

山田　充彦	信州大学医学部分子薬理学教室　教授	
東　　幸仁	広島大学原爆放射線医科学研究所 ゲノム障害医学研究センター ゲノム障害病理研究分野再生医科学研究部門　教授	
福井　敏樹	医療法人社団如水会 オリーブ高松メディカルクリニック　院長	
杜　　隆嗣	神戸大学大学院医学研究科立証検査医学・循環器内科学分野　特命准教授	
石田　達郎	神戸大学大学院医学研究科内科学講座・循環器内科学分野　特命教授	
甲斐　久史	久留米大学医療センター　副院長, 循環器内科　教授	
鳴山　文華	東邦大学医学部内科学講座 糖尿病・代謝・内分泌学分野　助教	
熊代　尚記	東邦大学医学部内科学講座 糖尿病・代謝・内分泌学分野　准教授	
弘世　貴久	東邦大学医学部内科学講座 糖尿病・代謝・内分泌学分野　教授	
井上　信孝	神戸労災病院循環器内科　部長・副院長	
高村　千智	医療法人社団 心臓画像クリニック飯田橋　院長	
寺島　正浩	医療法人社団 心臓画像クリニック飯田橋　理事長	
古川　　裕	神戸市立医療センター中央市民病院循環器内科　部長	
松村　敏幸	熊本労災病院循環器内科　部長	
岡嶋　克則	加古川中央市民病院循環器内科　科部長	
乙井　一典	神戸大学医学部附属病院総合内科　助教	
江本　憲昭	神戸薬科大学臨床薬学研究室　教授	
石橋　敏幸	一般財団法人大原記念財団 大原綜合病院　副院長	
瀬口　　理	国立循環器病研究センター移植医療部　医長	

（執筆順）

序

「熱血循環器学」の刊行にあたって

　循環器学では，新しい知見が日々蓄積され，新技術の進歩とともに，その診断法，治療法が革新的な発展を遂げています．これまでは「否」とされていたことが，「正しい」と証明され，またその逆に，これまで常識とみなされたことが，臨床研究にて完全に否定されることも数多くあります．βブロッカーが臨床の場に登場したときは，薬剤の添付書に「禁忌：心不全」と記載されていました．もちろん現在は，βブロッカーが心不全治療のファーストラインに位置しています．カテーテルによって大動脈弁狭窄症が治療しうるなどは，私が研修医のときは，誰もが想像だにしていませんでした．こうした医学，循環器学の進歩に追随すべく，われわれはこれまで，さまざまな教書にて学んできました．しかしながら，臨床の場に身を置くと，従来の教書では，本当に伝えるべきこと，伝えなければならないことが，伝えられていないのではないかと感じています．

　最近，医療系のドラマ，映画が流行っています．医師の仕事は，ときにドラマで見るような劇的な場面もありますが，しかし実際は，各医師が自分の責務を淡々と，忠実に果たしていく，いわば単調で日常的なことが大半を占めます．ただそうした日々の日常診療のなかで，ドラマをも遥かに超えて，心に深く刻み込まれることを誰もが経験していきます．こうした貴重な臨床での経験はなかなか伝える術がありません．

　医学は2つの側面を有する学問です．つまり純粋な自然科学という側面と，その学問から得られた知見を目の前にいる患者に還元していくという側面とがあります．2012年に山中教授がiPS細胞研究でノーベル医学生理学賞を受賞されました．さらに昨年，本庶佑先生が，免疫チェックポイント阻害因子の発見とがん治療への応用で，ノーベル医学生理学賞を受賞されました．このように日本の医学研究は世界をリードしています．しかしながら，将来の医学研究に対して，危機的で悲観的な見方もあります．2004年，すべての医師がプライマリケアに対応できる幅広い臨床能力を習得することを趣旨として，新臨床研修制度がスタートしました．私が研修医のときは，系統だった教育システムもなく，現在この制度は，臨床能力をつけるという観点からは素晴らしいと思います．しかし，その弊害として，研究を志向する若い医師が激減していることが指摘され，今後の医学研究に懸念を抱く方は少なくありません．未知なものを探索する研究の面白さ，素晴らしさを，若い医師に伝える機会が減ってきていることを実感します．

　これまでの教書では，こうした真に伝えるべきことが欠けているのではないかと考えています．そこで本書では，各項に「熱血の章」を設けました．この「熱血の章」では，各分野において，印象に残った症例や，心に刻み込まれた患者さんのご紹介，その症例から得た教訓，

また若いドクターや学生に是非伝えたいメッセージ，さらには，研究生活での心に残るエピソードなどを自由に記述していただきました．

　本書を一読していただくことにより，循環器学各分野の最先端のことを理解・把握していただけるだけではなく，各項目の「熱血の章」を通して，循環器学の魅力を感じていただけるのではと思っています．

　最後に，多忙な中，快く執筆を引き受けていただいた多くの執筆者の方々，洋學社，吉田收一氏には，心から感謝申し上げます．

2019 年 3 月

神戸労災病院　井上信孝

目　次

1 **新しい小児心不全治療薬の開発を目指して** ⋯⋯⋯⋯⋯⋯⋯⋯（山田 充彦）　1

　1　胎生期における心臓の発生 ⋯⋯⋯⋯⋯⋯⋯⋯⋯⋯⋯⋯⋯⋯⋯⋯⋯⋯⋯⋯⋯⋯⋯⋯⋯⋯1

　2　生下後の心臓の成長 ⋯⋯⋯⋯⋯⋯⋯⋯⋯⋯⋯⋯⋯⋯⋯⋯⋯⋯⋯⋯⋯⋯⋯⋯⋯⋯⋯⋯⋯2

　3　心臓の成長に関与する液性因子 ⋯⋯⋯⋯⋯⋯⋯⋯⋯⋯⋯⋯⋯⋯⋯⋯⋯⋯⋯⋯⋯⋯⋯4

　　1）アンジオテンシンⅡ ⋯⋯⋯⋯⋯⋯⋯⋯⋯⋯⋯⋯⋯⋯⋯⋯⋯⋯⋯⋯⋯⋯⋯⋯⋯⋯⋯4

　　2）インスリンおよびインスリン様増殖因子 ⋯⋯⋯⋯⋯⋯⋯⋯⋯⋯⋯⋯⋯⋯⋯⋯4

　　3）糖質コルチコイド ⋯⋯⋯⋯⋯⋯⋯⋯⋯⋯⋯⋯⋯⋯⋯⋯⋯⋯⋯⋯⋯⋯⋯⋯⋯⋯⋯5

　　4）甲状腺ホルモン ⋯⋯⋯⋯⋯⋯⋯⋯⋯⋯⋯⋯⋯⋯⋯⋯⋯⋯⋯⋯⋯⋯⋯⋯⋯⋯⋯⋯5

　4　周産期におけるカテコラミン系とレニン・アンジオテンシン・アルドステロン
　　系による心血管系調節のメカニズム ⋯⋯⋯⋯⋯⋯⋯⋯⋯⋯⋯⋯⋯⋯⋯⋯⋯⋯⋯⋯5

　5　AT_1R を利用した新しい小児心不全治療薬の開発の可能性について ⋯⋯10

　6　**熱血の章 ―私の循環器学―**
　　循環器研究の重要性：若手循環器科医師の方たちへ ⋯⋯⋯⋯⋯⋯⋯⋯⋯⋯⋯13

2 **血管内皮機能と心血管病** ⋯⋯⋯⋯⋯⋯⋯⋯⋯⋯⋯⋯⋯⋯⋯⋯（東 幸仁）　17

　1　血管内皮の構造と機能 ⋯⋯⋯⋯⋯⋯⋯⋯⋯⋯⋯⋯⋯⋯⋯⋯⋯⋯⋯⋯⋯⋯⋯⋯⋯⋯17

　2　血管内皮機能異常と動脈硬化発症の機序 ⋯⋯⋯⋯⋯⋯⋯⋯⋯⋯⋯⋯⋯⋯⋯⋯18

　3　血管内皮機能測定 ⋯⋯⋯⋯⋯⋯⋯⋯⋯⋯⋯⋯⋯⋯⋯⋯⋯⋯⋯⋯⋯⋯⋯⋯⋯⋯⋯⋯19

　　1）ストレインゲージプレチスモグラフィー ⋯⋯⋯⋯⋯⋯⋯⋯⋯⋯⋯⋯⋯⋯⋯20

　　2）FMD ⋯⋯⋯⋯⋯⋯⋯⋯⋯⋯⋯⋯⋯⋯⋯⋯⋯⋯⋯⋯⋯⋯⋯⋯⋯⋯⋯⋯⋯⋯⋯⋯21

　　3）RHI ⋯⋯⋯⋯⋯⋯⋯⋯⋯⋯⋯⋯⋯⋯⋯⋯⋯⋯⋯⋯⋯⋯⋯⋯⋯⋯⋯⋯⋯⋯⋯⋯21

　　4）ケミカルバイオマーカー ⋯⋯⋯⋯⋯⋯⋯⋯⋯⋯⋯⋯⋯⋯⋯⋯⋯⋯⋯⋯⋯⋯⋯22

　4　血管内皮機能と治療 ⋯⋯⋯⋯⋯⋯⋯⋯⋯⋯⋯⋯⋯⋯⋯⋯⋯⋯⋯⋯⋯⋯⋯⋯⋯⋯⋯23

　5　**熱血の章 ―私の循環器学―**

　　1）血管内皮機能測定より ⋯⋯⋯⋯⋯⋯⋯⋯⋯⋯⋯⋯⋯⋯⋯⋯⋯⋯⋯⋯⋯⋯⋯⋯25

　　（1）日常の検査・診療 ⋯⋯⋯⋯⋯⋯⋯⋯⋯⋯⋯⋯⋯⋯⋯⋯⋯⋯⋯⋯⋯⋯⋯⋯25

　　（2）Lesson from patient ⋯⋯⋯⋯⋯⋯⋯⋯⋯⋯⋯⋯⋯⋯⋯⋯⋯⋯⋯⋯⋯⋯25

　　2）研究のこと ⋯⋯⋯⋯⋯⋯⋯⋯⋯⋯⋯⋯⋯⋯⋯⋯⋯⋯⋯⋯⋯⋯⋯⋯⋯⋯⋯⋯⋯27

3 **循環器診療における一次予防** ⋯⋯⋯⋯⋯⋯⋯⋯⋯⋯⋯⋯（福井 敏樹）　31

　1　日本人の死因 ⋯⋯⋯⋯⋯⋯⋯⋯⋯⋯⋯⋯⋯⋯⋯⋯⋯⋯⋯⋯⋯⋯⋯⋯⋯⋯⋯⋯⋯⋯31

　2　がん対策などにおける対策型検診と人間ドックの違い ⋯⋯⋯⋯⋯⋯⋯⋯⋯32

　3　人間ドック健診とは ⋯⋯⋯⋯⋯⋯⋯⋯⋯⋯⋯⋯⋯⋯⋯⋯⋯⋯⋯⋯⋯⋯⋯⋯⋯⋯33

　4　血圧脈波検査とは ⋯⋯⋯⋯⋯⋯⋯⋯⋯⋯⋯⋯⋯⋯⋯⋯⋯⋯⋯⋯⋯⋯⋯⋯⋯⋯⋯35

i

目　次

 5　内臓脂肪測定の重要性 ……………………………………………… 38
 6　実際に検査導入・検査実施するにあたって ………………………… 42
 7　熱血の章 ―私の循環器学― …………………………………………… 43

4　心血管病イベントと脂質リスク管理 ……………… （杜　隆嗣，石田 達郎）　**45**
 1　まずは LDL コレステロールを管理する ………………………………… 45
  1）LDL-C と心血管病 …………………………………………………… 45
  2）LDL 受容体とスタチンの発見 …………………………………… 45
  3）LDL による粥状動脈硬化病変の形成メカニズム ……………… 46
  4）LDL-C をどこまで管理するか： "Fire and Forget" vs. "Treat to Target" …… 47
 2　次のターゲットは non-HDL-C ……………………………………………… 48
  1）non-HDL-C とは？ ………………………………………………… 48
  2）食後高脂血症とレムナント ……………………………………… 49
  3）small dense LDL ……………………………………………………… 49
 3　家族性高コレステロール血症を見逃さない …………………………… 50
 4　実際の脂質リスク管理について ………………………………………… 51
  1）生活習慣の改善 …………………………………………………… 51
  2）食事指導 …………………………………………………………… 51
  3）薬物治療 …………………………………………………………… 53
  （1）スタチン ………………………………………………………… 53
  （2）エゼチミブ ……………………………………………………… 54
  （3）フィブラート …………………………………………………… 54
  （4）オメガ 3 多価不飽和脂肪酸 …………………………………… 55
  （5）PCSK 9 阻害薬 ………………………………………………… 56
  （6）MTP（ミクロソームトリグリセリド輸送蛋白）阻害薬 …… 56
 5　熱血の章 ―私の循環器学―
  HDL はロマン！
  1）HDL コレステロールはもはや "善玉" コレステロールではない？ …… 57
  2）HDL は量のみならず，質も大事？ ……………………………… 57
  3）HDL の本当の顔は？ ……………………………………………… 59

5　高血圧管理と心血管病予防 …………………………………… （甲斐 久史）　**63**
 1　2017 ACC/AHA 高血圧ガイドラインが示すものは何か？ …………… 64
  1）主な変更点 ………………………………………………………… 64
  2）米国における心血管病抑制のターゲットが冠動脈疾患から心不全・脳卒中へシフト？ …… 65
 2　高血圧治療ガイドライン JSH 2014 ……………………………………… 65
 3　心疾患における血圧管理 ………………………………………………… 66
  1）心肥大 ……………………………………………………………… 66

2）冠動脈疾患 ……………………………………………………………………… 66
（1）降圧目標 …………………………………………………………………… 66
（2）狭心症 ……………………………………………………………………… 67
（3）心筋梗塞後 ………………………………………………………………… 67
3）心不全 …………………………………………………………………………… 67
（1）左室駆出率の低下した心不全 …………………………………………… 68
（2）左室駆出率の保たれた心不全 …………………………………………… 68
4）心房細動 ………………………………………………………………………… 68
5）抗血栓薬服用中 ………………………………………………………………… 68
4　熱血の章 ―私の循環器学― ……………………………………………………… 70

6　糖尿病と心血管予防 ……………………………（鴫山 文華，熊代 尚記，弘世 貴久）　75

1　2型糖尿病患者の食事・運動療法による生活習慣の改善は心血管イベントの発
　　症を抑制するか ………………………………………………………………… 76
2　厳格な血糖コントロールと心血管イベントの関係 ………………………… 77
1）1型糖尿病 /DCCT …………………………………………………………… 77
2）2型糖尿病 /UKPDS ………………………………………………………… 78
3）ACCORD/ADVANCE/VADT ……………………………………………… 78
3　DPP4阻害薬を用いた心血管イベント発症における大規模臨床試験 ……… 81
4　GLP-1受容体作動薬を用いた大規模臨床試験 ……………………………… 83
5　SGLT2阻害薬を用いた心血管イベント発症における大規模臨床試験 …… 85
6　熱血の章 ―私の循環器学― ……………………………………………………… 88

7　ストレスと心血管病 ……………………………………………（井上 信孝）　93

1　心血管病発症のリスクとしての精神的ストレス …………………………… 94
2　精神的ストレスと心不全 ……………………………………………………… 96
3　心理的・社会的因子の虚血性心疾患の病態への関与 ……………………… 96
4　循環器疾患に伴う心因的要因に対する治療 ………………………………… 97
5　熱血の章 ―私の循環器学―
1）循環器疾患に苦しむ患者さんの「心臓」だけではなく「こころ」も診よう ……… 99
2）職業性ストレスと過労死　―現代社会において解決すべき喫緊の課題 …… 101

8　心血管イメージング …………………………………（高村 千智，寺島 正浩）　105

1　冠動脈CT検査 ………………………………………………………………… 105
1）冠動脈CTの現状 ……………………………………………………………… 105
2）冠動脈狭窄の診断性能 ……………………………………………………… 106
3）冠動脈CTの有用性 …………………………………………………………… 106
（1）狭心症 ……………………………………………………………………… 106
（2）急性冠症候群 ……………………………………………………………… 107

iii

（3）ステントおよびCABG（coronary artery bypass grafting）······························108

4）冠動脈CTのガイドラインにおける位置づけ ···································109

5）冠動脈CTによる機能評価 ···110

6）冠動脈CTの注意点 ··111

2　心臓MRI検査 ··111

1）心臓MRI検査の特徴 ···111

2）非造影MRI検査で撮影可能な項目 ···112

（1）Cine画像 ··112

（2）T2強調像（T2-weighted black blood；T2WBB）··························112

（3）T1強調画像（T1- weighted black blood；T1WBB）·····················112

（4）冠動脈MRA ···112

3）造影MRI検査で撮影する項目 ···113

（1）負荷perfusion MRI ···113

（2）遅延造影（LGE）··113

4）循環器疾患とCMR所見 ··114

（1）虚血性心疾患 ···114

（2）肥大型心筋症（hypertrophic cardiomyopathy；HCM）················115

（3）拡張型心筋症（dilated cardiomyopathy；DCM）·······················116

（4）不整脈原性右室心筋症

（arrhythmogenic right ventricular cardiomyopathy；ARVC）·········117

（5）心筋炎 ···117

（6）心サルコイドーシス ··117

（7）心アミロイドーシス ··117

3　熱血の章 —私の循環器学— ···119

9　心不全治療 ··（古川　裕）　123

1　心不全の治療と最近の話題 ··123

1）慢性心不全の治療 ··123

（1）慢性心不全の病期分類と重症度分類 ···123

（2）薬物治療 ···124

（3）非薬物治療 ···126

a）運動療法／心臓リハビリテーション ···127

b）心臓再同期治療（CRT）···127

c）補助人工心臓（ventricular assist device；VAD）·························127

d）心臓移植 ···128

e）栄養管理 ···128

（4）心不全の病期の進行と治療の推移 ···129

（5）終末期心不全の緩和治療における問題 ···129

2　急性心不全の治療 ··130

1）薬物治療 ··· 130
　（1）強心薬 ··· 130
　（2）血管拡張薬 ··· 131
2）非薬物治療 ··· 131
　（1）非侵襲的陽圧換気療法（NPPV） ··· 131
　（2）大動脈内バルーンパンピング（IABP） ··· 131
　（3）経皮的心肺補助装置（PCPS） ·· 132
　（4）経皮的補助人工心臓（IMPELLA） ·· 132
3　心不全診療におけるトピックス ··· 132
1）HFrEF と HFpEF ··· 132
2）心不全診療における地域連携 ·· 134
4　熱血の章 ―私の循環器学―
1）研究の目的とテーマ ··· 135
　（1）β遮断薬が効く患者，効かない患者 ·· 135
　（2）大動脈弁狭窄症（aortic valve stenosis；AS）への単独手術のタイミング ······· 136
2）循環器内科の魅力 ·· 136
3）記憶に残る症例 ··· 137
　（1）在宅治療に移行したカテコラミン依存状態末期重症心不全の 1 例 ····················· 137
　（2）若年者に生じた劇症型心筋炎による急性心不全症例 ······································· 138

10　冠動脈カテーテル治療 up to date ·······························（松村 敏幸）　**141**
1　Trans-Radial Coronary Intervention ·· 141
2　Distal Trans-Radial Coronary Intervention ··· 142
1）解　　剖 ··· 142
2）DTRI の穿刺 ·· 143
　（1）患者のポジション ··· 143
　（2）皮膚麻酔 ·· 144
　（3）穿　　刺 ·· 144
　（4）シース挿入 ··· 144
　（5）止　　血 ·· 145
　（6）ldTRI（left distal Trans Radial Intervention）について ···························· 147
　（7）DTRI の将来 ·· 147
3　熱血の章 ―私の循環器学―
　うちのドクターズクラーク ··· 148

11　不整脈治療 ···（岡嶋 克則）　**153**
1　カテーテルアブレーション ··· 153
1）カテーテルアブレーションの基礎 ·· 153
2）アブレーションカテーテルの進歩 ·· 153

v

目　次

$\quad$ 3）マッピングの進歩 155
$\quad$ 4）カテーテル操作の進歩 156
$\quad\quad$（1）マグネティックナビゲーションシステムの概要 156
$\quad\quad$（2）実際に有用であった症例 158
$\quad$ 5）ハイブリッド治療 159
$\quad$ 2　熱血の章 —私の循環器学— 162

12　静脈血栓塞栓症 （乙井 一典）**167**

$\quad$ 1　VTE の歴史 167
$\quad$ 2　VTE の疫学 168
$\quad$ 3　VTE の特徴 168
$\quad$ 4　VTE の危険因子 169
$\quad\quad$ 1）生理的な凝固と線溶 169
$\quad\quad$ 2）Virchow の三徴 171
$\quad\quad\quad$（1）血液凝固能亢進 171
$\quad\quad\quad$（2）血管内皮障害 172
$\quad\quad\quad$（3）血流の停滞 173
$\quad\quad$ 3）がんと VTE 173
$\quad$ 5　VTE の診断アルゴリズム 174
$\quad\quad$ 1）DVT 174
$\quad\quad$ 2）PTE 177
$\quad\quad$ 3）各検査での診断ポイント 178
$\quad\quad\quad$（1）心電図 178
$\quad\quad\quad$（2）胸部レントゲン 178
$\quad\quad\quad$（3）下肢静脈エコー 179
$\quad\quad\quad$（4）経胸壁心エコー 179
$\quad\quad\quad$（5）造影 CT 179
$\quad\quad\quad$（6）肺換気・血流シンチグラフィー 179
$\quad\quad\quad$（7）肺動脈造影 179
$\quad$ 6　VTE の治療 180
$\quad\quad$ 1）抗凝固療法 180
$\quad\quad\quad$（1）急性期治療 180
$\quad\quad\quad$（2）慢性期治療 181
$\quad\quad$ 2）血栓溶解療法 181
$\quad\quad$ 3）カテーテル治療 182
$\quad\quad$ 4）外科的血栓摘除術 182
$\quad\quad$ 5）下大静脈フィルター 182
$\quad$ 7　VTE 治療における DOAC の可能性と課題 183
$\quad\quad$ 1）急性期治療 183

2）慢性期治療 ……………………………………………………………………… 184

　　3）がん患者の VTE 治療 …………………………………………………………… 185

　8　VTE の予防 ……………………………………………………………………… 185

　　1）理学的予防法 …………………………………………………………………… 185

　　2）予防的抗凝固療法 ……………………………………………………………… 186

　　3）内科系疾患における VTE 予防 ………………………………………………… 186

　9　VTE の合併症 …………………………………………………………………… 186

　　1）CTEPH ………………………………………………………………………… 186

　　2）PTS …………………………………………………………………………… 186

　10　熱血の章 ―私の循環器学― …………………………………………………… 188

13 肺高血圧症の最近の知見 ……………………………………（江本 憲昭）　193

　1　肺高血圧症の定義と臨床分類 …………………………………………………… 193

　2　肺高血圧症の診断 ………………………………………………………………… 193

　3　肺動脈性肺高血圧症 ……………………………………………………………… 196

　　1）特発性肺動脈性肺高血圧症

　　（idiopathic pulmonary arterial hypertension；IPAH）

　　遺伝性肺動脈性肺高血圧症

　　（heritable pulmonary arterial hypertension；HPAH）…………………………… 196

　　　（1）疫学・予後・成因 ………………………………………………………… 196

　　　（2）重症度評価 ………………………………………………………………… 196

　　　（3）治　　療 …………………………………………………………………… 196

　　2）薬物・毒物誘発性肺動脈性肺高血圧症 ……………………………………… 198

　　3）結合組織病に伴う肺動脈性肺高血圧症（CTD-PAH）……………………… 198

　　4）その他 …………………………………………………………………………… 199

　4　慢性血栓塞栓性肺高血圧症（CTEPH）………………………………………… 199

　　1）疫学・成因 ……………………………………………………………………… 199

　　2）CTEPH の診断 ………………………………………………………………… 199

　　3）CTEPH の治療 ………………………………………………………………… 200

　5　熱血の章 ―私の循環器学―

　　1）印象に残った症例 ……………………………………………………………… 202

　　　（1）肺血管拡張薬の使用にあたっては，急激な血行状態の悪化の可能性を念頭に

　　　　おいて診療にあたることが重要である ……………………………………… 202

　　　（2）小児・若年で発症した IPAH/HPAH の病態は成人発症例と異なる病態を示

　　　　すことがある ………………………………………………………………… 203

　　　（3）患者背景をしっかり把握して診療にあたるべきである ………………… 203

　　　（4）希少疾患に対する診療の特殊性を理解する必要がある ………………… 203

　　2）研究生活のエピソード ………………………………………………………… 203

目　次

14　災害と循環器疾患 ──────────────────（石橋　敏幸）　207

　1　地震と循環器疾患 ────────────────────── 207
　　1）虚血性心疾患 ─────────────────────── 207
　　2）致死性不整脈 ─────────────────────── 208
　　3）クラッシュ症候群 ───────────────────── 208
　　4）深部静脈血栓症・肺塞栓 ───────────────── 209
　　5）たこつぼ心筋症 ───────────────────── 209
　　6）心不全 ───────────────────────── 210
　2　各震災と循環器疾患 ────────────────────── 211
　　1）阪神・淡路大震災 ───────────────────── 211
　　2）新潟中越地震 ─────────────────────── 212
　　3）東日本大震災・原発事故における福島での実際 ────── 212
　3　熱血の章 ─私の循環器学─
　　　震災と臨床研修・救急蘇生教育 ──────────────── 216

15　補助人工心臓・心臓移植治療の現状 ──────────（瀬口　理）　221

　1　心臓移植治療 ───────────────────────── 221
　　1）心臓移植治療とは ───────────────────── 221
　　2）心臓移植の適応 ───────────────────── 223
　　（1）適応となる疾患 ───────────────────── 223
　　（2）適応条件 ─────────────────────── 223
　　（3）除外条件 ─────────────────────── 225
　　　a）絶対的除外条件 ──────────────────── 225
　　　b）相対的除外条件 ──────────────────── 226
　　　c）適応の決定 ───────────────────── 227
　　3）心臓移植待機について ───────────────── 227
　　4）心臓移植後の治療，予後 ───────────────── 228
　2　補助人工心臓治療 ────────────────────── 229
　　1）補助人工心臓とは ───────────────────── 229
　　2）補助人工心臓の適応 ─────────────────── 230
　　（1）治療戦略からみた適応 ───────────────── 230
　　（2）心不全重症度からみた適応 ──────────────── 232
　　3）補助人工心臓の合併症と予後 ────────────── 234
　3　熱血の章 ─私の循環器学─
　　　著明な肺うっ血を伴う劇症型心筋炎に対して左室補助人工心臓＋人工肺付右室
　　　補助人工心臓により救命しえた1例 ─────────────── 236

　　索　　引 ───────────────────────────── 241

1 新しい小児心不全治療薬の開発を目指して

はじめに

　筆者が，1984年に循環器内科医になった頃は，慢性心不全は，主としてジギタリスと利尿薬により治療されていた．主観的には治療の手応えは十分あり，自分は心不全患者を救っているのだと感じていた．しかし，1990年頃から，さまざまな心不全治療薬の大規模臨床試験が行われ，少なくともジギタリスの慢性心不全での生命予後改善効果は否定され[1]，心機能低下を代償するべく過剰に作動している因子を補正する，βアドレナリン受容体阻害薬やレニン・アンジオテンシン・アルドステロン（RAS）系抑制薬が，生命予後を改善することが明らかになった[2)-4)]．現在では，これらの薬が慢性心不全治療の中心として用いられている．また，2000年頃から，本邦でも心臓移植が慢性心不全の新たな治療方法として加わった．このように，成人の慢性心不全治療方法は，過去30年の間に大きく進歩してきた．

　一方，小児心不全の薬物療法の進展は遅れている[5)-7)]．小児心不全は，心筋自体の異常による場合と，循環器系の構造異常による場合があり，前者には薬物療法が重要である．小児心移植がきわめて困難な本邦においては，小児心不全の薬物療法の発展の遅れは，深刻な問題である．このような遅れの最大の原因は，小児心不全の原因疾患が多彩であるため，成人におけるような大規模臨床試験が，世界的にもほぼなされていないことにある．現在ほとんどの場合，小児心不全の薬物治療は，成人用の心不全治療薬を転用して行われている．しかし，小児と成人の循環動態は異なり，小児に特異性のある心不全治療薬の開発が期待される．このような小児心不全の開発には，基礎研究による小児の心血管系細胞の特性の研究と，それに基づいたボトムアップ式の新規治療薬の開発が必要である．

　本稿では，著者らが近年マウスを用いて行ってきた，幼若な心筋細胞の機能制御の解析と，それに基づいた新しい小児心不全治療薬の開発の提唱を行いたい．

1　胎生期における心臓の発生

　ヒトでは，胎生15日に，頭側中胚葉に，第一および第二心臓予定領域と呼ばれる心原基が形成され，胎生20日に，第一心臓予定領域から原始心筒が形成される[8]．心臓は，この段階から拍動を開始する．その後，原始心筒の静脈側と動脈側に，第二心臓予定領域から心筋細胞が供給され，胎生28日頃には，長くなった原始心筒は，右方および背側に屈曲する．さらに胎生32日頃には，将来心室となる部分の心筋細胞が局所で増殖する．そして，胎生

50 日には，2 心房 2 心室の心臓が完成する．両心室の心筋細胞は，その後も分裂して，生下時に必要な細胞数以上に増殖するが，生下直前に強いアポプトーシスが生じ，心筋細胞数は新生児のレベルに落ち着く[9]．この現象には，周産期前後の糖質コルチコイドの増加が関与していると考えられている．

胎生期の心臓の血行動態は，生下後の心臓の血行動態とは大きく異なる．胎生期には循環血への栄養と酸素の供給は胎盤で行われる[10]．臍帯静脈血は，下行大静脈に入り，右心房に入る．その大半は，右心室に還流し，肺動脈に駆出され，動脈管を介して下行大動脈に入り，下半身を栄養する．一方，右心房血の一部は，卵円孔を経て左心房・左心室に至り，上行大動脈に駆出されて，上半身を栄養する．胎生期の，右心室と左心室は，このように並列的に作動し，その拍出量比は，おおよそ 2 対 1 と右心優位である．また，肺循環は，体循環の 10% 未満に過ぎない．

2 生下後の心臓の成長

生下時に血行動態は，大きく変化する．その要点は，①胎盤血流の停止，②ガス交換機能を司る器官が，胎盤から肺へ変わること，③種々の循環シャントの停止，である[11]．これにより，肺循環は著しく増加し，体循環と同等となり，左右心室は直列に連結される．また生後 2 カ月までに，皮膚・内臓の血管抵抗が上昇し，体血圧が顕著に上昇する．これに伴い，心重量は生後 6 カ月で 2 倍に，生後 1 年で 3 倍に増大する．また右心室壁はわずかに増大，左心室壁は著明に増大する．これらの心臓の増大は，生後 4 カ月までは，心筋細胞の分裂と肥大により，その後はもっぱら心筋細胞の肥大により，もたらされる．また胎生末期から生後早期に，心筋細胞のエネルギー代謝が，解糖系中心から脂肪酸代謝中心に変化する．これには，胎児型のミトコンドリアのオートファジー（ミトファジー）が，重要な役割を果たし，その破たんは心不全を生じる[12]．

この時期には，心室筋，とくに左心室筋の興奮収縮連関にも大きな変化が生じる（図1A）．心筋細胞の収縮は，活動電位が細胞膜の L 型 Ca^{2+} チャネル（LTCC）を開口させ，細胞内 Ca^{2+} 濃度（$[Ca^{2+}]i$）を上昇させることにより起こる．新生児の心室筋細胞は，成人の心室筋細胞よりはるかに小さいので，細胞膜の LTCC を透過した Ca^{2+} が細胞内に単純拡散するだけで，収縮を引き起こすことが可能である．しかし，成長が進み，肥大化して体積あたりの表面積が減少した心室筋細胞では，細胞膜の LTCC を透過した Ca^{2+} が細胞内に単純拡散するだけでは，速くて強力な収縮を誘発するには不十分である．そこで，成熟した心室筋細胞では，細胞膜が管状に細胞内に折れ込んだ T 管という構造が形成され，ここに大量の LTCC を発現し，活動電位に伴い細胞の奥深くに一様に Ca^{2+} を流入させるようになる．さらに，細胞内の Ca^{2+} 貯蔵庫である筋小胞体も生後に大きく発達し，筋小胞体の Ca^{2+} ポンプ SERCA の活性も上昇して，筋小胞体の Ca^{2+} 含量が飛躍的に増大する．筋小胞体には，Ca^{2+} を放出するための Ca^{2+} チャネルであるリアノジン受容

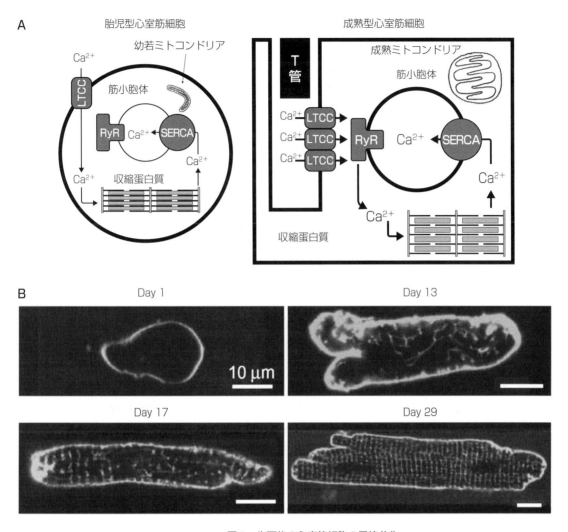

図1 生下後の心室筋細胞の最終分化
A. 胎児型心室筋細胞と成熟型心室筋細胞の興奮収縮連関機構の違い．LTCC：L型 Ca^{2+} チャネル，RyR：リアノジン受容体，SERCA：筋小胞体の Ca^{2+} ポンプ．
B. 各日齢のラットの左心室筋細胞内のT管の発達．各日齢のラットの左心室筋細胞を単離して，細胞膜を染色するdi8-ANEPPSで染色した．

体（RyR）が存在する．発達した心室筋細胞では，RyRはT管上のLTCCと〜15 nmの距離で隣接している．細胞に活動電位が生じ，T管のLTCCを開口させると，LTCCから一様に流入した Ca^{2+} が，近接するRyRを一様に開口させ，筋小胞体から大量の Ca^{2+} を遊離させる．この現象を Ca^{2+} 誘発性 Ca^{2+} 遊離（CICR）という．このように，成熟した心室筋細胞では，CICRにより細胞内で一様に上昇した $[Ca^{2+}]_i$ が，速くて強い収縮を引き起こす．活動電位が終了すると，LTCCとRyRは閉鎖し，細胞内の Ca^{2+} の70％は

SERCA が筋小胞体に再吸収される.

図1Bは, 筆者らがラットの左心室筋細胞のT管の生後の発達を解析した結果であるが, 新生児期には存在しないT管が, 生後約4週間をかけて次第に形成され, 最終的には網目状のT管構造が細胞内全体に形成されることがわかる. このような, 微細構造の構築と筋小胞体の発達が, 生後に求められる力強い心室筋の収縮には必須である.

最後に, 心臓の収縮を調節する自律神経は, 生下時には形態的にも機能的にも未熟である[11]. しかし, その後乳児期に交感神経優位の支配ができ, 最終的に青年期において成人同様の交感・副交感神経のバランスが取れるようになる.

3 心臓の成長に関与する液性因子

上述のような生下後の心筋細胞の成長の分子機構については, 未解明な点が多い. しかし, 生下後の心筋細胞の成長に関与する液性因子としては, 以下のようなものが知られている.

1) アンジオテンシンⅡ

アンジオテンシンⅡ(AngⅡ)は, 成人においては, 高血圧, 心肥大, 心不全を生じる病的因子としてよく知られている[13]. これらの作用のほとんどすべては, AT_1アンジオテンシン受容体(AT_1R)を介して生じる. この受容体を阻害するAT_1R阻害薬が, これらの疾病の治療に有効であることは, この事実を裏づける[4]. しかし, 周産期において, AngⅡは, 循環調節に大変重要な生理的役割を果たす[12]. ヒツジでは, 生後1週間のAngⅡの血中濃度は, 出生直前の値の25倍に達する. また, AT_1Rも妊娠後期に急速に発現量が増える. また, 児が低酸素状態に陥ったり, わずかにでも出血したりした場合, AngⅡの血中濃度は速やかに上昇し, ストレスに対する耐性を作りだす. さらにこの時期には, AngⅡは腎の最終分化にも重要な役割を果たす[14]. これらの事実と相応して, アンジオテンシノーゲンやAT_1Rのノックアウトマウスは, 野生型より有意に高い周産期死亡率を呈する[15)16]. 生下後のAngⅡの心臓に対する重要な作用については, 筆者らの最近の研究成果を踏まえて, のちに詳述する.

2) インスリンおよびインスリン様増殖因子

マウスでは, 新生児が母乳を摂取するまでの絶食期間に, 血中のアミノ酸量を確保するため, 全身, とくに心臓, 横隔膜, 肺で, オートファジーが亢進する[17]. インスリンおよびインスリン様増殖因子の双方の作用を仲介するインスリン受容体基質のノックアウトマウスは, 哺乳後もこのオートファジーを抑制できずに拡張型心筋症になって死亡する[18]. またこのノックアウトマウスでは, 心筋のアポトーシスが亢進し, ミトコンドリアの機能低下も発生することが報告されている.

3）　糖質コルチコイド

　ヒツジでは，妊娠の最終 10 日までは，胎児の血中の糖質コルチコイド濃度は，無視できる程度であるが，その後急速に上昇する[9]．この糖質コルチコイドの上昇は，胎児が子宮外の環境に適応できるように，重要臓器を最終分化させるために必要であると考えられている．また先述のように，出産直前の心筋細胞のアポトーシスにも関与する．糖質コルチコイドは，生下後急速に減退するが，これは生下後の心臓の刺激伝導系心筋細胞のアポトーシスや，心筋細胞の分化になんらかの影響を与えているのではないかと考えられている．

4）　甲状腺ホルモン

　妊娠中期から後期にかけて，胎児の血中サイロキシン（T_4）濃度は増加し，生下後も高い状態を維持する[9]．また出産直前の糖質コルチコイドの一過性の増加は，脱ヨウド化反応による T_4 から T_3 への返還を高め，胎盤での T_3 のクリアランスを抑制する．T_3 は，生下後も高い血中濃度を維持する．糖質コルチコイドと同様，甲状腺ホルモンも，心筋細胞の最終分化に寄与するのではないかと考えられている．最近，iPS 細胞由来心筋細胞で，糖質コルチコイドと甲状腺ホルモンの同時投与が，これらの細胞には本来形成されない T 管を誘導することが報告された[19]．

4　周産期におけるカテコラミン系とレニン・アンジオテンシン・アルドステロン系による心血管系調節のメカニズム

　生下直後の激烈な循環動態の変化に対応するためには，血圧や心拍出量を急性に調節する仕組みも重要である．成体では，このような調節は通常交感・副交感神経を介して行われるが，先述のように生下直後は心臓の自律神経支配が未発達である．そこで，副腎髄質由来のアドレナリンとレニン・アンジオテンシン・アルドステロン（RAS）系が，重要な役割を果たす[20]．

　アドレナリンは，細動脈の血管平滑筋細胞の α_1 アドレナリン受容体に作用して収縮を生じて末梢血管抵抗を上昇させ，心臓の β_1 および β_2 アドレナリン受容体に作用して心拍出量を増加させ，体血圧を上昇させる．

　血管平滑筋細胞では，刺激された α_1 アドレナリン受容体（α_1AR）は，細胞内で共役する $G_{q/11}$ という蛋白質を介して，ホスホリパーゼ C（PLC）という酵素を活性化し，細胞膜のリン脂質の一種であるホスファチジルイノシトール 4,5-ビスリン酸（PIP_2）をジアセルグリセロール（DG）とイノシトール三リン酸（IP_3）に分解する（図 2）．このうち，DG は細胞膜に存在し細胞外から Na^+ や Ca^{2+} を細胞内に流入させる TRPC6 などの非特異的カチオンチャネルを活性化する[21]．一方，IP_3 は筋小胞体上の Ca^{2+} チャネルである IP_3 受容体（IP_3R）を開口して筋小胞体からの Ca^{2+} 遊離を生じる．これにより筋小胞体の Ca^{2+} が枯渇すると，筋小胞体上の STIM1 という蛋白質が，筋小胞体上で凝集し，細胞膜上の Ca^{2+} チャネルであ

1 新しい小児心不全治療薬の開発を目指して

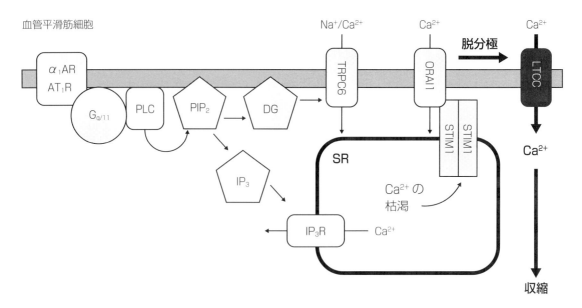

図2 アドレナリンまたはアンジオテンシンⅡによる血管平滑筋細胞の収縮誘発機序
R：α_1アドレナリン受容体またはAT_1アンジオテンシン受容体，$G_{q/11}$：$G_{q/11}$蛋白質，PLC：ホスホリパーゼCβ，PIP_2：ホスファチジルイノシトール4,5-ビスリン酸，DG：ジアセルグリセロール，IP_3：イノシトール3リン酸，TRPC6：TRPC6チャネル，SR：筋小胞体，IP_3R：IP_3受容体，STIM1：STIM1蛋白質，ORAI1：ORAI1チャネル．

るORAIを開口させる．TRPC6やORAIを介したカチオンの細胞内への流入は，細胞外に対する細胞内の電位を上昇させ，これが刺激となり膜電位感受性LTCCを開口させ，大量のCa^{2+}を細胞内に流入させて血管平滑筋を収縮させる．これら一連の反応は，刺激後数分で起こり，その後数十分で減退する．

一方，心筋細胞では，刺激されたβ_1およびβ_2アドレナリン受容体（βAR）は，細胞内で共役するG_sという蛋白質を介して，アデニル酸シクラーゼ（AC）という酵素を活性化し，細胞内ATPからサイクリックAMP（cAMP）を産生させる（**図3**）．cAMPは，細胞膜のLTCCに結合しているcAMP依存性リン酸化酵素（PKA）を活性化し，LTCCの主たるサブユニットである$Ca_V 1.2$という蛋白質をリン酸化させる[22]．リン酸化された$Ca_V 1.2$は，活動電位に伴い大量のCa^{2+}を細胞内に流入させ，心拍出量を増大させる[23]．この反応は，受容体刺激後2〜3分で最大に達し，その後数十分で脱感作される．

ここで，PKAによるLTCCの活性化のメカニズムについて，少し詳しく説明する．LTCCのチャネル本体を構成する$Ca_V 1.2$は，長い細胞内C末端を有しているが，このC末端は筋細胞や神経細胞内では，翻訳後なんらかの酵素によりほぼ中央付近で切断され，近位C末端（PCT）と遠位C末端（DCT）に分かれる（図3）[24]．しかしその後，DCTはPCTに静電的に再結合し，チャネルの活性を自己抑制する．PKAは，DCTに結合しているPKA

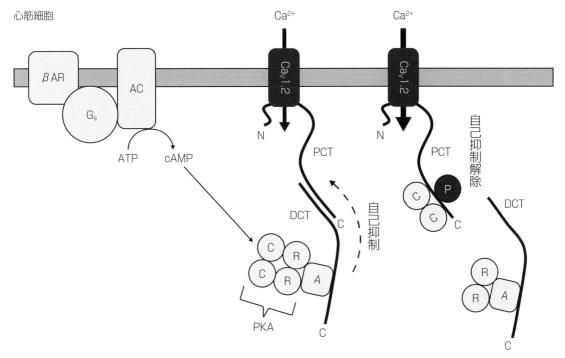

図3 アドレナリンによる心筋細胞のL型 Ca^{2+} チャネル活性化機序
R：β1またはβ2アドレナリン受容体，Gs：Gs蛋白質，AC：アデニル酸シクラーゼ，PCT：LTCCの主たるサブユニットである $Ca_V1.2$ サブユニットの近位C末端，DCT：遠位C末端，PKA：cAMP依存性キナーゼ，A：PKAアンカー蛋白質，C：PKAの触媒サブユニット，R：PKAの調節サブユニット，P：リン酸化．

アンカー蛋白質（A）によりDCTに結合しているが，$Ca_V1.2$のPCTをリン酸化（P）して，この自己抑制を解除することにより，LTCC活性を上昇させると考えられている．この経路は，古くからよく研究されてきた情報伝達経路であり，ホルモン・神経伝達物質による細胞機能調節の教科書的素材である[23]．

一方RAS系は，周産期に，AngⅡが細動脈血管平滑筋細胞膜上のAT₁Rを刺激し，血管平滑筋細胞のα₁AR刺激と同等な経路を介して，細動脈を収縮させ，体血圧を上昇させると考えられている．しかし，AngⅡが，幼若な心筋細胞へどのような作用を及ぼすかは，ほとんど研究されていない．

そこで，筆者らは最近，AngⅡの幼若な心筋細胞に対する効果とそのメカニズムを詳しく調べ，新しい知見を得たので，最後にこの点を説明する．これらの研究は，マウスを用いて行った[25]．まず，新生児マウスまたは成熟マウス心臓から単離した左心室筋細胞の活動電位に伴う，細胞内 Ca^{2+} 濃度上昇に対するAngⅡの効果を検討したところ，AngⅡは，新生児のみで細胞内 Ca^{2+} 濃度上昇を亢進させた（**図4A**，上向きの矢印）．このことは，AngⅡが，幼若心筋細胞に特異的な，心収縮力増強作用を持つことを意味している．そこで次に，

1 新しい小児心不全治療薬の開発を目指して

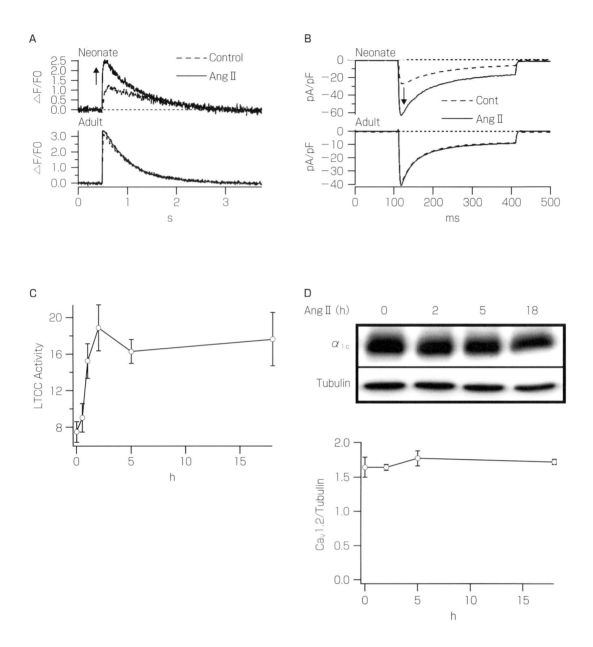

　AngⅡのLTCC活性に与える効果を検討したところ，AngⅡは，新生児期にはLTCC活性をほぼ2倍に増強した（**図4B**，下向きの矢印）．この反応は，βアドレナリン受容体刺激のときと異なり，約2時間かけて最大反応に達し，その後少なくとも18時間持続する亜急性の反応であった（**図4C**）．しかし，AngⅡは，$Ca_V1.2$の発現量を18時間にわたって変化させなかったので（**図4D**），その効果は翻訳後修飾であると考えられた．AngⅡは，EC_{50}値360 nMで，濃度依存的にLTCC活性を高めた（**図4E**）．しかし，AngⅡのLTCCに対する効果は，加齢とともに減少し，ヒトでの青年期に相当する7～8週齢までにほぼ消失し

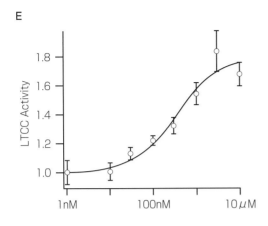
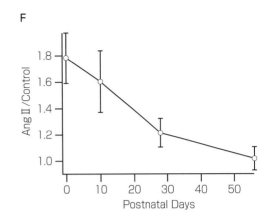

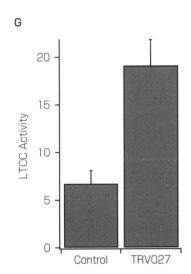

図4 アンジオテンシンIIによる幼若心筋細胞のL型Ca^{2+}チャネル活性化

　A. Ang IIの細胞内Ca^{2+}代謝に及ぼす影響，B. Ang IIのLTCC電流密度に及ぼす影響，C. Ang IIによるLTCC活性化の時間コース，D. Ang IIの$Ca_V 1.2$発現量に及ぼす効果，E. Ang IIによるLTCC活性化の濃度依存性，F. Ang IIによるLTCC活性化の日齢依存性，G. TRV027のLTCC活性に及ぼす効果.

（本図は，許可を得て文献25より転載）

た（図4F）．このことは，この系は，Ang IIによる小児期の循環調節に特化した情報伝達経路であることを示唆した．

　そこで，Ang IIによる幼若心筋LTCC制御のメカニズムを詳細に解析したところ，その情報伝達経路は，これまでまったく知られていないものであることが判明した（図5）．Ang IIは，幼若心筋細胞でも，血管平滑筋細胞と同様に，AT_1Rを介してLTCCを活性化していた．しかし，血管平滑筋細胞におけるのとは異なり，AT_1Rは，$G_{q/11}$蛋白質ではなく，βアレスチン2（βA2）という蛋白質を介して，細胞内に信号を送り込んでいた．βA2は，本来アドレナリン受容体やAT_1Rなどの，G蛋白質共役型受容体の脱感作を生じる蛋白質として同定されたが，その後の研究で，G蛋白質と同様に信号伝達に関与することがわ

1 新しい小児心不全治療薬の開発を目指して

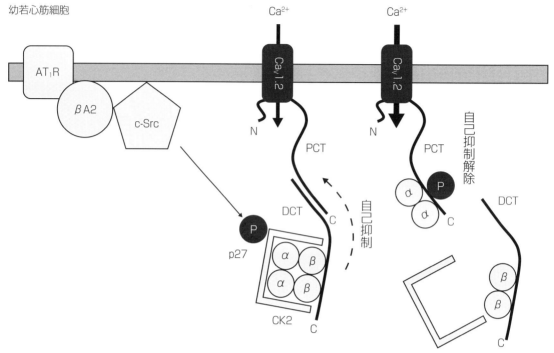

図5：アンジオテンシンIIによる幼若心筋のL型Ca^{2+}チャネル活性化機序
R：AT_1アンジオテンシン受容体，βA2：βアレスチン2，c-Src：細胞内チロシンリン酸化酵素，CK2：カゼインキナーゼ2，α：CK2の触媒サブユニット，β：CK2の調節サブユニット，p27：サイクリン依存性キナーゼの抑制物質$p27^{KIP}$.

かっている．また，AT_1Rを介したβA2の活性化は，心筋細胞に対し抗アポトーシス効果を発揮することが報告されている[26]．筆者らの検討によると，AT_1Rにより活性化されたβA2は，続いてプロトオンコジーンであるc-Srcチロシンキナーゼを活性化する．c-Srcは，カゼインキナーゼ（CK）2と複合体を構成している．サイクリン依存性キナーゼの阻害物質である$p27^{KIP}$（p27）の88番目のチロシンをリン酸化し，p27のCK2に対する抑制を解く．すると，CK2が$Ca_V1.2$のPCTのトレオニン1704をリン酸化し，DCTによるLTCCへの自己抑制を解除して，LTCCを活性化させることがわかった．また，生化学的解析により，$Ca_V1.2$のC末端にはp27とCK2が常時結合していることがわかった．

5 AT_1Rを利用した新しい小児心不全治療薬の開発の可能性について

これまでの話をまとめると，成熟個体では，AngIIは心筋細胞と血管平滑筋細胞の$AT_1R/G_{q/11}$を活性化し，高血圧，心肥大，心不全を生じる病的因子と言える[13]．このこと

は，アンジオテンシン変換酵素阻害薬やAT$_1$R阻害薬が，成人のこれらの疾病の生命予後を改善するという臨床試験結果を裏づける[2)4)]．一方，幼若個体では，AngⅡは血管平滑筋細胞のAT$_1$R/G$_{q/11}$を活性化し末梢血管抵抗を上昇させ，心筋細胞のAT$_1$R/βA2を活性化し心拍出量を上昇させ，体血圧を上昇させるという重要な生理的反応を生じる．このことは，アンジオテンシノーゲンやAT$_1$Rのノックアウトマウスが，野生型マウスに比べて有意に高い周産期死亡率を示すことによっても裏づけられる[15)16)]．

そこで，このようなAngⅡの幼若個体における生理的作用を利用した新しい小児心不全治療法の開発が期待される．しかし，幼若心筋細胞にもAT$_1$R/G$_{q/11}$系は存在し，AngⅡによるこの系の慢性的刺激は，幼若心筋細胞でも心肥大と心不全を引き起こすので，AngⅡ自体は心不全治療には用いられない．そこで，AT$_1$Rには作用するが，G$_{q/11}$系を抑制し，βA2系を活性化するような薬物があれば理想である．実は，幸運なことにそのような薬が実在する．このような薬を，βアレスチンバイアスAT$_1$Rアゴニストという（**図6**）[27)]．その一つのTRV027という薬は，米国のTrevena社という会社がAngⅡのアミノ酸配列に修飾を加えて開発したペプチド性のアゴニストである[28)]．TRV027は，AT$_1$Rに結合すると，G$_{q/11}$系を抑制し，βA2系を活性化する．Trevena社は，この薬を成人の心不全治療薬として開発しようとして第2相までの臨床試験を米国で行ったが，有効性を確認できず，上市できなかった[29)30)]．しかし，上述の筆者らの研究結果は，この薬は成人では陽性変力作用

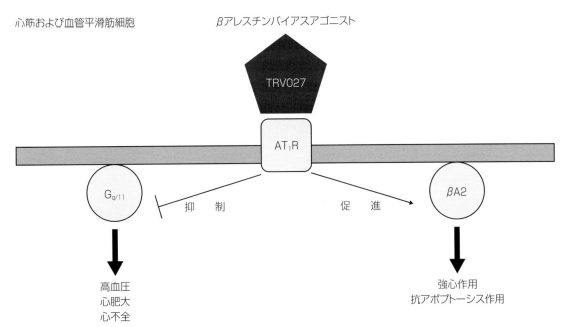

図6：βアレスチンバイアスアゴニストによるAT$_1$アンジオテンシン受容体刺激効果
アンジオテンシンⅡのアミノ酸配列を人工的に修飾したペプチド性のTRV027は，AT$_1$アンジオテンシン受容体に結合すると，G$_{q/11}$信号を抑制し，βA2信号を促進する．

を示さないが，幼若心筋では強心作用を生じ，小児心不全治療に適した薬であることを示唆する[25]．実際，筆者らは，幼若心筋細胞でTRV027がAngⅡ同様にLTCCを強く活性化することを見出している（**図4G**）．そこで，今後は，まず幼若マウスで，続いて幼若サルまたはマイクロミニピッグなどの大動物の心不全モデルでTRV027の有効性を検討したいと考えている．もし有効であれば，この薬のヒトでの安全性は米国の第1相の臨床試験で確立しているので，小児心不全への応用を検討していきたいと考えている．

6 熱血の章 ―私の循環器学―

循環器研究の重要性：若手循環器科医師の方たちへ

　以上のように，筆者は現在信州大学医学部の基礎教室で，心臓の電気生理を中心とした薬理学の研究を専門に行っている．しかし，筆者は大学を卒業したときに，今のような立場に将来立っていることは，まったく予想していなかった．この経験から，若手循環器科医師の方たちに何か役立つことがあればと思い，以下のことを書いてみたいと思う．

　筆者は，神戸大学医学部を卒業後，神戸大学医学部内科学第一講座に入局し，神戸労災病院内科で3年間の臨床研修を行った．その後，神戸大学に戻ったが，当時は循環器内科専門医を目指していた．しかし，研究を始めたのは，当時の故福崎恒教授から「心筋細胞の研究をやってみなさい」という指導があったからにすぎない．最初は，研究という言葉に強い抵抗を感じたが，実際に手を動かしてみると，案外楽しく，あっという間に研究に夢中になってしまった．

　筆者に最初に与えられたテーマは，心筋細胞のホスホイノシチド代謝の解析と，血管平滑筋細胞内 Ca^{2+} 濃度測定であった．しかし，最初2年間はうまくいかず，まったくデータの無い時期が続いたが，その後いろいろな方に助けられ研究が進み，5年で医学博士を取得することができた．この間に考えたことは，2つあった．1つは，研究の遂行にあたっては，確実な研究手技の獲得と，その手技を利用したアッセイ系を樹立することが重要であるということであった．第2に，心筋細胞のように，活動電位により収縮が制御されている系では，膜の興奮性の解析を行わなければ，細胞の本質を真正面から捉えた研究はできないということであった．

　そこで，当時の故横山光宏教授のお計らいで，米国メイヨークリニック内科学の倉智嘉久先生のところに，パッチクランプ法を学ぶべく，留学をさせていただいた．この留学中に学んだことは，心房筋のアセチルコリンで活性化されるムスカリン性 K^+ チャネルの G 蛋白質による調節であった．このアッセイ系は，倉智先生がすでに確立されていたので，大変効率的に多くのデータが出，研究面では恵まれた経験をさせていただいた．また初めての外国生活が楽しく，今振り返っても，人生で最も楽しい時期であったと思う．

　筆者が留学してから2年ほどが経過したときに，倉智先生が大阪大学医学部の教授になられ，メイヨーのラボを閉じられることになった．筆者は，そのとき，本来なら神戸大学に戻り，パッチクランプ法を神戸大学に導入することを期待されていたのだが，当時は倉智研の研究内容に夢中になっており，横山教授に大変わがままを言って，大阪大学の倉智研に助手として残ることを許していただいた．その後は，そのまま研究の道に進んできたわけだが，今でも横山教授と神戸大学医学部内科学第一講座には，大変ご迷惑をかけたと，申し訳なく思っている．

　浅学菲才な筆者にとって，その後の研究生活は決して平たんではなく，まったくデータが

出ない苦難の時期も経験した．しかし，これまで研究を続けられてこられたのは，多くの方の援助と，運と，なんとか循環器疾患の病態を解明し，それに基づいた治療法を開発したいという強い思いによっていたと思う．

　このような経験を踏まえて，筆者から，若手循環器科医師の方たちに，メッセージを送るとしたら以下のようになる．循環器科医師として，目の前の患者さんを診療することは，大変重要なことである．しかし，臨床を経験すればわかるように，どうしても救えない患者さんというものがいる．そこをもう少しなんとかしようとするのが研究である．循環器科医師として臨床漬けになっているとわからないかもしれないが，だまされたと思って研究をしてみると，意外に研究に向いている医師も少なくない．なので，一生研究をしようと思わなくてもいいから，若い間に一度は大学院の門をたたいて，基礎研究か臨床研究をしてみることをお勧めする．研究をすることにより，文献に書いてあることや，種々のエビデンスとして記載されていることを，批判的に解釈することができるようになる．また筆者をはじめ，多くの医師が，留学を大変楽しんだので，是非留学も経験してほしい．留学をすることで，見聞を広め日本を相対化してみることができるようになる．現在，若手医師はとかく専門医を志向するが，人生焦って生きる必要はないので，できるだけ若いうちにいろいろなことを体験して，自身が将来拠って立つ人間的・学問的ベースを作っていただくよう希望する．また，本書を読んだ若手循環器科医師の方たちから，一人でも，将来の基礎医学を支える研究者が出てくれることを祈念したい．

文　　献

1) Digitalis Investigation G : The effect of digoxin on mortality and morbidity in patients with heart failure. The New England journal of medicine 336 : 525-533, 1997.

2) Group CTS : Effects of enalapril on mortality in severe congestive heart failure. Results of the cooperative north scandinavian enalapril survival study (consensus). The New England journal of medicine 316 : 1429-1435, 1987.

3) Heidenreich PA, Lee TT, Massie BM : Effect of beta-blockade on mortality in patients with heart failure: A meta-analysis of randomized clinical trials. Journal of the American College of Cardiology 30 : 27-34, 1997.

4) Konstam MA, Neaton JD, Poole-Wilson PA, et al : Comparison of losartan and captopril on heart failure-related outcomes and symptoms from the losartan heart failure survival study (ELITE Ⅱ). American heart journal 150 : 123-131, 2005.

5) Hsu DT, Pearson GD : Heart failure in children: Part I : History, etiology, and pathophysiology. Circulation. Heart failure 2 : 63-70, 2009.

6) Hsu DT, Pearson GD : Heart failure in children: Part Ⅱ : Diagnosis, treatment, and future directions. Circulation. Heart failure 2 : 490-498, 2009.

7) Rossano JW, Shaddy RE : Heart failure in children: Etiology and treatment. The Journal of pediatrics 165 : 228-233, 2014.

8) Sizarov A, Ya J, de Boer BA, et al : Formation of the building plan of the human heart: Morphogenesis, growth, and differentiation. Circulation 123 : 1125-1135, 2011.

9) Jonker SS, Louey S : Endocrine and other physiologic modulators of perinatal cardiomyocyte endowment. The Journal of endocrinology 228 : R1-18, 2016.

10) Teitel DF : Circulatory adjustments to postnatal life. Seminars in perinatology 12 : 96-103, 1988.

11) Hew KW, Keller KA : Postnatal anatomical and functional development of the heart: A species comparison. Birth defects research. Part B, Developmental and reproductive toxicology 68 : 309-320, 2003.

12) Gong G, Song M, Csordas G, et al : Parkin-mediated mitophagy directs perinatal cardiac metabolic maturation in mice. Science 350 : aad2459, 2015.

13) Kim S, Iwao H : Molecular and cellular mechanisms of angiotensin II-mediated cardiovascular and renal diseases. Pharmacological reviews 52 : 11-34, 2000.

14) Frolich S, Slattery P, Thomas D, et al : Angiotensin II-at1-receptor signaling is necessary for cyclooxygenase-2-dependent postnatal nephron generation. Kidney international 91 : 818-829, 2017.

15) Kim HS, Krege JH, Kluckman KD, et al : Genetic control of blood pressure and the angiotensinogen locus. Proceedings of the National Academy of Sciences of the United States of America 92 : 2735-2739, 1995.

16) Oliverio MI, Kim HS, Ito M, et al : Reduced growth, abnormal kidney structure, and type 2 (at2) angiotensin receptor-mediated blood pressure regulation in mice lacking both at1a and at1b receptors for angiotensin II. Proceedings of the National Academy of Sciences of the United States of America 95 : 15496-15501, 1998.

17) Kuma A, Hatano M, Matsui M, et al : The role of autophagy during the early neonatal starvation period. Nature 432 : 1032-1036, 2004.

18) Riehle C, Wende AR, Sena S, et al : Insulin receptor substrate signaling suppresses neonatal autophagy in the heart. The Journal of clinical investigation 123 : 5319-5333, 2013.

19) Parikh SS, Blackwell DJ, Gomez-Hurtado N, et al : Thyroid and glucocorticoid hormones promote functional t-tubule development in human-induced pluripotent stem cell-derived cardiomyocytes. Circulation research 121 : 1323-1330, 2017.

20) Heymann MA, Iwamoto HS, Rudolph AM : Factors affecting changes in the neonatal systemic circulation. Annual review of physiology 43 : 371-383, 1981.

21) Wang Y, Deng X, Hewavitharana T, et al : Stim, orai and trpc channels in the control of calcium entry signals in smooth muscle. Clinical and experimental pharmacology & physiology 35 : 1127-1133, 2008.

22) Fuller MD, Emrick MA, Sadilek M, et al : Molecular mechanism of calcium channel regulation in the fight-or-flight response. Science signaling 3 : ra70, 2010.

23) McDonald TF, Pelzer S, Trautwein W, et al : Regulation and modulation of calcium channels in cardiac, skeletal, and smooth muscle cells. Physiological reviews 74 : 365-507, 1994.

24) Hulme JT, Yarov-Yarovoy V, Lin TW, et al : Autoinhibitory control of the cav1.2 channel by its proteolytically processed distal c-terminal domain. The Journal of physiology 576 : 87-102, 2006.

25) Kashihara T, Nakada T, Kojima K, et al : Angiotensin II activates cav 1.2 ca (2+) channels through beta-arrestin2 and casein kinase 2 in mouse immature cardiomyocytes. The Journal of physiology 595 : 4207-4225, 2017.

26) Kim KS, Abraham D, Williams B, et al : Beta-arrestin-biased at1r stimulation promotes cell survival during acute cardiac injury. Am J Physiol-Heart C 303 : H1001-H1010, 2012.

27) Rajagopal S, Rajagopal K, Lefkowitz RJ : Teaching old receptors new tricks: Biasing seven-transmembrane receptors. Nature reviews. Drug discovery 9 : 373-386, 2010.

28) Violin JD, DeWire SM, Yamashita D, et al : Selectively engaging beta-arrestins at the angiotensin II type 1 receptor reduces blood pressure and increases cardiac performance. The Journal of pharmacology and experimental therapeutics 335 : 572-579, 2010.

29) Felker GM, Butler J, Collins SP, et al : Heart failure therapeutics on the basis of a biased ligand of the angiotensin-2 type 1 receptor. Rationale and design of the blast-ahf study (biased ligand of the angiotensin receptor study in acute heart failure). JACC. Heart failure 3 : 193-201, 2015.

30) Greenberg B : Novel therapies for heart failure- where do they stand? Circulation journal : official journal of the Japanese Circulation Society 80 : 1882-1891, 2016.

山田　充彦

2 血管内皮機能と心血管病

はじめに

1980年に米国の生理学者であるFurchgottら[1]による内皮依存性血管弛緩因子（endothelium-derived relaxing factor；EDRF）の発見がなされ，その後，1987年にIgnarroら[2]により内皮依存性血管弛緩物質が一酸化窒素（NO）であることが確認されて以来，血管内皮に関する膨大な基礎的知見が集積されてきた．1986年に，Ludmerら[3]より，冠動脈硬化症患者において，冠動脈に内皮依存性血管弛緩物質であるアセチルコリンを投与して冠血流量などを測定したのが，ヒトにおける血管内皮機能測定の最初である．血管内皮機能が初めて測定されて以来，非常に多くの臨床的知見も集積されている．高血圧，脂質異常症，糖尿病といった病態，加齢，喫煙，肥満，閉経，運動不足といった危険因子によって血管内皮機能が障害されることが明らかになった[4)-8)]．動脈硬化の第一段階は血管内皮機能障害であり，動脈硬化の重症度と血管内皮機能障害の程度に強い関連が認められる．血管内皮機能の測定は動脈硬化の程度を評価することに加え，治療標的や心血管イベントの規定因子になりえることも確認されている．血管内皮機能の程度を正確に評価することは，重要である．これまで，血管内皮機能を評価するためのさまざまな方法が臨床応用されている．

1 血管内皮の構造と機能

血管内皮は解剖学的には血管の最も内層に位置しており，一層の細胞層よりなっている．血管内皮は血管内腔と血管壁を隔てるバリアーのようなものと考えられていた．全身の血管内皮を集めることができると仮定すると，総重量は肝臓に匹敵し，一面に敷き詰めることができれば，総面積はテニスコート6面分に，一列に繋げることができるとすれば10万キロメートル，地球2周半にも相当する（図1）[9]．血管内皮細胞からはさまざまな血管作動性物質が分泌産生されるが，血管拡張因子としてNO以外にもプロスタグランジンI_2，C型ナトリウム利尿ペプチド，内皮由来血管過分極因子，さらに血管収縮因子としてエンドセリン，アンジオテンシンII，プロスタグランジンH_2，トロンボキサンA_2や各種凝固因子，抗凝固因子といったさまざまな生理活性が産生・分泌されることが明らかとなってきた[10)11)]．これら生理活性物質のなかでも，とくにNOは動脈硬化において非常に重要な役割を果たしている．通常，NOは血流によるずり応力やアセチルコリン，ヒスタミン，ブラジキニンなどの物質が血管内皮細胞上のメカノセンサーの刺激や受容体と結合することで，内皮型NO合成

2 血管内皮機能と心血管病

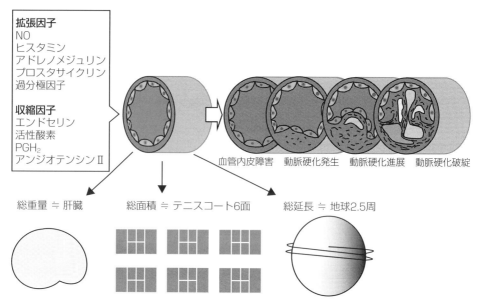

図1 血管内皮の構造,生理学的意義,冠危険因子から血管内皮機能異常,心血管合併症発症の過程
(Higashi Y, et al, 2009[9]より改変)

酵素を活性化して,必須アミノ酸であるL-アルギニンから産生,分泌される.分泌されたガス体NOは,拡散によりすぐ近傍の血管平滑筋細胞に伝わり,細胞内の可溶性グアニル酸シクラーゼを活性化しcGMPの量を増加させることにより血管平滑筋を弛緩させる.正常な血管内皮は血管の拡張と収縮,血管平滑の増殖と抗増殖,凝固と抗凝固作用,炎症と抗炎症作用,酸化と抗酸化作用を有しており,これらのバランスにより血管トーヌスや血管構造の調節・維持に働いている.血管内皮自体の重量や表面積ばかりでなく多様な生理活性物質の産生制御能を有することより,血管内皮は全身に存在するヒト最大の内分泌器官とも称せられる.

2 血管内皮機能異常と動脈硬化発症の機序

動脈硬化発症には酸化ストレス,炎症,脂質の蓄積などが単独にあるいは相互作用しながら関与している.これらの因子による直接作用あるいは血管平滑筋細胞やマクロファージなどの血球細胞を介した血管内皮への障害機転により結果的に血管内皮障害を惹起する.血管内皮障害は,動脈硬化発症の端緒となり,動脈硬化の進展から粥種の破綻による心筋梗塞,脳卒中などの血管合併症をきたす.血管内皮は動脈硬化の進展とともに障害され,障害された血管内皮がさらに動脈硬化を進展させるという悪循環を形成しながら動脈硬化形成に深く関与すると考えられている.高血圧,高脂血症,糖尿病などの病態,肥満,運動不足,喫煙,塩分の過剰摂取,閉経などのいわゆる冠危険因子が血管内皮の障害に働く[4)-8)].

血管内皮機能異常を惹起するうえで最も重要なのは NO の生物学的活性の低下（NO 自体の産生低下，もしくは NO の不活性化あるいは両者が同時に存在する）によるものである．NO 産生低下の機序としては，アゴニストに対する受容体の異常，受容体結合後の情報伝達系の異常，シェアストレスの減弱や異常，内皮型 NO 合成酵素（eNOS）の異常，NO の基質である L-アルギニンの不足が考えられる．動脈硬化性疾患や動脈硬化実験動物モデルにおいて血管内皮非依存性血管弛緩物質に対する反応性は障害されていないことより，血管平滑筋での soluble GC の活性低下や PKG 活性の低下の関与は否定的である．また，NO 産生低下以外の機序としては酸化ラジカルの産生増加に伴う NO 捕捉の増加（NO の不活性化）が重要である．動脈硬化症においては NO と活性酸素のバランスが崩れて，活性酸素が相対的に過剰な状態（酸化ストレス）にあることが確認されている[12]．最近，活性酸素の産生増加が NO 捕捉による NO の不活性化を介して血管内皮機能異常を惹起することが確認されている．活性酸素は NO と非常に高い結合親和性を有しており，NO の不活性化に寄与するだけでなく，活性酸素は NO と結合することにより非常に強い細胞毒性を有するペルオキシナイトライトに変換される．これにより，血管壁細胞の直接の障害，さらに血管内皮細胞や血管平滑筋細胞での NO の生物学的活性の低下を生じる．酸化ストレス状態は NO の産生低下と NO の不活性化により血管内皮機能障害に働き，血管内皮機能障害はフィードバックして動脈硬化を進展させる悪循環を形成する．また，酸化ストレス状態は血管内皮機能障害を惹起するとともに，レドックス感受性の血管平滑筋増殖，肥大，アポトーシスを誘導し，血管壁肥厚やリモデリングを惹起する．血管構造自体の変化が二次的に血管内皮機能障害に関与することも考えられる．心血管疾患と酸化ストレスの存在は悪循環を形成し，動脈硬化の維持・進展に繋がると考えられる[13]．ヒトにおいてもレニン・アンジオテンシン系亢進－NADPH オキシダーゼ活性化－活性酸素過剰産生－血管内皮障害といった一連のプロセスが存在していることが確認された[14]．そのほか，内因性 NO 合成阻害物質の増加，アンジオテンシン II，エンドセリン，トロンボキサン A_2 などの内皮由来血管収縮物質の増加や交感神経系の活性なども血管内皮機能異常に関与していると考えられている．

3 血管内皮機能測定

　表 1 に，臨床に用いられている血管内皮機能評価法を示した[15]．ストレインゲージプレチスモグラフィーやフローワイヤー法による血流量測定，血管造影による血管径測定は生理活性物質を投与して反応性を評価する方法であり，flow-mediated vasodilation（FMD），enclosed zone FMD（ezFMD）や reactive hyperemia index（RHI）は虚血後の反応性充血による血流量や血管径で評価する方法である．有効に血管内皮機能を利用するためにも，それぞれの長所短所，測定上のピットホールを理解する必要がある．

2 血管内皮機能と心血管病

表1 臨床で用いられている血管内皮機能検査

部　位	測定方法	刺　激	長　所	短　所
前腕動脈	プレチスモグラフによる血流量測定	血管作動物質	血管作動物質を直接動脈内投与するため特異性が高い	被験者の負担が大きい（検査時間が長い．侵襲的である）手技が煩雑である
下肢動脈		反応性充血	被験者の負担が小さい（検査時間が短い．非侵襲的である）．簡便である	やや特異性に欠ける
前腕動脈	超音波による血管径測定（FMD）	反応性充血	被験者の負担が小さい（検査時間が長い．非侵襲的である）．簡便である	やや特異性に欠ける
	オシロメトリック法による血管径測定（ezFMD）	反応性充血	被験者の負担が小さい（検査時間が長い．非侵襲的である）．簡便である	やや特異性に欠ける
指尖動脈	トノメトリー法による測定（RHI）	反応性充血	被験者の負担が小さい（検査時間が長い．非侵襲的である）．簡便である	やや特異性に欠ける
冠動脈	フローワイヤーによる血流量測定 血管造影による血管径測定	血管作動物質	血管作動物質を直接動脈内投与するため特異性が高い	被験者の負担が大きい（検査時間が長い．侵襲的である）手技が煩雑である
腎動脈	クリアランス法による血流量測定	血管作動物質	被験者の負担が比較的小さい	静脈内投与のためやや特異性に欠ける．手技が煩雑である
血液／尿	血管内皮関連物質（バイオマーカー）の濃度測定	—	簡便である	特異性が低いため，上記測定法の補助的役割

（東　幸仁，2007[15]より改変）

1） ストレインゲージプレチスモグラフィー

　プレチスモグラフィーは深部静脈血栓症の診断機器として長年にわたって臨床で使用されている．水銀を満たした細径のシリンコンチューブを四肢に留置し，測定部より近位に巻いた静脈閉塞用のカフを締めて静脈還流を停止させて動脈血流の流入，流出のみとした際，動脈血流量に従って四肢の容積変化がみられるが，かかる容積変化が周径変化と比例するという原理を用いて，周径変化をストレインゲージで電気的に観察して血流量を測定するものである．結果は絶対値（mL/min/tissue 100mL）で表示される．この方法は，測定部位，測定原理より抵抗血管レベルでの血管内皮機能を反映していると考えられる．筆者らはHokanson 社の測定機器（EC-5R，-6R，EC-20）をもとに，さまざまな補助ディバイスを組み合わせて測定システムを構築している．NO 産生刺激物質や NO 合成阻害薬を，各種血管作動物質を直接動注して評価する方法は，特異性は非常に高く，少ない対象者でも有為差を確認できる可能性があるが，カテーテルを四肢動脈に挿入することや検査時間が長時間にわ

たるため被検者への負担が大きくなるといったデメリットもある．再現性の問題も避けて通れない．動脈内薬剤投与法に比較すると，特異性は低下するが，簡便な方法として非観血的に反応性充血後の血流量変化を測定して，血管内皮機能を測定する方法もある．FMD では測定原理上，可視可能な血管（血管径 2.5 mm 以上）がなければ，内皮機能を測定できないが，プレチスモグラフィーを用いることにより閉塞性動脈硬化症などで障害された下肢の血管でも測定可能である．

2) FMD

FMD は，超音波を用いて四肢の虚血反応性充血後の血管径変化を測定することで算出される（%FMD ＝（駆血解除後の最大血管径－ベースライン血管径）/ ベースライン血管径）× 100）[16]．通常の超音波装置でも FMD は測定可能であるが，血管径自動追随システムを搭載した FMD 測定専用装置も使用可能となっている[16]．FMD は導管血管レベルでの血管内皮機能を反映していると考えられる．簡便かつ非侵襲的で，検査時間も比較的短時間であり，被検者への負担も少ない．現在，血管内皮機能評価において最も広く汎用されており，今後も広く普及する可能性がある．しかし，同法は再現性の問題をはじめとして多くの課題，問題点が残っている．

血管が一過性の虚血から解放されるとシェアストレスの増加を介して血管内皮細胞から NO をはじめとしたさまざまな生理活性物質が放出される．FMD に関与する最も重要な物質は NO である．駆血解除時のシェアストレスの増加が NO の産生増加を惹起しているが，その詳細な機序は不明であるが，駆血解除直後から数十秒の超急性期には Ca-activated K チャンネルの解放に伴う Ca の細胞内への流入による細胞内 Ca 濃度上昇が起こり，内皮型 NO 合成酵素（eNOS）の活性化から NO 産生増加に至ると考えられる[17]．前腕血流量は駆血解除後 5～10 秒程度で最大（300%～600% の増加）を示し，前腕血管径はそれに遅れて駆血解除 45～60 秒後に最大（5～15% の増加）となる[16]．

FMD 測定の際には，できるかぎり内皮非依存性血管拡張反応を測定することが望ましい．通常はニトログリセリンの舌下投与による血管拡張性を内皮非依存性血管拡張反応（血管平滑筋機能）として評価する．最近，ニトログリセリンによる血管反応性自体が，冠危険因子と相関があること，心血管イベントの予測因子であることも確認されている[18]．

最近，筆者らは，血圧を測定する際に用いられるオシロメトリック法により，ほぼ検者の測定技術によらない新規血管内皮測定法（ezFMD）を開発した[19]．ezFMD が冠危険因子と相関すること，心血管イベントの予後規定因子となりえることを報告してきたが[20]，今後さらなる知見の集積が必要である．

3) RHI

最近，反応性充血後の指尖容積脈波を測定することで，血管機能を測定する方法が臨床応用されている．プレチスモグラフィーは四肢の骨格筋内の抵抗血管を評価するものであり，

2 血管内皮機能と心血管病

FMD は四肢の 2.5〜5.5mm 程度の導管血管を評価しているが，指尖容積脈波を測定する同法は指の皮膚血管の機能を反映していると考えられる．測定原理上，交感神経活性の影響を強く受けるが，これらの影響を排除した測定機器の開発も行われている．方法自体は，現状では最も簡便な方法であり，手技による差も少ない．他の血管内皮機能測定法との比較検討，冠危険因子との関連，治療介入による検討，測定値自体が予後規定因子となりえるのかなど，多くの検討課題が残っている．

4） ケミカルバイオマーカー

表2に，ケミカルバイオマーカーの候補を示した[21]．血中あるいは尿中のバイオマーカーを測定することが最も簡便で非侵襲的であるが，残念なことに評価に耐えうるだけのバイオマーカーが存在していないのが現状である．これまで，NO の代謝産物である NOx，あるいは cGMP，血管内皮傷害を反映する物質として VCAM-1，ICAM-1，PAI-1，vWF，さらには血管内皮前駆細胞，内因性 NO 合成阻害物質，endothelial microparticles や Rho-kinase 活性測定が血管内皮機能を反映するバイオマーカー候補として期待されているが，直接に NO 産生を反映していない可能性があること，測定精度などのさまざまな問題が存在してい

表2　血管内皮細胞機能のケミカルバイオマーカー

Endothelial progenitor cells（EPC）
Asymmetrical dimethylarginine（ADMA）
Endothelial microparticles（EMP）
Rho-associated kinase activity（ROCK）
Nitrate/nitrite（NOx）
Cyclic guanosine 3' 5' monophosphate（cGMP）
von Willebrand factor（vWF）
Intercellular adhesion molecule-1（ICAM-1）
Vascular adhesion molecule-1（VCAM-1）
E-selectin
High sensitivity C-reactive protein（hs-CRP）
Interleukin-6（IL-6）
Endothelin-1（ET-1）
Thrombomodulin
Plasminogen activator inhibitor-1（PAI-1）
Adiponectine
Homocysteine
Advance glycation endoproduct（AGE）
Soluble form of receptor for advance glycation endoproducts（RAGE）
8-hydroxy-2'-deoxyguanosine（8-OHdG）
F2-Isoprostane
Oxidative low-density lipoprotein（ox-LDL）
Microalbuminuria

（Higashi Y, 2015[21]より改変）

る．これらの測定は血管内皮機能評価法の補助的な位置づけと考えるべきである．バイオマーカーが血管内皮機能あるいは動脈硬化の指標として特異性が高いものであれば，血中や尿中濃度を測定することで評価可能となり被験者自体に大きなメリットがあり，大規模臨床試験やコホート研究での利用も可能となってくる．

4 血管内皮機能と治療

　血管内皮機能は動脈硬化の治療ターゲットとしても捉えることが可能である．臨床上，障害された血管内皮機能が可逆的か否かは重要な問題である．血管内皮機能障害は適切な薬物療法，補充療法，生活習慣修正などのインターベンションを加えることにより改善可能である．血管内皮傷害から心血管合併症に至るプロセスを断ち切ることは臨床上非常に重要である．ACE 阻害薬，アンジオテンシンⅡタイプ 1 受容体阻害薬，スタチン，チアゾリン誘導体などの薬剤は薬本来の作用以外の効果（pleiotropic effects）により直接的に内皮機能を改善するという血管保護作用を持つことが報告されている[22)23)]．また，抗酸化物質（ビタミンCやE）[24)]，NO の基質である L-アルギニン[25)]，さらには NO 合成酵素の補酵素であるテトラハイドロビオプテリン（BH_4）の補充療法[26)]，あるいは女性におけるエストロゲン補充療法なども[27)]，血管内皮機能を改善する．また，適度な有酸素運動，減量，禁煙や食塩摂取制限などの生活習慣修正によっても内皮機能を回復することが示されている[4)-8)]．

　興味深いことに，脳梗塞あるいは心筋梗塞などの重篤な心血管合併症を有する非常に重症な高血圧では ACE 阻害薬による軽症から中等症の高血圧にみられた血管内皮機能改善効果が認められなかった[28)]．このことは血管内皮機能障害が不可逆的になる前に治療することの必要性を示していると思われる．重症末梢血管疾患の血管内皮機能障害も通常の薬物治療では改善不可能な最終的な段階にあると考えられる．このような症例では血管内皮機能改善以前の問題として，肢自体の切断という状況に陥ることが多い．著者らは最近，従来の薬物治療，補充療法，生活習慣の修正などのインターベンションにより改善不可能であった重症末梢虚血性血管疾患者の血管内皮機能を骨髄細胞移植による血管新生療法により，わずかではあるが改善できる可能性を示した[29)]．同様の血管内皮機能改善作用は血管内皮増殖因子のプラスミド投与による血管新生療法でも確認されている[30)]．直接のエビデンスは報告されていないが，血管内皮機能の改善が心血管病発症の予防に繋がる可能性がある．

おわりに

　血管内皮機能は心血管病の成因，維持，進展に関して重要な役割を果たしている．さらには，心血管病により血管内皮機能障害が増悪するといった悪循環も形成する．血管内皮機能評価の臨床的意義は確立されつつある．現状では，血管内皮機能測定が動脈硬化を最も早期に検出できる可能性がある．血管内皮機能は，冠危険因子の重症度や心血管イベントの既往と関連があること，治療の標的となりえること，血管イベントの規定因子であることが明ら

かとなってきた．血管内皮機能を正確に評価することは，動脈硬化の発症抑制，血管合併症の予防，さらに治療戦略を立てるうえでも重要である．今後，さらなる知見の集積に加えて，血管内皮機能測定法の標準化や，わが国を含めた国際的な取り組みとして血管機能測定ガイドラインの策定が待たれる．

5 熱血の章 —私の循環器学—

1》 血管内皮機能測定より

（1）日常の検査・診療

　臨床的にも，血管内皮機能を測定することの意義がかなり理解していただける状況となり，多方面で血管内皮機能が測定されるようになってきました．まだまだ，血管内皮機能測定に関しては，課題が山積している状況です．その一つとして，血管内皮機能検査で最も汎用されている FMD は，測定値が小さな標準偏差内に落ち着かないのも実情です．いまだに，FMD 値のバラツキが，この測定系の問題なのか，何か要因があってバラツキに影響しているのかはっきりしていません．FMD をはじめとした血管内皮機能検査を広めようとしている一人として，この点に関してはしっかりとアプローチしていく必要があります．どのように解決のためのロードマップを作ればよいのか．もちろん，FMD 検査は，全自動での測定ではありませんので，検者の技術向上は必要です．現在進行中ですが，FMD 測定の標準化も必要です．並行して，未知の要因を検索しなければなりません．

　いろいろなヒントが，日常の検査・診療に存在していることがあります．あるとき，まったく健常な若年男性で，FMD が極端に小さな例があるのに気がつきました．私どもの体は，誰一人として同じ人はいません．基本形はありますが，血管の走行も，解剖学的異常が多々あることも知られています．FMD は上腕動脈径の測定を基本としています．上腕動脈は導管動脈ですので，血管径は 2～7mm 程度になります．少し方法論になりますが，FMD は前腕を駆血，解除することにより，強制的にシェアストレスをかけることで血管内皮細胞より NO を産生させて血管径が拡張する度合いを見る検査です．したがって，同じシェアストレスがかかるとすると血管径は FMD を規定する重要な因子となってきます．事実，血管径は独立した危険因子として FMD を規定します．上腕動脈は，通常は 1 本なのですが，5% 前後の頻度で，2 本ある人がいます（3 本ある人や，両側の上腕動脈が複数ある人は観察したことがありません）．さらに，上腕動脈が 2 本ある人は，1 本の人に比し，2 本のいずれの動脈で測定しても FMD が低値になります[31]．本来，血管内皮機能が悪くない（FMD が小さくない）であろう人が，FMD が小さくなっている要因の一つが，測定部位の動脈の比較的よく認められる解剖学的異常に起因していることが判明しました．日々の検査のなか，つねに疑問を持ちながら，ルーチン検査として流されることなく，集中して検査を行っていくことは，自身の技術向上のみならず，新たな発見に繋がることさえあるかもしれません．改めて言うことではないかもしれません．しかし，少しずつ惰性に支配されつつある自分にも言いたいことでありますが，日常の診察，検査は大変重要です．

（2）Lesson from patient

　日常の診察，検査のなかで，いわゆる，lesson from patient，患者さんより，学ばせてい

2　血管内皮機能と心血管病

ただくことは多々あります．自分で測定していて，この言い草もなんですが，FMD のようなラフな検査法でも，動脈硬化のメカニズムに迫れる可能性もあります．もちろん，病因，病態のメカニズムを探索するためには，in vitro, in vivo の実験をして，しっかりと確認することが王道です．血管内皮機能の異常には，急性と慢性の異常があります．前者の急性血管内皮機能異常は，活性酸素の産生に伴う NO の捕捉が主因となります．酸化ストレスによる血管内皮機能障害という現象です．血管内皮細胞が正常でも，何かの要因で，活性酸素が発生する（NO とのバランスが崩れる）と血管内皮機能は一過性に低下します．

　食後に一過性の血管障害，post-prandial vascular injury があることが知られています．これは，食後高血糖，中性脂肪の上昇を介して，活性酸素に至る系が主因と考えられていますが，FMD を測定することにより，post-prandial vascular injury の一端は血管内皮機能障害によることが確認できます[32]．前項でも記載したように，酸化ストレスは，血管内皮機能異常の一因であり，動脈硬化の発症・維持・進展に重要な役割を果たしています．臨床研究においても，腎血管性高血圧症という病態に起因する，レニン・アンジオテンシン系の亢進による活性酸素の過剰産生，血管内皮機能障害の発症という重要な作業仮説を証明することもできます[14]．また，ヒトをこのように表現するのは大変不遜ではありますが，抗酸化人間がかなりの頻度でいることもわかります．このことは，臨床的にも，酸化ストレスと血管内皮機能の関連を検討できるということになります．UGT 1 A の遺伝子変異により，不抱合型ビリルビンから抱合型ビリルビンへの変換が十分でなくなる Gilbert 症候群という病態があります（図2）[33]．Gilbert 症候群は，まれなものではなく，全人口の 2〜5% に見受けられます．私は，スクリーニング検査で Gilbert 症候群の可能性はきわめて低かったのですが，遺伝子検査までしましたが，残念ながら Gilbert 症候群ではありませんでした．読者の皆様で Gilbert 症候群であれば喜ぶべきです．少し肌が黄色い，結膜が黄色いといったことはあっても，繰り返しになりますが，抗酸化人間です．不抱合型ビリルビンが抗酸化作用を有するからです．前後しますが，GOT，GPT，γGTP が正常値で，ビリルビンの値が 1.2〜6.0 mg/dL の間であればかなりの確率で，Gilbert 症候群です．確定診断は遺伝子検査になります．大変希少疾患ではありますが，超抗酸化人間もいます．慢性肉芽腫症という病態があります．出生 20〜25 万人に 1 人の希少疾患です．白血球膜上の NADPH オキシデースが欠損しているために活性酸素が産生できず重篤な感染症を起こしてしまう病態です．言い換えれば，活性酸素が出ないのですから，抗酸化人間ということができます．実際にこのような患者さんでは，FMD 値はこれまで経験したことのないくらい大きなものです（正常値の約3倍にもなる）．慢性肉芽腫症は，骨髄移植により回復可能であることも報告されています．骨髄移植後には，白血球膜上の NADPH オキシデースも回復して，FMD も過大値より正常域に戻ってきます．私たちは，健常である，酸化ストレス状況下ではないと思っていても，白血球より産生される活性酸素により NO の 2/3 が捕捉されているというのは驚くべき状況です．人生 50 年の頃ならまだしも，現在のような長寿社会では，心血管リスクファクターを有していない健常人であっても，つねに酸化ストレスにさらされていると考えて良いかも

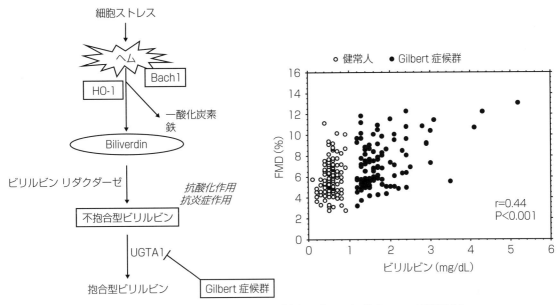

図2 Gilbert症候群の成因（左），ビリルビン値とFMDの関連（右）
（Maruhashi T, et al, 2012[33]）より改変）

知れません．まったく話は変わるのですが，慢性肉芽腫症では，白血球の数や貪食能は正常ですが，易感染性です．白血球による細菌貪食作用は感染対策には機能していないことを意味しているのでしょうか．また，白血球膜上のNADPHオキシデースが血中の活性酸素産生のほぼすべてを担っているようです．これもlesson from patientですね．

2）研究のこと

　研究を進めていくと，成果を学会で発表したり，特許出願したり，論文にしてまとめていく必要が出てきます．同じ研究分野の人や今後研究する人に伝えるためにも，とくに，論文を書いていくことは大変重要です．日本語だと日本人にしか見てもらえませんから，言うまでもなく，英語でしっかりとした雑誌に掲載してもらえるよう努力しないといけません．とは言っても，論文投稿することは，その前の研究実施を含めて，大変な労力と時間を要します．まずは，やりたい研究が定まれば（具体的でなくとも，ボーッとこんなことがしたいでも良いと思います），良い研究室，良いラボに入って，良い指導者に師事することが第一段階でしょうか．アドバイスをくれる同僚や手伝ってくれる後輩に恵まれることも重要です．すべてのことは，お話できませんから，少し，研究者として自立しかけた頃の論文投稿に関する話をしたいと思います．

　もう15年以上前になりますが，現在も継続している血管内皮機能の研究成果が少しずつ出始めて，研究内容を国際学会で発表したり，循環器専門誌に掲載されるようにもなってい

ました．今では，絶対に受理されることはないであろう雑誌に一度でも投稿できたらと思っておりました．ちょうどその頃，研究を断念しなければならないような状況になりつつありましたので，残りの半年間で，これまでのまとめをと思いました．目指した雑誌は，ほぼ大規模臨床試験の結果しか載せていませんでしたが，ときに，少数例での検討ではありますが，病態に臨床的に迫っていく論文が掲載されているのを目にしました．自分もこのような論文を書きたいと思っておりました．

その当時，レニン・アンジオテンシン系の重要性が，基礎研究により確認されており，この研究に関する論文が，非常に多く出ていました．アンジオテンシンⅡは昇圧物質として作用するだけではなく，NADPH オキシダーゼを介して活性酸素を産生することで動脈硬化の病態に深く関わっていることも明らかになってきていました．しかし，ヒトにおいても，動物実験で見られるレニン・アンジオテンシン系の活性化から活性酸素過剰産生，そして血管機能障害といった一連のプロセスが存在しているのかということはわかっていませんでした．そのなかで，着目したのが，前述の腎血管性高血圧症です．腎動脈の狭窄によって生じる腎血管性高血圧症はレニン・アンジオテンシン系の活性化が病態の中心です．アンジオテンシンⅡから酸化ストレスに至るメカニズムより，腎血管性高血圧症は酸化ストレス亢進の理想的モデルとなりえます[14]．さらに，腎血管性高血圧症は血管内皮障害を有していることも知られていました．まるでキーワードのオンパレードですが，レニン・アンジオテンシン系，活性酸素，血管内皮機能が結びつきました．薬剤負荷によって測定する血管内皮機能は，腎血管性高血圧症群の方が対照群と比べて障害されていました．血管形成術は，血圧を下げ，血管抵抗性を低下させ，レニン・アンジオテンシン系の活性化を抑制し，酸化ストレスを減少させました．血管形成術後，血管内皮機能は腎血管性高血圧症患者で改善していました．抗酸化剤の同時注入により，血管内皮機能はさらに改善しましたが，血管形成術後には変化がありませんでした．腎血管性高血圧症という特殊な例ではありますが，ヒトにおいてもレニン・アンジオテンシン系亢進－NADPH オキシダーゼ活性化－活性酸素過剰産生－血管内皮障害に至るプロセスが存在していることが確認されました．腎血管性高血圧症以外の血管病においてもアンジオテンシンⅡや酸化ストレスが血管内皮機能障害に関与していることは疑いないようです．時間はかかりましたが，これらの結果をまとめて幸いにも論文掲載となりました．大変であったreviewersとのやり取りは割愛いたします．いつのときも，reviewersとのやり取りは大変です．最終的に，掲載された論文は，内容はもちろん変わりませんが，まったく違った英語になっていました．非英語圏に生まれ育った者の悲哀も感じました．当時は，今のような電子投稿システムではなく，紙ベースでのやり取りでした．

現在，さまざまな雑誌で，投稿論文を査読する機会がありますが，このときの論文を循環器専門医の立場として中立な立場で査読してみると，かなりラフな面があることも否めません．論文の内容は必要最小限の結果であり，一流循環器専門誌に投稿すると，詳細な機序を問われて厳しい状況になっていた可能性があったと思っています．しっかりとした仮説を立て臨床的な意義が立証できれば，倫理的に実施できないことなどの制約があって機序などの

証明に不十分な点があって，臨床研究の際に避けて通れない study limitation が存在したとしても，基準を満たしていれば，しっかりと評価してくれるのではと思われます．この論文掲載を契機に，国内外のさまざまな研究者に知ってもらえることになりました．多くの研究者と知己を得て，助言をいただくことも多く，共同研究へと発展しているものもあります．振り返ってみると，ここから研究のスタートラインに立てたような気がします．

この研究はどうだろう，この雑誌，あの雑誌に投稿できるだろうか．私もいまだにいつも迷っています．いずれにせよ，自分が行った研究を投稿しなければ掲載されることもありません．オリジナルな仮説があり，しっかりとした証明があり，意義を有する研究であれば，自信を持って投稿すべきであると思います．研究には，妄想力が必要であると思います．妄想していることが現実になることもあります．妄想を現実に結びつけるものが研究で，結果を表現する場が雑誌上ではないかと思います．大いに妄想しましょう．

文　献

1) Furchgott RF, Zawadzki JV：The obligatory role of endothelial cells in the relaxation of arterial smooth muscle by acetylcholine. Nature 288：373-376, 1980.

2) Ignarro LJ, Buga GM, Wood K, et al：Endothelium-derived relaxing factor produced and released from artery and vein is nitric oxide. Proc Natl Acad Sci U S A 84：9265-9269, 1987.

3) Ludmer PL, Selwyn AP, Shook TL, et al：Paradoxical vasoconstriction induced by acetylcholine in atherosclerotic coronary arteries. N Engl J Med 315：1046-1051, 1986.

4) Panza JA, Quyyumi AA, Brush JE Jr, et al：Abnormal endothelium-dependent vascular relaxation in patients with essential hypertension. N Engl J Med 323：22-27, 1990.

5) Hsueh WA, Quinones MJ, Creager MA：Endothelium in insulin resistance and diabetes. Diabetes Review 5：343-352, 1997.

6) Celermajer DS, Sorensen KE, Georgakopoulos D, et al：Cigarette smoking is associated with does-related and potentially reversible impairment of endothelium-dependent dilation in healthy young adults. Circulation 88：2149-2155, 1993.

7) Steinberg HO, Bayazeed B, Hook G, et al：Endothelial dysfunction is associated with cholesterol levels in the high normal range in humans. Circulation Nov 18;96(10)：3287-3293, 1997.

8) Taddei S, Virdis A, Ghiadoni L, et al：Vitamin C improves endothelium-dependent vasodilation by restoring nitric oxide activity in essential hypertension. Circulation：2222-2229, 1998.

9) Higashi Y, Noma K, Yoshizumi M, et al：Oxidative stress and endothelial function in cardiovascular diseases (review). Circ J 73：411-418, 2009.

10) Vanhoutte PM：Endothelium and control of vascular function. Hypertension 13：658-667, 1989.

11) Lucher TF：Imbalance of endothelium-derived relaxing and contracting factors. Am J Hypertens 3：317-330, 1990.

12) Rajagopalan S, Kurz S, Munzel T, et al：Angiotensin II-mediated hypertension in the rat increases vascular superoxide production via membrane NADH/NADPH oxidase activation. J Clin Invest 97：1916-1923, 1996.

13) Sowers JR：Hypertension, angiotensin II, and oxidative stress. N Engl J Med 346：1999-2001, 2002.

14) Higashi Y, Sasaki S, Nakagawa K, et al：Endothelial function and oxidative stress in renovascular hypertension. N Engl J Med 346：1954-1962, 2002.

15) 東　幸仁：血管壁硬化のさまざまな評価法：血管内皮機能．Mebio 24：65-75, 2007.

16) Maruhashi T, Soga J, Idei N, et al：Nitroglycerine-induced Vasodilation for Assessment of Vascular Function: A Comparison with Flow-mediated Vasodilation. Arterioscler Thromb Vasc Biol 33：1401-1408, 2013.

17) Olesen SP, Clapham DE, Davies PF : Hemodynamic shear stress activates a K+ current in endothelial cells. Nature 331 : 168-170, 1998.

18) Kajikawa M, Maruhashi T, Iwamoto Y, et al : A combination of flow-mediated vasodilation combined with nitroglycerine-induced vasodilation is more useful for prediction of cardiovascular events. Hypertension 67 : 1045-1052, 2016.

19) Idei N, Ukawa T, Hata T, et al : A novel noninvasive and simple method for assessment of endothelial function: enclosed zone flow-mediated vasodilation（ezFMD）using an oscillation amplitude measurement. Atherosclerosis 229 : 324-330, 2013.

20) Morimoto H, Kajikawa M, Oda N, et al : Endothelial function measured by enclosed zone flow-mediated vasodilation is an independent predictor of cardiovascular events. J Am Heart Assoc 5 : e004385, 2016.

21) Higashi Y : Assessment of endothelial function: history, methodological aspects, and clinical perspectives（review）. Int Heart J 56 : 125-134, 2015.

22) Vogel RA : Cholesterol lowering and endothelial function. Am J Med 107 : 479-487, 1999.

23) Higashi Y, Yoshizumi Y : Exercise and endothelial function: role of endothelium-derived nitric oxide and oxidative stress in healthy subjects and hypertensive patients（review）. Pharmacology and Therapeutics 102 : 87-96, 2004.

24) Ting HH, Timimi FK, Boles KS, et al : Vitamin C improves endothelium-dependent vasodilation in patients with non-insulin-dependent diabetes mellitus. J Clin Invest 97 : 22-28, 1996.

25) Bode-Boger SM, Boger RH, Alfke H, et al : L-arginine induces nitric-oxide dependent vasodilation in patients with critical limb ischemia. A randomized, controlled study. Circulation 93 : 85-90, 1996.

26) Stroes E, Kastelein J, Cosentino F, et al : Tetrahydrobiopterin restores endothelial function in hypercholesterolemia. J Clin Invest Jan 1;99（1）: 41-46, 1997.

27) Lieberman EH, Gerhard MD, Uehata A, et al : Estrogen improves endothelium-dependent, flow-mediated vasodilation in postmenopausal women. Ann Intern Med 121 : 936-941, 1994.

28) Higashi Y, Sasaki S, Nakagawa K, et al : The Severity of Hypertension Affects Improved Resistance Artery Endothelial Function by Angiotensin Converting Enzyme Inhibition. J Cardiovasc Pharmaco 39 : 668-676, 2002.

29) Higashi Y, Kimura M, Hara K, et al : Autologous bone-marrow mononuclear cell implantation improves endothelium-dependent vasodilation in patients with limb ischemia. Circulation 109 : 1215-1218, 2004.

30) Rajagopalan S, Shah M, Luciano A, et al : Adenovirus-mediated gene transfer of VEGF（121）improves lower-extremity endothelial function and flow reserve. Circulation 104 : 753-755, 2001.

31) Fujii Y, Teragawa H, Soga J, et al : Flow-mediated vasodilation and anatomical variation of brachial artery（double brachial artery）in healthy subjects and atherosclerotic patients. Circ J 77 : 1073-1080, 2013.

32) Nakayama H, Tsuge N, Sawada H, et al : A single consumption of curry improved postprandial endothelial function in healthy male subjects: a randomized, controlled crossover trial. Nutr J 13（1）: 67, 2014.

33) Maruhashi T, Soga J, Idei N, et al : Hyperbilirubinemia, augmentation of endothelial function and decrease in oxidative stress in Gilbert syndrome. Circulation 126 : 598-603, 2012.

東　幸仁

3 循環器診療における一次予防

はじめに

日本が世界に冠たる長寿国となって久しく,すでに健康寿命でも世界一であるという報告もある.しかし,さらなる超高齢化社会を控える今,すべての方々が健康に自分の寿命を全うすることを切望されている.循環器診療における一次予防の最大の目的は,生活習慣病から進展する心・脳血管動脈硬化性疾患のイベント発症を抑えることである.さまざまな治療法が開発され,イベント発症はかなり抑制されてきているものの,結局はその発症率をどれだけ抑える効果が得られるかということに留まっている.これからは,動脈硬化の程度そのものを調べ,イベント発症以前の経過を追跡していくことができる検査の導入がさらに重要となってくると思われる.

1 日本人の死因

現在の日本人の死因の第1位はがん,第2位は心疾患,第4位が脳血管疾患である.糖尿病などの生活習慣病を発症し動脈硬化が進行することが,心疾患や脳血管疾患発症の大きな原因であるが,生活習慣病対策の治療の進歩や知識の啓蒙,健診やその後の保健指導の普及

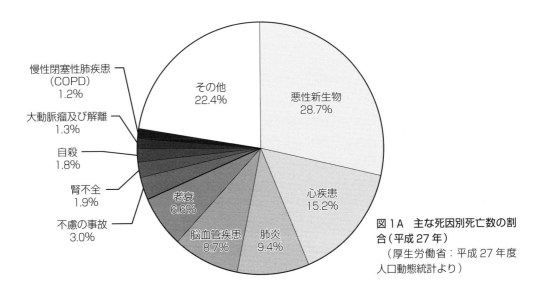

図1A 主な死因別死亡数の割合(平成27年)
(厚生労働省:平成27年度人口動態統計より)

3 循環器診療における一次予防

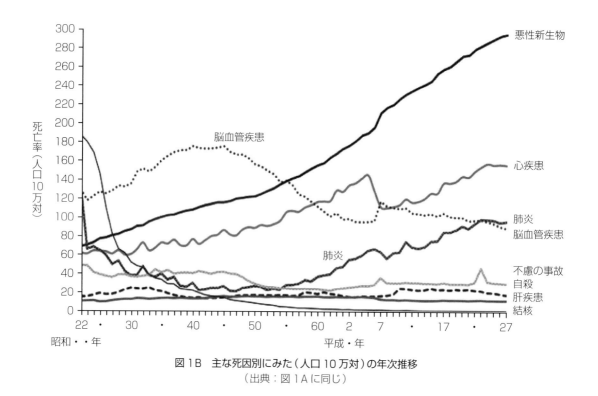

図1B 主な死因別にみた(人口10万対)の年次推移
(出典：図1Aに同じ)

の成果か，動脈硬化性血管病変の発症の増加は抑制されてきているようにみえるが，その一方で高齢化の進行も伴い，がんによる死亡率増加の一途を続けている(図1A，B)．

2 がん対策などにおける対策型検診と人間ドックの違い

そのためメタボリックシンドローム対策をはじめとする生活習慣病対策と同時にがん対策を進めていくことはさらに重要である．がん対策において，自治体などの公的組織で実施されるいわゆる対策型検診と，人間ドックのような任意型検診では，その実施趣旨が少し異なっている．対策型検診は集団の死亡率を下げるために実施されるという目的のため，死亡率減少効果が証明されている検査が実施される．一方，人間ドックのような任意型検診は個人の死亡リスクを下げるためや健康づくりのためにも行われるため，検査方法はある程度の自由度が許される(表1)．ただし任意型検診の人間ドックといえども，年間約300万人を越える受診者の90％以上が自治体や会社などからのなんらかの補助を受けて実施されていることがその実態であり，どんな検査でもやっていいということではなく，やはりある程度対策型検診に準じた検査項目とならざるをえないと考える．検診と健診の違いについては，疾患自体の発見を目的とするものが検診であり，がんの場合のように主に早期発見を目的とするものである．一方，健康づくりの観点から経時的に結果を把握することが重要と考えられる

表1　集団検診と人間ドック

	対策型検診	任意型検診
検診方法	集団検診（住民検診）	人間ドックなど
目　的	集団全体の死亡率を下げる	個人の死亡リスクを下げる
提供者	市区町村，職域・健保組合	特定されない
概　要	公共的な医療サービス	任意の医療サービス
対象者	地域住民，企業労働者等	特定されない
検診費用	公的資金を利用 （無料あるいは一部負担）	自己負担 （健保組合・自治体補助）
検診方法	死亡率減少効果が 示されている方法	左記が望ましいが任意 健康づくりを含む

検査を健診と呼ぶ．特定健康診査（特定健診）や人間ドックがそれにあたるものである．

3　人間ドック健診とは

　人間ドック健診は健康寿命の延伸を目的として実施されており，その目的のために，がんの早期発見・早期治療とともに，生活習慣病の予防，早期発見・早期治療の2つを大きな柱として実施されている（図2）．その意味では人間ドックには生活習慣病健診とがん検診の両方の要素を含んだものと言えるが，日本人間ドック学会としては，人間ドック健診と呼んでいる．人間ドック健診に明確な定義が存在するわけではないが，他の健康診断との違いという点では，健診当日に医師による結果説明がなされていることに加えて，健診当日および事後の保健指導とフォローアップが行われることであると考えられる．問診・診察および検査項目の基本内容としてこの**表2**に示す内容がすべて含まれていれば，人間ドック健診と呼ばれるに値する健診内容と言える．

　人間ドック健診の基本検査項目において，生活習慣病のなかでも循環器系疾患の予防と早期発見を目的として実施されている検査は，身体計測，血圧測定，採血検査に加えて，心電図検査，眼底検査，胸部X線検査くらいであろうか．消化器系疾患の検査項目には胃X線・内視鏡検査や腹部超音波検査，便潜血検査などが入っているのに比べて，動脈硬化系疾

人間ドック健診の目的は？
"健康寿命をのばす"

1）がんの早期発見・早期治療（二次予防）
　→負担の少ない治療（身体的，経済的）
2）生活習慣病の予防，早期発見・早期治療
　（一次・二次予防）
　→生活習慣改善による予防と治療
　（肥満症，糖尿病，高血圧症，脂質異常症など）

生活習慣病・メタボリックシンドローム対策とがん対策を
同時により詳しく行うのが人間ドック健診

図2　人間ドック健診の目的

3 循環器診療における一次予防

表2 人間ドックの基本検査項目（1日ドック）

区　　分	検査項目
身体計測	身長，体重，肥満度，BMI，腹囲
生理検査	血圧測定，心電図，心拍数，眼底検査，眼圧検査 視力検査，聴力検査，呼吸機能検査
X線・超音波検査	胸部X線，＊上部消化管X線，腹部超音波
生化学検査	総蛋白，アルブミン，クレアチニン，eGFR，尿酸 総コレステロール，HDLコレステロール，LDLコレステロール，Non-HDLコレステロール， 中性脂肪，総ビリルビン，AST，ALT，γ-GT，ALP， 血糖（空腹時），HbA1c
血液学検査	赤血球，白血球，血色素，ヘマトクリット，血小板数 MCV，MCH，MCHC
血清学検査	CRP，血液型（ABO，Rh），HBs抗原
尿検査	蛋白，PH，尿糖，沈渣，潜血
便検査	潜血《免疫法で実施（2回法）》
医療面接（問診）・医師診察	内科
情報提供	
質問票	
結果説明，保健指導	
オプション検査項目	＊上部消化管内視鏡 ★乳房診察＋マンモグラフィ　★婦人科診察＋子宮頸部細胞診（医師による） ★PSA　★HCV抗体 ＊原則としてX線検査とする，内視鏡検査に変更可

（日本人間ドック学会：平成30年度1日ドック基本検査項目表より）

患に直結する循環器領域の検査としては物足りない感がある．生活習慣病対策は動脈硬化対策と言っても過言ではない．そこでわれわれの施設ではこれまでずっと，任意型検診における生活習慣病対策として導入を考慮するべきだと思われる動脈硬化に関する新しい検査を積極的に取り入れ，検査の有効性について検証し，報告を続けてきた．

　これまでのわれわれの施設における動脈硬化対策の検査導入の取り組みと，実施結果からの解析において，健診時に継続的に実施する価値があると思われる検査項目を示したものが表3である．血管機能および形態的変化を調べる非侵襲的な検査と，動脈硬化リスク評価のためのバイオマーカー検査を組み合わせて継続的に実施することが有効であろうと考えている[1][2]．そのなかでも最もわれわれが力を入れて検査を実施継続してきたものは，血管機能および形態的変化を調べる非侵襲的な検査である．先にも述べたが，生活習慣病対策は動脈硬化対策と言っても過言ではないからである．生活習慣病対策のために，これまで従来の人間ドック健診などの健診における生活習慣病対策として，体重や血圧を測定し，採血で血糖値やコレステロールを測定してきたが，動脈硬化性疾患の発症を完全に予知・予防できているわけではない．血管そのものの動脈硬化進展の程度を非侵襲的に継続的に観察できる検査が必要である．その考えのもとで，現在継続的に実施するべきであると思われる検査は，血圧

表3　人間ドック・健診において動脈硬化対策として実施すべき検査

血管機能および形態的変化を調べる非侵襲的検査

1. 血圧脈波検査
   脈波伝播速度　baPWV，CAVI（壁硬化：arterial stiffness）
   足関節上腕血圧比　ABI
2. 頸動脈エコー検査（粥状硬化：アテローム硬化）
3. 血管拡張機能検査（血管内皮機能）
   FMD（Flow Mediated Dilatation）
   RT-PAT（Reactive hyperemia peripheral arterial tonometry）

動脈硬化リスク評価のためのバイオマーカー検査

4. 内臓脂肪（面積）測定（CT, MRI および（Dual）BIA 法）
5. 空腹時インスリン値（インスリン抵抗性）
6. 尿中微量アルブミン
7. 高感度CRP（hs-CRP）
8. 酸化ストレス（活性酸素産生能　抗酸化能）

（福井敏樹：人間ドック 24：1288-1293，2010 より改変 / 福井敏樹，2016[2)]より）

脈波検査，頸動脈エコー検査，血管拡張機能検査（血管内皮機能検査）の3つではないかと考えている．これらの検査は，測定する血管部位も血管の機能もそれぞれ異なっているが，それぞれを組み合わせ，補完的に用いることで，加齢や疾患の進行に伴う動脈硬化の進展を脳や心臓血管疾患の発症前段階で継続的に経過を見ていくことが可能となるのではないかと考えている．そしてこの3つの検査のなかでもわれわれが最も力を入れ，人間ドック健診において20年近く継続的な検査を続けているものが，血圧脈波検査である[3)-6)]．

4　血圧脈波検査とは

　足関節上腕血圧比（ankle brachial index；ABI）および上腕足首間 PWV（brachial-ankle pulse wave velocity；baPWV）を測定する．ABI の正常範囲は 0.9～1.4 とされている．PWV 測定は，頸動脈大腿動脈間 PWV（carotid-femoral pulse wave velocity；cfPWV）として従来から行われていたが，cfPWV との相関が保たれ，簡便で再現性が良いため，わが国では baPWV が普及してきた（図3）．

　baPWV は，血圧や脈拍をはじめとする種々の要因により影響を受けるので，測定条件に充分に留意する必要がある．現状約 1,400 cm/sec 以下が正常範囲で，約 1,800 cm/sec 以上が心血管疾患発症のカットオフ値と考えられている．筆者らもこれまで baPWV の有用性について報告を続けており，動脈硬化の危険因子の重積との良好な相関は，実施すべき大きな根拠と考えている．baPWV は血圧の影響を受けやすいが，高血圧は重要な動脈硬化危険因

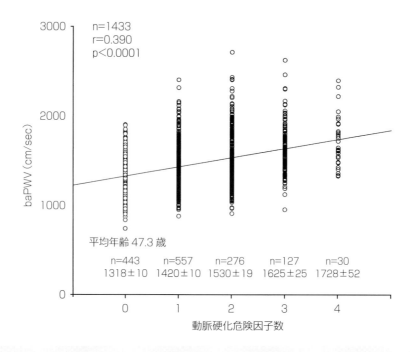

危険因子の条件
高血圧：　収縮期140mmHg以上，または拡張期90mmHg以上
糖尿病：　空腹時血糖値110mg/dL以上，またはHbA1c 6.0%（NGSP値）以上
脂質異常：総コレステロール220mg/dL以上，またはHDL40mg/dL未満，または中性脂肪150mg/dL以上
肥満：　　BMI 25以上

図3　動脈硬化危険因子の重積におけるbaPWVの増加
（Fukui T, et al. 2005[3]より）

子であることは疑う余地がなく，ほかにも種々の動脈硬化の危険因子がわかっている．それぞれ危険因子単独では，baPWVに及ぼす影響の程度に差があるものの，われわれは，血圧，耐糖能異常，脂質異常，肥満の4つの組み合わせでの危険因子数とbaPWVの相関が最も有意であり，危険因子数が多いほどbaPWVが高くなることを見出している（図4）[3]．さらにわれわれは，他の血圧脈波検査による心臓足首血管指数（CAVI）との比較でもbaPWVの方が指標として優れていることを報告している[4]．

その後，baPWV高値が動脈硬化性疾患のイベント発症や生命予後に関与するという結果はさらに蓄積してきている．最近，これまでの予後や心血管性イベント発症を調べた研究のメタ解析が発表され，baPWVの有用性が改めて確認されている[5]．われわれも近年，baPWVの10年間の経年変化の解析を報告したので，その結果を少し紹介する．対象は当施設人間ドック健診を受診し，baPWV値を測定した10年間の延べ22,377名（男性19,299名，女性3,078名）のうち測定初年度と9年後の追跡検査を実施できた715名（男性628名

および女性87名(測定初年度平均年齢男性46.7歳,女性47.6歳)である.測定初年度に対する10年目のbaPWV値の変化量と初年度の動脈硬化危険因子(肥満,高血圧症,糖尿病,脂質異常症)の重積との関連について検討した.対象者のほとんどが同一企業に勤務していて,経年的に毎年人間ドックレベルの健診を受け続けており,10年経ってもまったく体重増加は認められなかった(初年度平均体重69.2kg,10年目68.6kg).またハイリスク者であっても脳・心血管イベント発症などにより脱落している者はほとんどない集団である.男女ともに,初年度のbaPWV値と動脈硬化危険因子の重積には有意な正の相関が認められ,以前のわれわれの報告結果と同様であったが,10年間のbaPWV値の変化量は研究開始前の予想とは反して,初年度の動脈硬化危険因子数が多いほどむしろ小さくなる傾向を示した(リスク数0:126 cm/sec,リスク数1:117 cm/sec,リスク数2:89 cm/sec,リスク数3:48 cm/sec,リスク数4:23 cm/sec).10年間のbaPWV値の変化量が,初年度の動脈硬化の危険因子数が多いほど少なくなったという結果の解釈は難しいが,われわれは,大血管のスティフネスの指標であるbaPWV値は,動脈硬化の危険因子が多いほど動脈硬化は進展しやすく,40歳代半ばで動脈硬化はすでにかなり進展していて,その後はむしろ健常者の加齢に伴う変化の方が大きくなり,baPWV値の差はむしろ小さくなったのではないかとは考えている.そして動脈硬化対策は,40歳代以前のよりもっと早期から介入するべきこと

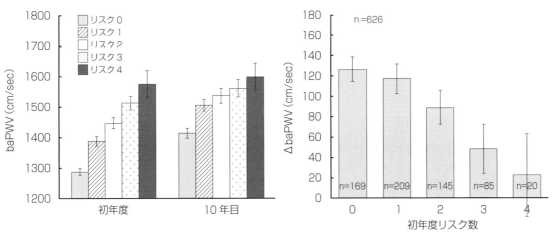

図4 動脈硬化リスクファクター数別の10年間のbaPWVの変化(男性626名)
(Toshiki Fukui, et al. 2015[6]より)

が示唆され，人間ドックや健診時の動脈硬化検査として経年的に測定する意義がある検査項目であることを示すことができたと考えている．動脈硬化危険因子が重積している者は，40歳から50歳で，すでにbaPWV値が頭打ちになって増加しなくなるような高値に達しているわけではなく，リスクが重なっているということで，毎年の人間ドック健診受診時や，事後指導などでの介入成果として，リスクのない者のいわゆる10年間の加齢性変化よりもbaPWVの増加を抑制できた可能性があるのではないかとも考えられた[6]．

ただし繰り返しになるが，baPWVだけで動脈硬化進展の程度を評価してしまうことは危険で，現状では，他の血管機能・形態的変化を評価する頸動脈エコー検査，血管拡張機能検査（血管内皮機能検査）などに加えて，動脈硬化を評価するリスクマーカー検査を，受診者の病態に応じて組み合わせて実施し，総合的に結果を解釈することが不可欠である[1,2]．

5 内臓脂肪測定の重要性

特定健康診査（特定健診）は，別名メタボ健診と呼ばれているように，メタボリックシンドロームの予備群および該当者を減少させることを最大の目的として実施されている．それは内臓脂肪蓄積によるメタボリックシンドロームが糖尿病などの生活習慣病を発症・増悪させ，その結果として動脈硬化を進展させ，脳・心血管性病変へ進展させるからである．そのため厚生労働省は，増え続ける生活習慣病関連疾患による医療費の抑制施策の中心にメタボリックシンドローム減少を施策の中心に掲げた．

メタボリックシンドローム対策には，こういった医療経済対策的な側面もあるが，内臓脂肪蓄積が生活習慣病の発症から動脈硬化の進展に繋がっていく病態はすでに確立されており，動脈硬化対策として内臓脂肪を測定することが重要であることは異論ないものと思われる（図5）．ただし，メタボリックシンドロームの概念が内臓脂肪蓄積と強く関連づけられているのはわが国特有の考え方で，世界的には腹部肥満（内臓肥満）は他のメタボリックシンドローム関連因子と同列に扱われており，内臓脂肪蓄積が生活習慣病の上流に位置づけられ，必須項目とされているのはわが国のみである．そういう意味でも内臓脂肪蓄積の健康への影響については，わが国が世界的にもリードしており，今後も続けていくべきだと考える．日本肥満学会の肥満症診断フローチャートには，2011年版から，健康障害がなくとも，内臓脂肪面積が100cm^{2}以上あれば，改善するべき肥満症であることが付け加えられている（図6）[7]．

われわれは人間ドック健診の循環器疾患発症予防の動脈硬化対策検査として，血圧脈波検査とともに内臓脂肪測定に力を入れてその測定結果を報告してきた[8-12]．同じ肥満の程度であっても内臓脂肪が蓄積しやすいタイプの人は，そうでない人と比較して，生活習慣病関連因子項目の検査数値が悪いことをわれわれは明らかにしている．表4は，CTによる内臓脂肪面積と皮下脂肪面積の合計が150〜250cm^{2}の比較的標準的な体格の男性（平均BMI 24，腹囲85cm前後）について，内臓脂肪面積の割合が50％以上の内臓脂肪が蓄積しやす

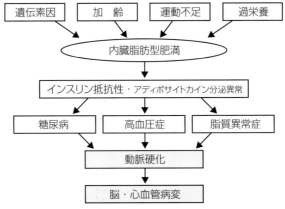

図5 メタボリック・シンドロームの病態

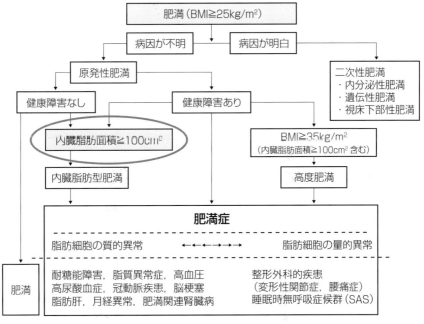

図6 肥満症診断のフローチャート(2011年版)
　　健康障害を持たなくても，内臓脂肪型肥満であれば，将来のハイリスク肥満として，肥満症として診断できる．(日本肥満学会,肥満症診断基準検討委員会,2011[7])より改変)

いタイプと50％未満の内臓脂肪が蓄積しにくいタイプの2群に分けて，生活習慣病関連因子のデータについて比較したものである．同じ程度の体格であっても内臓脂肪が蓄積しやすいタイプの人は，生活習慣病関連因子の数値が有意に悪いということがわかる．
　図7はCTによる内臓脂肪と皮下脂肪面積の割合を年代別男女別に示したものである．内

3　循環器診療における一次予防

表4　内臓・皮下脂肪面積比による生活習慣病関連因子
検査値の違い（男性　総脂肪面積 150 ～ 250 cm² のみ）

内臓・皮下脂肪面積比	50% 未満	50% 以上	p（年齢の影響
人数	144	237	を考慮）
平均年齢	46±11	51±8	
収縮期血圧	120±14	126±15	p<0.05
拡張期血圧	74±11	80±10	p<0.01
HDL コレステロール	57±13	54±13	p<0.05
LDL コレステロール	117±27	124±30	p<0.05
トリグリセライド	126±81	157±88	p<0.001
空腹時血糖値	100±16	104±20	p=0.590
糖負荷 120 分血糖値	121±44	127±44	p=0.849
HbA1c	5.2±0.6	5.3±0.7	p=0.949
空腹時インスリン値	6.3±2.9	6.3±3.0	p=0.635
BMI	23.8±1.8	23.7±1.8	p=0.517
腹囲	84±9	85±4	p=0.660
総脂肪面積	195.1±27.4	200.4±26.9	p=0.272
内臓脂肪面積	51.9±12.9	88.1±20.7	p<0.001
皮下脂肪面積	143.3±21.1	112.3±19.3	p<0.001
内臓 / 皮下脂肪面積比	36.6±8.8	81.5±28.7	p<0.001

（福井敏樹　ほか：第 52 回日本人間ドック学会学術大会（大阪）改訂）

臓脂肪 / 皮下脂肪面積比率は，年代が上がるにつれて男女ともに上昇している．もちろん女性は皮下脂肪として蓄積されやすいので，内臓脂肪の割合は男性に比べると明らかに低いが，それでも歳をとるにつれて男女ともに内臓脂肪の割合が上がっていくことがわかる．この意味では内臓脂肪蓄積も加齢現象の一つであるともいえる．これは血圧脈波検査の baPWV と同様で，通常の加齢現象以上に内臓脂肪が蓄積していくと，脳・心血管イベントを発症する確率が高くなるわけである．baPWV と内臓脂肪面積が有意な正の相関を示すこともわれわれは明らかにしている（図8）[10]．その意味で，人間ドック健診などで継続的にこれらの 2 つの検査を続けていくことは，循環器疾患発症予防や進展の経過を見ていくうえでも意味があると思われる．

　また，われわれも数多くの論文でその意義を報告してきたが，内臓脂肪蓄積はインスリン抵抗性と密接に関連しており，その観点から，インスリン抵抗性の指標となる空腹時インスリン値を測定し，現在最も汎用されているインスリン抵抗性指数である HOMA-R の値もあわせて検査することで，より深く動脈硬化性疾患にアプローチできるのではないかと考えられる[13)14)]．さらに最近，内臓脂肪蓄積により減少していくことがわかってきた善玉のアディポサイトカインであるアディポネクチンなども合わせて測定すれば，動脈硬化に対してさらに詳細で客観的なアプローチが可能となるかもしれない．

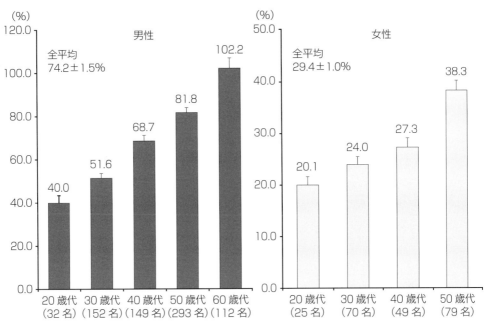

図7 加齢に伴う内臓脂肪/皮下脂肪面積比の変化（CT）（総脂肪面積50cm² 以上）
（福井敏樹, 2013[11]より）

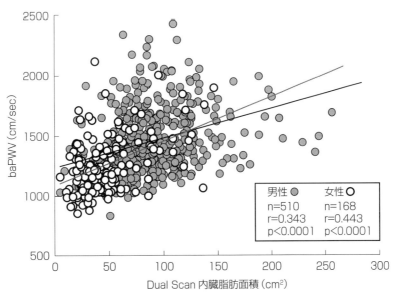

図8 内臓脂肪面積とbaPWVとの相関
（福井敏樹 ほか, 2012[10]より改変）

3　循環器診療における一次予防

6　実際に検査導入・検査実施するにあたって

　健診検査項目とし実施する際に考慮すべきことは，エビデンスがある程度そろっていることに加えて，施設間の機器や測定精度の違い，検査にかかる時間や費用なども考慮に入れ，大学のような研究機関でしか実施できないような検査ではなく，われわれのような全国の健診施設でも取り入れることが可能な検査であることも重要である．

　健診（検診）は，疾患の発見自体の有効性を認めた検査を行う対策型検診が，より重要視されつつあり，健康づくりも重視した人間ドック健診のような任意型健診の意義がより問われている．だからこそ人間ドック健診のようなフィールドで積極的に前向きなエビデンスの構築をやっていく必要があると思われる．動脈硬化の進展は避けることのできない加齢現象でもあるが，超高齢化社会に突入し，脳・心血管イベントを一生涯起こすことのないライフスタイルが望ましく，その意味でも人間ドック健診のような任意型健診だからこそ，健康づくりの意味も含めて，予防医療に携わる医療関係者の良識に基づき，積極的に動脈硬化性血管疾患予防の検査項目を取り入れるべきだと言える．

7 熱血の章 —私の循環器学—

医師として医療に従事するようになり，今年で30年目となります．

前半の12年間は，主に臨床を中心に従事した5年間と，留学期間の2年半を含んでほとんど研究に没頭していた7年間でした．

現在の施設の前身であるNTT西日本高松診療所の院長として異動し，人間ドック健診などの予防医療に携わるようになって18年目に入ったことになります．どの期間もその場に置かれた状況のなかで，やるべき仕事には集中没頭し，それなりの結果も積み重ねてきたつもりです．そして医師免許の使い方はとても多岐にわたるということを，自らの経験のなかで実感してきました．留学を通じて最も感じることができた経験は，世界の広さを感じることができたことと，所属している医局という狭い世界に縛られる必要がないと感じることができたことでしょうか．結局，生まれ育ち大学を卒業した大阪を離れて，もう20年以上が過ぎました．ずっと自分にとってアウエーの地ではありながら，それなりに充実した医師としての仕事をずっとやってこられたような気がしています．NTTに移って実際の予防医療にかかわるようになるまでは，留学以降の酸化ストレスと動脈硬化の関係についての研究にずっと没頭していました．NTTに移ったときには，研究生活での仕事をヒューマンスタディに変えてやってみられるかもしれないなどと軽く考えていましたが，実際にはずっと病院収支の改善の十字架を背負わされる日々でした．それでも収支の改善のためには，やはり自分の得意分野で勝負するしかないと腹を決め，基礎研究で学んだノウハウを健診受診者の研究に生かして，それなりの結果を積み重ねることができました．18年間で書いた論文は英文と和文を含めて30編以上になり，基礎研究時代の量をはるかに越えています．少しでも収支の改善に繋がればという思いでまったくのゼロからスタートさせた，生活習慣病治療薬を中心とした臨床治験も，始めて15年以上が経過し，全国的にも認知される治験施設になりました．そして現在，日本高血圧学会と日本抗加齢医学会の評議員や日本人間ドック学会の理事も務めています．3年前には，NTT西日本から病院事業を継承することも認めていただき，現在自ら立ち上げた医療法人で予防医療の仕事を継続しているところです．経営的な仕事もさらに自分の肩にかかってきています．しかしながら，いろいろな世界を見て，その場その場での経験から学んだことは，どんな状況に置かれても，あきらめさえしなければ，その状況を打開，改善するアイデアを自らにくれるような気がします．

予防医療の重要性については誰しも異論のないところだと思います．しかし若い世代の医師の皆さんは，専門医の資格を得たり，手技の経験を積んだりすることに，意識が偏っていないでしょうか．そういう志を持つこともちろん医師のキャリアアップとして大切なことですが，健常者に健康なまま歳を重ねてもらえるように努力する予防医療の仕事も非常に奥深く，長い人生をかけて携わる価値もあります．若い医師の方々が人間ドックや健診のような予防医療の現場で活躍してみたいと，もっと思っていただける時が来るようにもう少し私

も頑張り続けたいと思っています．われわれの施設，われわれのやっている仕事に興味を持っていただければ是非一度お立ち寄りください．一応われわれの施設は，日本人間ドック学会認定の人間ドック健診専門医制度研修施設にずっと選ばれています．

文　献

1）福井敏樹：人間ドック健診における動脈硬化診断の重要性と新しい検査方法について．人間ドック 24：132-137，2010．

2）福井敏樹：人間ドック健診における動脈硬化対策に実施するべき検査．人間ドック 30：809-821，2016．

3）Fukui T, Momoi A, Yasuda T：Attention for the interpretation of Measurements of brachial-ankle pulse wave velocity. Ningen Dock 19：29-32, 2005.

4）福井敏樹，安部　陽一，安田忠司　ほか：動脈硬化検査における上腕足首間脈波伝播速度（baPWV）と心臓足首血管指数（CAVI）値の比較．人間ドック 23：70-76，2008．

5）Ohkuma T, Ninomiya T, Tomiyama H et al：Brachial-Ankle Pulse Wave Velocity and the Risk Prediction of Cardiovascular Disease. Hypertension 69：1045-1052, 2017.

6）Toshiki Fukui, Mie Maruyama, Kazuhiro yamauchi et al：Ten-year longitudinal study on brachial-ankle pulse wave velocity（baPWV）in middle-aged　Japanese males -analysis of relationship with clustering of atherosclerosis risk factors. Ningen Dock International 2：70-75, 2015.

7）日本肥満学会，肥満症診断基準検討委員会：肥満症診断基準 2011．肥満研究 17：1-78，2011．

8）丸山美江，福井敏樹，吉鷹寿美江：内臓脂肪だけでなく皮下脂肪もインスリン抵抗性に関与する．人間ドック 24：146-150，2009．

9）丸山美江，福井敏樹，山内一裕　ほか：内臓脂肪変化量に対する各種生活習慣病関連因子変化量の関係についての検討．人間ドック 25：638-643，2010．

10）福井敏樹，丸山美江，山内一裕，宮本　侑　ほか：DUAL インピーダンス法による内臓脂肪測定の有用性と測定結果解釈の注意点－メタボリックシンドロームと早期動脈硬化診断の観点から－．人間ドック 27：719-728，2012．

11）福井敏樹：生活習慣病対策における内臓脂肪量測定の重要性．Arterial Stiffness 19：16-21，2013．

12）福井敏樹，今　陽一，石川　実　ほか：デュアルインピーダンス法による内臓脂肪面積測定の有用性に関する検討－日本人間ドック学会外部委託 VFA 委員会－．人間ドック 31：588-597，2016．

13）Fukui T：Significance of measuring fasting immunoreactive insulin and homeostasis model assessment of insulin resistance in Ningen Dock for the prevention of lifestyle related disease. Ningen Dock 21：57-62, 2007.

14）Fukui T：Importance of measurement of fasting immunoreactive insulin and interpretation of its results. Ningen Dock 25：7-14, 2011.

福井　敏樹

4 心血管病イベントと脂質リスク管理

はじめに

　動脈硬化性心臓血管病（atherosclerotic cardiovascular disease；ASCVD）の発症・進展における最大の脂質リスクは低比重リポ蛋白コレステロール（LDL-C）である．LDL-C を標的とした治療法はスタチンに加え，近年では PCSK9 阻害薬の登場により大きな進歩を遂げており，とくに家族性高コレステロール血症においては大きな恩恵となっている．一方，薬物療法の導入にあたっては個々の症例においてリスクを層別化し，適正使用をつねに心がけねばならない．また，脂質管理の根幹である食事指導や生活習慣の是正がおろそかになっては決してならない．とくに，LDL-C のみならず，総コレステロールより高比重リポ蛋白コレステロール（HDL-C）を除いたコレステロール値（non-HDL-C）を管理することも重要とされ，そのためには包括的な脂質管理が必要となる．

1 まずは LDL コレステロールを管理する

1) LDL-C と心血管病

　ASCVD の予防における脂質管理において最も重要なターゲットは LDL-C である．高コレステロール血症，とくに LDL-C が心血管病の発症・進展と関連することをはじめて明らかにしたのは，1948 年に始まり，危険因子という用語を生み出したフラミンガム研究である．以後，多くの疫学調査において，LDL-C の上昇に伴い冠動脈疾患の発症・死亡に対するハザード比が直線的に上昇することが確認されており，ARIC 研究では LDL-C 1mmol/L（約39mg/dL）上昇すると冠動脈疾患のリスクが 40％増加することが示された[1]．また LDL-C値を規定する一塩基多型の解析でも，遺伝的 LDL-C 低値は冠動脈疾患発症率が低いことが明らかにされている[2]．わが国でも LDL-C が冠動脈疾患のリスクであることが，久山町研究や Circulatory risk in Communities Study（CIRCS）などで確認されており，CIRCS では LDL-C 80mg/dL 未満の群に対し，140mg/dL 以上の群ではリスクが 2.8 倍に増加することが示されている[3]．

2) LDL 受容体とスタチンの発見

　1973 年は現在の脂質異常症診療の礎となるイベントが重なったエポックメイキングな年であった．まず，ノーベル賞（生理学・医学）を受賞した Goldstein 博士と Brown 博士が皮

膚の線維芽細胞を用いた実験において，健常者ではLDLが細胞内に取り込まれるのに対し，家族性高ステロール血症の家系ではまったく取り込まれないことを明らかにし，LDL受容体パスウェイ仮説が提唱された．一方，同年には三共株式会社の遠藤章博士らの研究グループが青かびの代謝産物より，コレステロール合成阻害物質としてコンパクチンを発見した．その後，コンパクチンはコレステロール合成経路の律速酵素であるHMG-CoA還元酵素を阻害することがわかった．コンパクチンの代謝産物であるプラバスタチンをはじめ，現在では7種類のスタチンが上市され，高コレステロール血症の第一選択肢として世界中で使用されている．さらに神戸大学の渡辺嘉雄博士が高脂血症を呈する突然変異ウサギを発見した．その後，系統化されてWHHLウサギと命名され，LDL受容体研究に大きな貢献を果たした．

3） LDLによる粥状動脈硬化病変の形成メカニズム

Russell Rossによって提唱された傷害反応仮説（Response-to-injury hypothesis）が包括的に動脈硬化の成因を説明する説として広く受け入れられている．血管内皮細胞への傷害を契機として，血球細胞および液性因子による修復反応が生じ，その結果として粥状硬化が形成されるという概念であり，粥状硬化を一種の慢性炎症性疾患として捉えているところが特徴である．

まず，高血圧や糖尿病，喫煙などの危険因子の存在下で血管内皮細胞が傷害を受けると，さまざまな接着因子が発現する．その結果，単球が血管内皮細胞に接着し，さらに内皮下へ浸潤してマクロファージへと分化し炎症が誘導される．一方，LDLは粒子径が小さいために血管内皮の間隙をぬけて内皮下へと浸透しやすい．とくに粒子径の小さく比重が重い亜分画はsmall dense LDLと呼ばれ，血管壁に取り込まれやすい．LDLは細胞外基質と結合して動脈壁内に停滞する間に酸化変性を受け酸化LDLとなる．とくに，small dense LDLは粒子中にビタミンEなどの抗酸化成分に乏しいために酸化変性を受けやすい．LDL受容体を持たないマクロファージは，酸化LDLをスカベンジャー受容体を介して取り込む．LDL受容体が細胞内コレステロール含有量の増加により発現が減少するフィードバック制御を受けるのに対して，スカベンジャー受容体は細胞内コレステロールの増加によって発現量が減少しない．このため血清LDL値が適切な範囲に維持されなければ際限なくコレステロールを取り込む性質があり，結果的にコレステロールがマクロファージに蓄積し泡沫化する．泡沫化したマクロファージはPDGF（血小板由来細胞増殖因子）を分泌し，中膜の血管平滑筋細胞の内膜への遊走・増殖を促進し，さらに動脈硬化を進展させる．

なお，まず脂質の沈着が起こり，酸化修飾されることで，反応性にマクロファージが内膜に浸潤し脂質を貪食するという貯留反応仮説（Response-to-retention hypothesis）も提唱されているが，決して対立するものではなく，むしろお互いを補い合うものであり，粥状硬化の形成過程に多様性があることを示している．

4) LDL-C をどこまで管理するか："Fire and Forget" vs. "Treat to Target"

スタチンの登場とともに，一次予防・二次予防のいずれにおいても冠動脈疾患イベントとLDL-C 値には直線的関係が認められることが明らかとなった（図1）．それでは，どこまで・どのように下げるべきであろうか．米国で 2013 年に ACC/AHA が発表したガイドラインでは，① ASCVD 発症リスク低下に関する十分なエビデンスがあるのはスタチンのみである，② LDL-C の治療目標値を設定できるほど十分なエビデンスがないとの立場から，ASCVD発症リスクのある患者には LDL-C 管理目標値を定めず強力なスタチンを投与する "Fire and Forget（ミサイル自体が標的を追尾する能力を持つため，発射後の照準持続が不要であるという軍事用語）" という概念が提唱され，話題となった．確かにスタチンの登場で虚血性心疾患の予後は大きく改善したものの，スタチン増量による LDL-C 低下作用には 6％ ルールという限界があり，当時は目標値を設定したとしても達成は困難であったことが推測される．しかし，その後，後述のエゼチミブや PCSK9（プロ蛋白転換酵素サブチリシン / ケキシン 9 型）阻害薬を用いた大規模臨床試験により，LDL-C は下げれば下げるほどよい（the lower, the better）という概念を支持する結果が示され，状況が変わってきている．欧州で 2017 年に発表された ESC/SAS によるガイドラインやわが国の「動脈硬化性疾患予防ガイドライン 2017 年版」では管理目標値を目指して治療する，"Treat to Target" という立場がとられている．一方，最近では急性冠症候群の患者では早期からの厳格な LDL-C 低下療法が重要であることを示唆する報告もなされている．

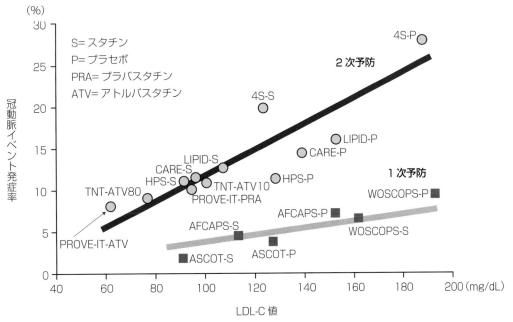

図 1 大規模臨床試験における LDL-C 低下率と冠動脈イベント発症率の関係
（Rosensen RS：Exp Opin Emerg Drugs 9（2）：269-279, 2004, La Rosa JC, et al：N Engl J Med 352：1425-1435, 2005 より作図）

2 次のターゲットは non-HDL-C

1) non-HDL-C とは？

「動脈硬化性疾患予防ガイドライン2017年版」によると，まずはLDL-Cの管理目標値を達成し，その後にはnon-HDL-Cの達成を目指すことが推奨されている．一方，同ガイドラインではnon-HDL-Cの目標管理値はLDL-Cに30 mg/dLを上乗せした設定となっている．ただし，Friedewald（F）式を用いるとnon-HDL-C＝LDL-C＋中性脂肪（TG）/5 となるが，LDL-C＋30 mg/dL 未満に管理するとはTG 150 mg/dL 未満にすることと決して同意義ではない．F式は血清中のTGのほとんどが超低比重リポタンパク質（VLDL）に存在し，そのコレステロールとTGの比がほぼ1：5であるという仮定に基づいている．一方，カイロミクロンを含む場合や，TGが高値となるとVLDLのコレステロール含有量がTGの1/5よりも少なくなることから，F式で求めたLDL-C値は実際より低くなる．よって，F式が適用できるのはTGが400 mg/dL 未満とされているが，実際にはTGが200 mg/dLを超えるあたりから誤差が大きくなる．

それではnon-HDL-Cは何かというと，抗動脈硬化作用を有するHDLを除く，LDLやVLDLに加えて，レムナントやsmall dense LDLなどの動脈硬化惹起性の高いリポ蛋白を総合的に判断できる指標である．実際にTGが上昇すると，HDL-Cが反比例して低下するとともに，レムナントの占める割合が増加することが明らかにされている（図2）．

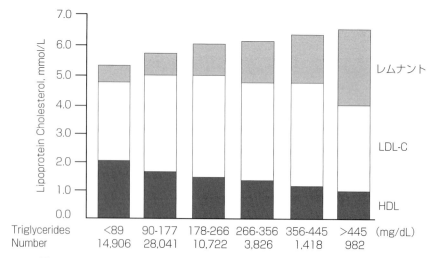

図2　コペンハーゲンにおける3つの大規模試験（CGPS, CCHS, CIHDSより）
non-HDLはレムナントを含む動脈硬化惹起性のリポ蛋白量を反映．
（Varbo A, Benn M, Tybjaerg-Hansen A, et al：Remnant cholesterol as a causal risk factor for ischemic heart disease. J Am Coll Cardiol 61：427-436, 2013より）

2) 食後高脂血症とレムナント

レムナントは，カイロミクロンやVLDLがリポ蛋白リパーゼにより分解される過程で生じる中間代謝リポ蛋白である．通常は速やかに代謝されるが，食後も長時間にわたって血中にカイロミクロンレムナントが滞留した状態は食後高脂血症と呼ばれる．カイロミクロンやVLDLはサイズが大きいため血管内皮に侵入できないが，小粒子化したレムナントは血管壁に侵入でき，LDLのように酸化変性されずとも，マクロファージに取り込まれて泡沫化を引き起こすため，動脈硬化惹起作用が強いとされる．よって食後高脂血症は，心血管イベント発症リスクになりうる．レムナントを反映する指標として，レムナント様リポ蛋白コレステロール（RLP-C）を3カ月に一回を限度として測定することができる．また外因性脂質の指標として小腸で合成され，カイロミクロンを構成するアポB48（肝で合成されVLDLを構成するアポB100のN末端側の48%からなる）を測定することも可能であるが，現時点では保険収載されていない．

3) small dense LDL

small dense LDLとは，LDL粒子のうちサイズが小さく比重が大きいものである．酸化されやすく，LDLレセプター以外の経路にて処理されやすいこと，動脈壁内に取り込まれやすく，またマトリックスと結合しやすいことなどから，動脈硬化惹起作用が強く，超悪玉コレステロールとも呼ばれる．LDLサイズを規定する最も強力な因子はトリグリセリド（TG）濃度であり，高TG血症では一般的にLDLは小型化する．つまり，LDL-C値が同じでも，non-HDL-Cが高値であれば，レムナントの増加とともにLDL粒子の小型化を伴っていると言えよう（図3）．なお，small dense LDLコレステロールの測定法も開発されており，最近，米国食品医薬品局にて承認されたが，わが国では保険収載されていない．

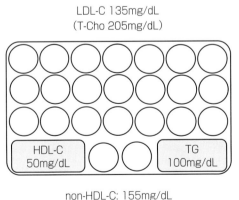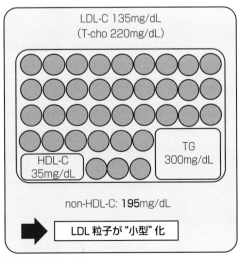

図3 non-HDL-CとLDL粒子サイズ

4　心血管病イベントと脂質リスク管理

3　家族性高コレステロール血症を見逃さない

　家族性高コレステロール血症（familial hypercholesterolemia；FH）は，①高LDL-C血症，②早発性冠動脈疾患，③腱・皮膚黄色腫を3主徴とする常染色体性疾患である．LDL受容体などのLDL代謝にかかわる遺伝子に変異を有し，ほとんどが優性遺伝形式をとる．FHホモ接合体は約100万人に1人とまれであるが，FHヘテロ接合体は約500人に1人と決して頻度は低くない．FH患者では生下時より高LDL-C血症が持続し，きわめて冠動脈疾患のリスクが高い．生涯の累積LDL-C値が一定の値を超えると冠動脈疾患を発症すると考えられており，FH患者では若年で閾値に到達するため，早期診断および厳格な治療が必要である．「動脈硬化性疾患予防ガイドライン2017年版」に示されているFHヘテロ接合体の診断基準は**図4**の通りである．最近，PCSK9阻害薬の登場により強力にLDL-Cを低下させることができるようになり，とくにFHヘテロ接合体では大きな恩恵を受けられるため，あらためて本症を見逃さないよう注意が喚起されている．急性冠症候群症例の10〜20％程度にFHが含まれるとの報告や，スタチン治療後の残余リスクの可能性も示唆されており，家族歴の丁寧な聴取やアキレス腱の触診を普段より心がけるべきである．

成人（15歳以上）FHヘテロ接合体診断基準

・高LDL-C血症（未治療時のLDL-C値180 mg/dL以上）

・腱黄色腫（手背，肘，膝など，またはアキレス腱肥厚）あるいは皮膚結節性黄色腫

・FHあるいは早発性冠動脈疾患の家族歴（2親等以内）

・続発性脂質異常症を除外した上で診断する．
・**2項目以上**でFHと診断する．FHヘテロ接合体疑いは遺伝子検査による診断が望ましい．
・皮膚結節性黄色腫に**眼瞼黄色腫は含まない**．
・アキレス腱肥厚はX線撮影により**9mm以上**にて診断する．
・LDL-Cが**250mg/dL以上**の場合，FHを強く疑う．
・すでに薬物治療中の場合，**治療のきっかけとなった脂質値**を参考にする．
・早発性冠動脈疾患は**男性55歳未満，女性65歳未満**と定義する．
・FHと診断した場合，家族についても調べることが望ましい．
・この診断基準はホモ接合体にもあてはまる．

図4　家族性高コレステロール血症の診断基準
（日本動脈硬化学会（編）：動脈硬化性疾患予防ガイドライン2017年版．p121より一部改変）

4 実際の脂質リスク管理について

1）生活習慣の改善（表1）

　生活習慣の改善は動脈硬化性疾患予防の根幹であり，安易な薬物療法導入は慎むべきである．たとえば閉経前の女性において冠動脈疾患に対する脂質異常症のリスクを示すエビデンスはほとんどなく，一方でスタチンの使用は妊婦での胎児における催奇形性リスクが懸念され，若年女性の高コレステロール血症の場合，FHでなければ生活習慣改善が治療の中心となる．他方，すでに薬物治療中であっても，生活習慣の改善指導は怠るべきではない．

表1　生活習慣の改善

禁　　煙	食事管理	体重管理	身体活動・運動	飲　　酒
禁煙は必須 受動喫煙を防止	減塩：食塩6g/日未満にする 適切なエネルギー量と，三大栄養素（炭水化物・蛋白質・脂肪）およびビタミン・ミネラルをバランス良く摂取する 野菜や食物繊維，果物を適量摂取する 3食を規則正しく，ゆっくりよく噛む コレステロールや飽和脂肪酸を過剰に摂取しない，魚を積極的に摂取する	定期的に体重を測定する．BMI<25であれば，適正体重を維持する BMI≧25の場合は，摂取エネルギーを消費エネルギーより少なくし，体重減少を図る	中強度以上[1]の有酸素運動を中心に，定期的に（毎日30分以上を目標に）行う[2] 運動療法以外の時間も，こまめに歩くなど，座ったままの生活にならないよう，活動的な生活を送るように注意を促す	アルコールはエタノール換算で1日25g[3]以下に留める

1）中強度以上とは3METs以上の強度を意味する．METsは安静時代謝の何倍に相当するかを示す活動強度の単位．通常歩行は3METs，速歩は4METs，ジョギングは7METsに相当する．
2）運動習慣がない者には，軽い運動や短時間の運動から実施するように指導する．
3）およそ日本酒1合，ビール中瓶1本，焼酎半合，ウイスキー・ブランデーダブル1杯，ワイン2杯に相当する．

（脳心血管病予防に関する包括的リスク管理チャート2015．日内会誌104：861-864，2015より）

2）食事指導（表2）

　動脈硬化性疾患予防ガイドライン2017において推奨されている食事指導は表2のごとくである．なお，「2015年日本人の食事摂取基準」ではコレステロール摂取量の制限を推奨する記載はされていないが，健常者においてはコレステロール摂取量と血中コレステロール値の間の相関を示すエビデンスが十分ではないためである．コレステロールの吸収率は個人により大きく異なること，また肝臓で合成量の調節がなされていることから，コレステロール摂取量が血清脂質に及ぼす影響には個人差がある．ただし，高LDL-C血症患者にもあては

4　心血管病イベントと脂質リスク管理

表2　動脈硬化性疾患予防のための食事指導

- 総エネルギー摂取量（kcal/日）は，
  一般に標準体重（kg，（身長 m）2X22）X 身体活動量（軽い労作で 25 〜 30，普通の
  労作で 30 〜 35，重い労作で 35 〜）とする
- 脂質エネルギー比を 20 〜 25%，飽和脂肪酸エネルギー比率を 4.5% 以上 7% 未満，
  コレステロール摂取量を 200mg/ 未満に抑える
- n-3 系多価不飽和脂肪酸の摂取を増やす
- 工業由来のトランス脂肪酸の摂取を控える
- 炭水化物エネルギー比を 50 〜 60% とし，食物繊維の摂取を増やす
- 食塩の摂取は 6g/ 日未満を目標にする
- アルコールの摂取を 25g/ 日以下に抑える

（日本動脈硬化学会（編）：動脈硬化性疾患予防ガイドライン 2017 年版．p58 より）

まる訳ではない．高値となった血中 LDL-C を減らすためにはコレステロール摂取のみを制限しても改善はほとんど期待できず，脂肪酸のバランスにも留意することが大切であるとの観点から，飽和脂肪酸，トランス脂肪酸，コレステロールについて指導することが推奨されている．

＊トランス脂肪酸をめぐるわが国の状況について

　天然の不飽和脂肪酸のほとんどは，炭素間の二重結合がすべてシス型であるのに対し，トランス型の二重結合が一つ以上ある不飽和脂肪酸はまとめて「トランス脂肪酸（TFA）」と呼ばれる．TFA は，乳製品やウシ・ヒツジなどの反芻動物の肉に含まれる天然由来のものと，水素の添加によって液体の植物油や魚油を半固体または固体の油脂に加工する過程で生成される「部分水素添加油脂」に分類される（なお，家庭での一般の調理過程ではほとんど生じない）．工業的に産生される TFA はバターの代替品として 1950 年代から 1970 年代にかけて広く普及し，とくにケーキやクッキー，ドーナツなどの焼き菓子，スナック菓子，フライドポテトやナゲットといった揚げ物など，さまざまな食品に幅広く用いられている．しかし，TFA と飽和脂肪酸を同量摂取して比較した場合，TFA は飽和脂肪酸と比べ動脈硬化の発症を 10 倍も増やし，糖尿病の原因となるインスリン抵抗性の悪化などを引き起こす．WHO によると TFA の過剰摂取による心血管疾患で年間 50 万人以上が命を落としているとされ，現在では「超悪玉」脂肪酸とまで呼ばれるようになっている．そのため，2003 年に国際機関が生活習慣病の予防のために開催した専門家会合では TFA の摂取量を，総エネルギー摂取量の 1% に相当する量よりも少なくするよう勧告された．アメリカでは表示が義務化されたことで TFA の摂取が 78% も減少したとのことである．一方，日本では 2015 年に内閣府食品安全委員会が，「日本人のトランス脂肪酸の平均摂取量は総エネルギー摂取量の約 0.3% と推定され，WHO が定める目標値である総エネルギー比 1% 未満を下回っている」とし，「脂質に偏った食事をしている人は留意する必要があるものの，通常の食生活では健

康への影響は小さいと考えられる」との見解を示しており，現在のところ規制対象とはなっておらず，表示義務も課されていない．しかしながら，われわれが神戸大学病院，循環器内科において 902 人を対象に行った検討では，とくに若年において冠動脈疾患を有している患者では TFA の血中濃度が上昇していることがわかった[4]．血中の TFA はすべて食事由来であるため，実際にはわが国でも TFA の過剰摂取が問題となっている可能性が示唆された．ちなみに WHO は 2018 年 5 月に TFA の撲滅を目指すとこれまでよりさらに踏み込んだ独自ガイド「REPLACE」を発表した．引き続きわが国の公衆衛生にトランス脂肪酸が与えるインパクトについても厳重な監視が必要であろう．

■ 3) 薬物治療

　「動脈硬化性疾患予防ガイドライン 2017」では吹田スコアより算出した絶対リスクに基づく層別化または性・年齢・危険因子の個数による層別化に応じた脂質管理基準が設定されている．薬物治療後の LDL-C と心血管イベント抑制効果の関係は直線的であり，まずは LDL-C 値の管理を目指す．LDL-C 管理目標値としては一次予防高リスク患者では 120 mg/dL 未満とし，二次予防では発症後早期より積極的治療により 100 mg/dL 未満を目指す．さらに FH や急性冠症候群，また表 3 の b に示す病態を合併した糖尿病患者における二次予防では 70 mg/dL 未満を目標とした，より厳格な LDL-C 管理を考慮することが推奨されている（表 3）．LDL-C の管理目標が達成できたら，さらに non-HDL-C の管理を目指す．

表 3　二次予防においてより厳格な管理が必要な患者病態

a	・家族性高コレステロール血症 ・急性冠症候群 ・糖尿病
b	・非心原性脳梗塞 ・末梢動脈疾患（PAD） ・慢性腎臓病（CKD） ・メタボリックシンドローム ・主要危険因子の重複 ・喫煙

（日本動脈硬化学会（編）：動脈硬化性疾患予防ガイドライン 2017 年版．p55 より）

（1）スタチン

　HMG-CoA 還元酵素阻害薬であるスタチンによる LDL-C 低下療法が，人種に関わらず心血管イベント抑制効果を示すことが立証されており，LDL-C 管理にはスタチンを第一選択薬とする．前述のごとく，スタチンはコレステロール合成経路において HMG-CoA からメバロン酸に変換する際の律速酵素である HMG CoA 還元酵素を阻害することで細胞内のコ

レステロール濃度を低下させる．さらに，細胞内のコレステロール濃度が低下することに引き続き肝細胞上の LDL レセプターの発現が増強することにより，血中から肝臓への LDL の取り込みが亢進することこそ，強力な血中 LDL-C 低下作用の主要な機序である．すでに 1981 年に馬淵らがヘテロ FH におけるコンパクチンの効果を報告した際に提唱していたアイデアであるが，PCSK9 の発見を契機にあらためて正しかったと評価を受けている[5]．

　なお，スタチンによる副作用として横紋筋融解症が有名であるが，発生頻度はきわめてまれである．しかし，クレアチンキナーゼ（CK）の上昇を伴わないが筋痛を訴える場合を含めるとスタチンによる筋症状の発生頻度は約 10％ と決してまれではない．最近，生命予後が限られている症例で同剤を中止した場合，生存率の悪化は認めず，むしろ身体的サポートに関しては有利であったと報告されている．後期高齢者の高 LDL-C 血症に対する薬物治療による一次予防硬化の意義は明らかでないため，筋痛により日常生活自立度が低下する恐れがある場合にはどの程度，ベネフィットが期待できるか個別に検討する必要がある．また，スタチンを中止しても持続する近位筋脱力，CK 高値，炎症を伴わない筋線維の壊死などを特徴とし，免疫抑制剤投与が有効な「免疫性壊死性ミオパチー」が近年，報告されていることにも留意すべきである．

（2）エゼチミブ

　小腸刷子縁の Niemann-Pick C1 like protein1（NPC1L1）を介して食事由来および胆汁コレステロールの吸収を抑制する．スタチンでコレステロール合成を阻害すると，生体では吸収が亢進するため，併用による相乗効果で LDL-C は 15～22％ 低下する．IMPROVE-IT 試験では急性冠症候群例に対し，シンバスタチン 40mg にエゼチミブを加えることで LDL-C は 50mg/dL まで低下させ，スタチンを用いた試験で認められる LDL-C 低下量と心血管イベント抑制率の関係と同等の効果が証明された[6]．興味深いことに同試験では糖尿病例で有効性がとくに高かった．その理由は不明だが，糖尿病における脂質異常の特徴の一つとして LDL 粒子の小型化が挙げられ，LDL-C をより下げることの意義が反映されているのかもしれない．

（3）フィブラート

　これまでフィブラートとスタチンの併用については，とくに腎機能異常が認められる患者では横紋筋融解症が現れやすいとして，原則禁忌であった．ところが最近，「原則禁忌」から「重要な基本的注意」へと添付文書上の扱いについて変更が承認されたため，今後，使用される頻度が増える可能性がある．それではフィブラートによる心血管イベント抑制効果についてのエビデンスはどうであろうか．まず，2 型糖尿病患者におけるフェノフィブラートの効果を検討した Field 試験では主に非致死的 MI および血行再建術の抑制により全心血管イベントが減少したが，主要評価項目の有意な抑制は認められなかった[7]．また，ACCORD Lipid でも 2 型糖尿病患者において高 TG／低 HDL-C 値の例に限り，スタチンとフェ

ノフィブラートの併用がスタチン単独よりも心血管イベント発生を低下させたが，全体では一次エンドポイントの発生率に差は認められなかった[8]．

フィブラートはペルオキシソーム増殖剤活性化受容体α（PPARα）を介して脂肪酸のβ酸化関連酵素の発現を亢進し，結果として中性脂肪の産生を抑制する．これまでのフィブラート系薬剤では大血管障害抑制効果が認められていない場合がある理由としてホモシステインやクレアチニンの増加，肝機能異常といったPPARαの標的外作用により有効性が相殺された可能性がある．一方，高活性かつ高選択なPPARαモジュレーターであるペマフィブラートが最近，登場した．現在，同剤による心血管疾患発症・再発に対する抑制効果について，10,000例の高TGかつ低HDL-Cの2型糖尿病患者を対象としたPROMINENT試験が進行中である．

（4）オメガ3多価不飽和脂肪酸

わが国ではイコサペント酸（EPA）エチル製剤のスタチンへの併用療法は，推奨レベルBであるが動脈硬化性疾患発症抑制に有用であるとされている．とくに一次予防に関する根拠としては，わが国で実施されたJELIS試験において全体では有意差は示さなかったものの，サブ解析でTG>150mg/dL以上かつHDL-C 40mg/dL未満の患者では有意にイベント抑制していたことが挙げられる[9]．しかしながら，その後の介入試験では抗動脈硬化作用について否定的な結果がほとんどであり，過去10報の介入研究，総症例数77,917症例を対象とした最近のメタ解析では，現時点でオメガ3脂肪酸製剤の使用を推奨するエビデンスはないとさえ結論づけている[10]．ただし，日本以外で，オメガ3脂肪酸製剤による心血管イベント抑制効果を証明できない理由として，投与量が不十分であった可能性が否定できない．JELS試験では1,800mg/日の高純度EPA製剤が使用されたが，冠動脈イベントの低減は血中EPA濃度が150μg/mL以上またはEPA/AA（アラキドン酸）比が0.75以上まで達成することと有意に関連したことが報告されている．一方，海外では同レベルまで到達するためには，4～6g/日という高用量のオメガ3脂肪酸製剤が必要であったと報告されている．その原因としてベースライン値自体が日本に比べかなり低いことが挙げられ，人種や居住地域，食生活習慣などの背景により大きく異なることが想定される．とくにEPA/AA比を指標とする場合，過剰なオメガ6脂肪酸の摂取によりAA濃度自体が高い現代人では，高用量のオメガ3脂肪酸が必要であっても不思議ではない．最近，心血管疾患の既往がない15,480人の糖尿病患者を対象としたASCEND試験が発表されたが，やはり9年間の観察期間で心血管イベントの抑制は認めなかった[11]．ただし，同試験で使用されたオメガ3脂肪酸製剤は1g/日であり，わが国で承認されている常用量の半分であった．しかし，ついに4g/日という高用量の高純度EPA製剤を使用し，8,000人の高TG血症患者を対象に行われたREDUCE-IT試験において，5年の観察期間で心血管イベントが25%削減，治療必要数は102人/年という高い治療成果が証明された[12]．REDUCE-IT試験では，スタチンを内服中かつ心血管病の既往があるか，もしくは糖尿病に喫煙や高血圧などのリスクの合併がエント

リー基準となっており，ASCEND 試験より高リスクな患者が対象となっていた．日本でも現在，ストロングスタチン時代における高純度 EPA 製剤の心血管イベント抑制効果について検証する RESPECT-EPA 試験が進行中であり，さらなるエビデンスの蓄積が望まれる．

（5）PCSK 9 阻害薬

2003 年に PCSK 9 が発見されてから，短期間でモノクローナル抗体による阻害薬が誕生し，日本でも 2016 年より 2 種類の薬剤（エボロクマブ，アリロクマブ）が承認された．

LDL は LDL 受容体と複合体を形成して肝臓に取り込まれると，エンドソームと融合し，LDL のみリソソームにて分解されるが，LDL 受容体は肝細胞表面へと戻る．LDL 受容体は 30 時間の寿命の間に 150 回ほどリサイクルされるが，肝臓より産生された PCSK 9 は LDL 受容体の分解を誘導することによって LDL 受容体のリサイクリングを制御している．LDL 受容体に PCSK 9 が結合すると，エンドソームに取り込まれる際に肝細胞表面に戻らずにリソソームに運ばれて分解される．PCSK 機能喪失型変異では LDL 受容体のリサイクリングが障害されず，LDL-C 値が健常者より 28％ 低く，冠動脈疾患発生率が 88％ 低いことが報告されている．前述のようにスタチンは肝臓表面の LDL 受容体の発現を亢進させるため，PCSK 9 阻害薬との併用により非常に強力な LDL-C 降下作用を発揮する．

アテローム性心血管病変を有し，LDL 70 mg/dL 以上でスタチン治療を受けている患者 27,564 例を対象にした FOURIER 試験では，エボロクマブは LDL-C が 92 mg/dL から 30 mg/dL まで低下させるとともに，2.2 年の試験期間において，心血管複合イベントの発生を 15％ 減少させた[13]．現在，家族性高コレステロール血症または冠疾患二次予防においてより厳格な管理が必要な症例に対して使用が可能である．ただし，PCSK 9 阻害薬の導入に際しては，とくに FH でない症例ではエゼチミブ併用かつスタチン最大耐用量で LDL-C が管理目標値に達しない場合にはじめて考慮するよう適正使用に努める．

（6）MTP（ミクロソームトリグリセリド輸送蛋白）阻害薬

スタチンや PCSK 9 阻害薬の主要な作用機序は LDL 受容体の発現増強である．そのため，LDL 受容体活性が完全に欠損している FH ホモ接合体では LDL-C 低下効果は認めない．そのような患者に対して開発されたのが，MTP 阻害薬である．MTP は肝細胞および小腸上皮細胞に発現し，TG をアポ B へ転送することで，肝臓では VLDL，小腸ではカイロミクロンの形成に関与している．MTP を阻害することで，LDL-C が約 50％ 低下すると報告されている．ただし，高頻度で脂肪肝や下痢の副作用が認められるため，食事中の脂質やアルコール摂取量を厳格に管理する必要がある．

5 熱血の章 —私の循環器学—

HDL はロマン！

1） HDL コレステロールはもはや"善玉"コレステロールではない？

　HDL は末梢組織から余剰コレステロールを回収し，肝臓に転送して排泄するコレステロール逆転送に関わっている．コレステロールはエネルギー源として利用されることがなく，肝臓やステロイド合成器官を除いた大部分の末梢臓器ではコレステロール排泄機構を持たないため，コレステロール逆転送系は生体におけるコレステロールホメオスタシスに重要な役割を担っている．HDL-C 値は心血管疾患と負の危険因子であることが多くの疫学研究によって証明され，新たな治療標的として期待されてきた．しかし，LDL-C が "the lower, the better" であるのに対し，HDL-C は必ずしも高ければよいわけではないことが近年，明らかになってきた．フラミンガム心臓研究の子孫コホートを対象にした検討で，HDL-C 値単独では心血管病リスクの予測因子とならない可能性が示唆されている．HDL-C 値は TG 値としばしば負の相関を示すが，同報告によると低 HDL-C 血症は LDL-C もしくは TG が高値である場合にのみ心血管病発症リスクであり，一方，高 HDL-C 血症は LDL-C および TG が高値の場合は心血管病発症リスクの軽減にはつながらなかったとのことであった[14]．さらに最近，HDL-C が超高値では，むしろ心血管病リスクが上昇することが示唆されている．デンマークからの報告では HDL-C 値と全死亡との間に U 字型の関係を認められている[15]．本邦でも 9 つの循環器疫学コホートについて大規模なプール解析を行った EPOCH-JAPAN において HDL-C が 90 mg/dL 以上では心血管疾患による死亡リスクが増加しており，とくに飲酒者で顕著であった[16]．他方，HDL-C を上昇させる目的で開発されたコレステロールエステル転送蛋白（CETP）阻害薬がポスト・スタチン時代の新たなブレークスルーとして期待され，数々の大規模臨床試験が行われたが，最近まで心血管イベント抑制効果は証明されなかった．REVEAL 試験においてアナセトラピブが CETP 阻害薬としてついに，心血管イベントの抑制に有用であることが証明されたが，同剤の強い LDL-C 低下作用が結果に影響した可能性が否定できず，上市には至っていない[17]．ただし，HDL-C は HDL 重量の 20〜30％を占めるコレステロール量であり，コレステロール逆転送系のスナップショットに過ぎないことに留意する必要がある．ヒトでは HDL 中のコレステロールの約 7 割は CETP の作用により VLDL や LDL などのアポ B 含有リポタンパクへ転送され，LDL 受容体や VLDL 受容体を介して肝臓に回収される．たとえば高 HDL-C 血症の原因として最も頻度の高い CETP 欠損症では，必ずしもコレステロール逆転送系が亢進しているわけではない．

2） HDL は量のみならず，質も大事？

　一方，コレステロール逆転送系における最初のステップを生体外で再現した指標である HDL のコレステロール引き抜き能が，HDL-C よりも冠動脈疾患のリスク層別化により有用

であるという報告が相次いでいる[18)19)]．ただし，図5Aに示すように測定に培養細胞やアイソトープを用いること，さらに煩雑な手技とともに，全工程に数日を要するため，臨床現場で測定することは現実的でない．そこでわれわれは，放射性同位元素や細胞を用いない，新たなHDL機能評価法を開発した[20)]（図5B）．従来のコレステロール"引き抜き"能に対し，コレステロール"取り込み"能と命名した本指標は，前者の測定には数日間の工程を要するのに対し，6時間以内で測定が可能であるとともに，非常に高い再現性を有する．神戸大学病院，循環器内科において本指標の臨床性能を検討したところ，LDL-Cが100 mg/dL以下にコントロールされていても経皮的冠動脈形成術を繰り返して要する患者では有意にコレステロール"取り込み"能が低下していた（図6A）．また，本指標はHDL-Cを含む古典的冠リスクとは独立した負の危険因子であることを明らかにした（図6B）[20)]．現在，多検体のHDLコレステロール取り込み能をより短時間かつ簡便に測定できるよう，完全自動化測定システムを開発中であり，本格的な実用化に向けた今後の展開が待たれるところである．

A コレステロール引き抜き能

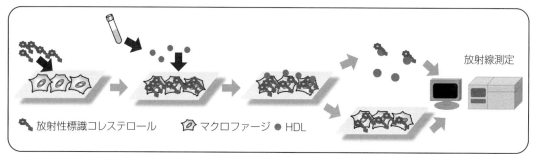

図5A コレステロール引き抜き能
放射性同位元素でラベルしたコレステロールを取り込ませた培養細胞（マクロファージ）に被験者の血清より分離したHDLを添加し，培養液中へ移動したコレステロール量をシンチレーションカウンターで測定する．

B コレステロール"取り込み"能（新技術）

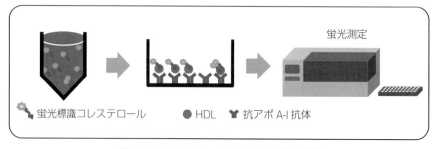

図5B コレステロール取り込み能（新技術）
放射性同位元素の代替として蛍光色素で標識したコレステロールと血清を直接，インキュベートし（非放射性・無細胞），アポA-I抗体でHDL粒子を捕捉した後の蛍光強度を測定する（HDL特異的）．

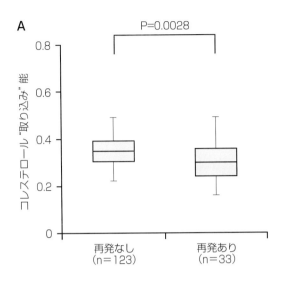
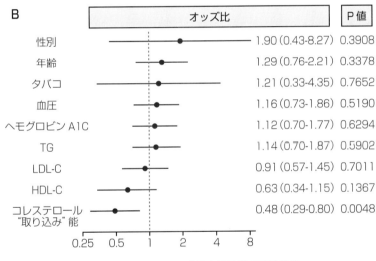

図6 コレステロール取り込み能の臨床性能
(A. Harada, et al, 2017[20])より)

3) HDLの本当の顔は？

　一方，HDLの生体内での役割ははたして，末梢から肝臓へコレステロールを逆転送するだけなのであろうか．進化の過程で飽食が人類にとって重要な問題となったのはごく最近のことであり，動脈硬化に対する防御システムとしてのみHDLが存在しているわけではない可能性がある．たとえばマウスではリポ蛋白のほとんどがHDLであるが，感染症やがんになりにくいことと因果関係があるのかもしれない．HDLは末梢組織から肝へのコレステロール逆転送作用のほかに，抗酸化作用，抗炎症作用，抗血栓作用，内皮機能改善作用，血管拡

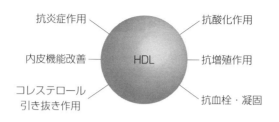

図7 HDLの多彩な生理作用

張作用，抗アポトーシス作用，抗糖尿病作用などを有することがわかってきている（**図7**）．HDLが多彩な生理作用を有する理由の一つとして，他のリポ蛋白と比較して脂質の含有量が少ない反面，タンパク質ならびにリン脂質の占める割合が高いことが挙げられる（図7）．一方，慢性炎症や糖尿病などの病態下ではタンパク質やリン脂質の組成が変化したり，化学的修飾を受けたりすることで「善玉」としての作用が失われ，「機能不全HDL」と呼ばれるようになる．われわれはこれまでにHDLが抗動脈硬化作用を介さずに直接，心筋保護的に作用することを明らかにした．われわれがHDL-Cの規定因子として発見した血管内皮リパーゼ（EL）はHDL中のリン脂質を特異的に加水分解する．ELをノックアウトしたマウスではHDLが増加するため，当初は心不全を起こしにくいと想定していたが，逆に圧負荷による心臓リモデリングがかえって促進された．その理由だが，非常事態ではHDL自らがELにより加水分解されてエネルギー源となり，心臓に脂肪酸を供給しているためであった．またHDL上の脂質メディエーターが心筋細胞のアポトーシスを防ぐシグナル伝達経路を活性化していた．他方，HDLはさまざまな臓器に機能分子を運ぶシャトルとしての機能を担っている可能性がある．マクロファージにHDLを添加すると，そのままリポ蛋白粒子として取り込まれ，炎症を惹起する脂質メディエーターの産生を抑制する．しかし，冠動脈疾患患者より精製分離したHDLはマクロファージに取り込まれないために抗炎症作用を発揮できないことがわかった．またEPAは脂質メディエーターに代謝されて抗炎症作用を発揮するが，単独よりもHDL中のリン脂質に含有されて細胞に運ばれたほうが断然，作用が強くなることを明らかにした．体内でのエクソソームやマイクロRNAなどの運搬をHDLが担っているとの報告もある．このようにHDLは血管の掃除屋という従来のイメージとは異なる，われわれの知らない顔をまだまだ隠しているようである．

文　　献

1) Sharrett AR, Ballantyne CM, Coady SA, et al：Coronary heart disease prediction from lipoprotein cholesterol levels, triglycerides, lipoprotein(a), apolipoproteins a-i and b, and hdl density subfractions: The atherosclerosis risk in communities(aric)study. Circulation 104：1108-1113, 2001.

2) Ference BA, Majeed F, Penumetcha R, et al：Effect of naturally random allocation to lower low-density lipoprotein cholesterol on the risk of coronary heart disease mediated by polymorphisms in npc1l1, hmgcr, or both: A 2 x 2 factorial mendelian randomization study. J Am Coll Cardiol 65：1552-1561, 2015.

3) Imano H, Noda H, Kitamura A, et al：Low-density lipoprotein cholesterol and risk of coronary heart disease among japanese men and women: The circulatory risk in communities study(circs). Prev Med 52：381-386, 2011.

4) Mori K, Ishida T, Yasuda T, et al：Serum trans-fatty acid concentration is elevated in young patients with coronary artery disease in japan. Circ J 79：2017-2025, 2015.

5) Young SG, Fong LG：Lowering plasma cholesterol by raising ldl receptors--revisited. N Engl J Med 366：1154-1155, 2012.

6) Cannon CP, Blazing MA, Giugliano RP, et al：Ezetimibe added to statin therapy after acute coronary syndromes. N Engl J Med 372：2387-2397, 2015.

7) Keech A, Simes RJ, Barter P, et al：Effects of long-term fenofibrate therapy on cardiovascular events in 9795 people with type 2 diabetes mellitus(the field study): Randomised controlled trial. Lancet 366：1849-1861, 2005.

8) Group AS, Ginsberg HN, Elam MB, Lovato LC, et al：Effects of combination lipid therapy in type 2 diabetes mellitus. N Engl J Med 362：1563-1574, 2010.

9) Yokoyama M, Origasa H, Matsuzaki M, et al：Effects of eicosapentaenoic acid on major coronary events in hypercholesterolaemic patients(jelis): A randomised open-label, blinded endpoint analysis. Lancet 369：1090-1098, 2007.

10) Aung T, Halsey J, Kromhout D, et al：Associations of omega-3 fatty acid supplement use with cardiovascular disease risks: Meta-analysis of 10 trials involving 77917 individuals. JAMA Cardiol 3：225-234, 2018.

11) Group ASC, Bowman L, Mafham M, Wallendszus K, et al：Effects of n-3 fatty acid supplements in diabetes mellitus. N Engl J Med 379：1540-1550, 2018.

12) Bhatt DL, Steg PG, Miller M, et al：Cardiovascular risk reduction with icosapent ethyl for hypertriglyceridemia. N Engl J Med, 2018.(in press)

13) Sabatine MS, Giugliano RP, Keech AC, et al：Evolocumab and clinical outcomes in patients with cardiovascular disease. N Engl J Med 376：1713-1722, 2017.

14) Bartlett J, Predazzi IM, Williams SM, et al：Is isolated low high-density lipoprotein cholesterol a cardiovascular disease risk factor? New insights from the framingham offspring study. Circ Cardiovasc Qual Outcomes 9：206-212, 2016.

15) Madsen CM, Varbo A, Nordestgaard BG：Extreme high high-density lipoprotein cholesterol is paradoxically associated with high mortality in men and women: Two prospective cohort studies. Eur Heart J 38：2478-2486, 2017.

16) Hirata A, Sugiyama D, Watanabe M, et al：Association of extremely high levels of high-density lipoprotein cholesterol with cardiovascular mortality in a pooled analysis of 9 cohort studies including 43,407 individuals: The epoch-japan study. J Clin Lipidol 12：674-684 e5, 2018.

17) Group HTRC, Bowman L, Hopewell JC, Chen F, et al：Effects of anacetrapib in patients with atherosclerotic vascular disease. N Engl J Med 377：1217-1227, 2017.

18) Khera AV, Cuchel M, de la Llera-Moya M, et al：Cholesterol efflux capacity, high-density lipoprotein function, and atherosclerosis. N Engl J Med 364：127-135, 2011.

19) Saleheen D, Scott R, Javad S, et al：Association of hdl cholesterol efflux capacity with incident coronary heart disease events: A prospective case-control study. Lancet Diabetes Endocrinol 3：507-513, 2015.

4 心血管病イベントと脂質リスク管理

20）A. Harada, R. Toh, K. Murakami, et al：Cholesterol uptake capacity: A new measure of HDL functionality for coronary risk assessment, J Appl Lab Med 2（2）：186-200, 2017.

杜　隆嗣, 石田　達郎

5 高血圧管理と心血管病予防

はじめに

わが国の高血圧患者は約4,300万人にのぼる．高血圧は脳・心血管病，腎臓病の最も多くみられる基礎疾患である．さらに心臓は高血圧の重要な標的臓器である．収縮期・拡張期いずれの圧負荷の増大も心筋肥大や心筋線維化をきたし心筋リモデリング，ひいては拡張機能障害，収縮機能障害の原因となる（図1）．また，加齢と高血圧持続による弾性動脈のスティフネス増大（血管硬化）は，末梢細動脈への拍動ストレスを増大させ末梢臓器障害を進展させるのみならず，脈波反射波の増大および早期帰来により中心血圧を上昇させ動脈−心臓連関ミスマッチを引き起こし心不全や心筋虚血を惹起する．さらに高血圧は，脂質異常症，糖尿病，喫煙などの危険因子とあいまって粥状硬化を促進し冠動脈疾患を発症させる．一方，降圧治療により収縮期血圧を10mmHg低下させることで心不全は約30％，冠動脈疾患は約20％抑制される．したがって，心血管死亡および心血管事故発症を減少させるためには血圧を十分に下げることが重要である[1]．

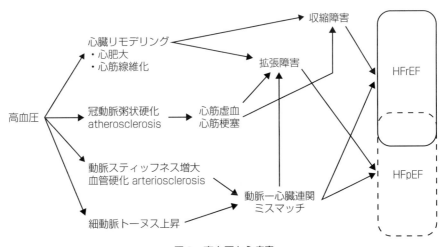

図1 高血圧と心疾患
HFrEF；収縮機能が低下した心不全，HFpEF；収縮機能が保持された心不全．
（著者作成）

5 高血圧管理と心血管病予防

1 2017 ACC/AHA 高血圧ガイドラインが示すものは何か？

1) 主な変更点

　2017 年 11 月，ACC/AHA は高血圧治療ガイドラインを改定した（2017 ACC/AHA）[2]．昨今，降圧目標緩和に流れていた JNC8 などの欧米の高血圧ガイドラインから一転し，厳格な降圧が強調された．まず，2017 ACC/AHA では高血圧の定義が 130/80 mmHg 以上に引き下げられた（表 1）．すなわち，JNC7 では前高血圧 prehypertension としていた 120～139/80～89 mmHg のうち，130～139/80～89 mmHg をステージ 1 高血圧と変更した．従来の高血圧である 140/90 mmHg 以上はステージ 2 高血圧とした．これは観察研究のメタ解析において，冠動脈疾患と脳卒中の発症ハザード比が，120/80 mmHg 未満の正常血圧と比較して，120～129/80～84 mmHg で 1.1～1.5，130～139/85～89 mmHg で 1.5～2.0 と増加するためである．ステージ 1 高血圧は，原則として生活習慣改善による非薬物治療を行うが，心血管病を有する場合や 10 年間の予測心血管発症リスクが 10% 以上の場合には薬物療法の対象となる．また，心血管疾患合併例（ラクナ梗塞以外の脳血管障害を除く），糖尿

表 1　2017 ACC/AHA 高血圧ガイドライン　血圧値の分類

血圧カテゴリー	収縮期血圧 (mmHg)		拡張期血圧 (mmHg)
正常	<120	かつ	<80
血圧上昇	120～129	かつ	<80
ステージ 1　高血圧	130～139	または	80～89
ステージ 2　高血圧	≧140	または	≧90

（Whelton PK, et al, 2017[2]より作成）

表 2　2017 ACC/AHA 高血圧ガイドライン　薬物治療開始の基準値と降圧目標

	薬物治療開始	降圧目標
全般		
心血管病既往なし　かつ　10 年間心血管病リスク<10%	≧140/90	<130/80
心血管病既往　または　10 年間心血管病リスク≧10%	≧130/80	<130/80
高齢者（65 歳以上；非施設入所者，自立，地域生活者）	SBP≧130	SBP<130
特異的合併症/随伴疾患		
糖尿病	≧130/80	<130/80
慢性腎臓病	≧130/80	<130/80
腎臓移植後慢性腎臓病	≧130/80	<130/80
心不全	≧130/80	<130/80
安定虚血性心疾患	≧130/80	<130/80
脳卒中二次予防	≧140/90	<130/80
脳卒中二次予防（ラクナ梗塞）	≧130/80	<130/80
末梢動脈疾患	≧130/80	<130/80

（Whelton PK, et al, 2017[2]より作成）

病，慢性腎臓病は 130/80 mmHg 以上が薬物治療の開始基準とされた（**表2**）．そして，すべての降圧目標が 130/80 mmHg 未満に引き下げられた．高齢者も原則として収縮期血圧 130 mmHg 以上を薬物開始基準として，収縮期血圧 130 mmHg 未満を降圧目標とした．これらは，SPRINT，ACCORD，SPS-3 という 3 つの大規模試験と 42 試験 14 万 4,000 名を対象とした大規模メタ解析などの結果，厳格降圧の有用性が明らかにされたからである[3)-6)]．

2） 米国における心血管病抑制のターゲットが冠動脈疾患から心不全・脳卒中へシフト？

2017 ACC/AHA には，個々の背景因子や病態にかかわらず，総体として心血管病リスクが高い場合には，早期から積極的に治療介入し，厳格な降圧治療により心血管病を抑制しようという強い意図が読み取れる．米国における 20 世紀後半からの心血管病抑制の最大のターゲットはいうまでもなく冠動脈疾患であった．禁煙や肥満対策を中心とする生活習慣改善の浸透，スタチンの普及，PCI（percutaneous coronary intervention）・CABG（coronary artery bypass grafting）による冠血行再建術の進歩などにより，冠動脈疾患の発症・死亡は大きく減少した．それに対して，近年，心不全パンデミックとも呼ばれるように心不全が激増し，いったんは減少していた脳卒中の発症が増加に転じた．これらを鑑みると，心血管病抑制のターゲットが心不全と脳卒中にシフトしつつあることが，共通かつ最大の危険因子である高血圧の厳格なコントロールを打ち出した 2017 ACC/AHA の背景にあると思われる．

2 高血圧治療ガイドライン JSH2014

わが国の高血圧治療ガイドライン JSH2014 では高血圧治療の開始基準は 140/90 mmHg 未満である．血圧値と心血管病発症リスクは連続的に正相関することを踏まえたうえで，わが国の久山町研究や端野・壮瞥町研究，NIPPON DATA 80 から，140/90 mmHg 以上で脳卒中を含めた心血管病発症・死亡リスクの有意な増大が示されているからである[1)]．降圧目標は若年・中年・前期高齢者は原則的に 140/90 mmHg 未満であるが，糖尿病および蛋白尿陽性の慢性腎臓病では 130/80 mmHg 未満と厳格な降圧目標が定められている（**表3**）．脳血管障害，冠動脈疾患および抗血栓薬（抗血小板薬，抗凝固薬）治療中は，忍容性があれば 130/80 mmHg 未満に降圧することが望ましいとされた．一方，75 歳以上の後期高齢者は 150/90 mmHg 未満を目標とするが，忍容性があれば 140/90 mmHg 未満を目指す．このように JSH2014 では，心血管病リスクが高い病態では 130/80 mmHg 未満の厳格降圧を勧めており，今となっては 2017 ACC/AHA の一歩先を進んでいたと言ってもよいであろう．また，心筋梗塞が高血圧合併症の主体である欧米と異なり，脳卒中が明らかに多いわが国の疾病構造の特性も重視された．当時の欧米の高血圧ガイドラインで降圧目標が緩められた糖尿病や慢性腎臓病，脳血管障害などで厳格降圧を維持したのは，心筋梗塞と異なり，脳卒中に関しては厳格降圧の有用性が認められたためである．

5　高血圧管理と心血管病予防

表3　JSH2014ガイドライン　降圧目標

	降圧目標 （mmHg）	忍容性があれば降圧する目安 （mmHg）	
全般			
若年・中年・前期高齢者	140/90 未満		
後期高齢者（75 歳以上）	150/90 未満		140/90 未満
合併症			
脳血管障害	140/90 未満	ラクナ梗塞，脳出血， くも膜下出血	130/80 未満
冠動脈疾患	140/90 未満	糖尿病，慢性腎臓病， 多重リスク合併	130/80 未満
抗血栓薬服用中	140/90 未満		130/80 未満
糖尿病	130/80 未満		
慢性腎臓病：蛋白尿陽性	130/80 未満		
蛋白尿陰性	140/90 未満		

（日本高血圧学会高血圧治療ガイドライン作成委員会，2014[1]より作成）

3　心疾患における血圧管理

　2019 年を目指して JSH2014 の改訂作業が進んでいる．JSH2014 以降のエビデンスも踏まえて，現時点における心疾患における血圧管理を考えてみたい[1]．

1）心肥大

　左室肥大は高血圧患者の独立した予後規定因子であり，総死亡・冠動脈疾患による心事故・心不全の発症が増加する．収縮期 130 mmHg 未満への降圧により，新規左室肥大が抑制され，心肥大が退縮し，心事故が減少する．Ca 拮抗薬とレニン・アンジオテンシン（RA）系阻害薬（アンジオテンシン受容体拮抗薬［ARB］および ARB・アンジオテンシン変換酵素［ACE］阻害薬）を中心に厳格かつ安定した降圧を図る．

2）冠動脈疾患

（1）降圧目標

　降圧薬の種類によらず冠動脈疾患死亡を減少できるが，とくに長時間作用型 Ca 拮抗薬や ACE 阻害薬，ARB は冠動脈疾患の発症や心事故を減少させる．冠動脈疾患 66,504 例のメタ解析において，130 mmHg 以下への降圧は，136～140 mmHg への降圧と比較して，全死亡や心血管死亡を増加させることなく，心不全を 30 ％，脳卒中を 20 ％，有意ではないが心筋梗塞と狭心症をそれぞれ 10 ％抑制することが示された（表4）[7]．冠動脈疾患において過度の拡張期血圧低下が心事故を増加させる危惧（J 型カーブ現象）があった．しかし，

表4 厳格降圧の標準降圧（SBP 136-140）に対する相対リスク

	SBP：131-135	SBP：≦130
心不全	0.85（0.78-0.98）	0.73（0.64-0.84）
脳卒中	0.90（0.83-0.98）	0.83（0.69-0.99）
心筋梗塞	0.98（0.92-1.05）	0.92（0.85-1.00）
狭心症	0.99（0.94-1.04）	0.92（0.84-1.00）
全死亡	1.00（0.95-1.05）	0.96（0.89-1.04）
心血管死亡	1.00（0.94-1.06）	0.96（0.86-1.07）

（Bangalore S, et al, 2013[7]より作成）

INVEST 追加解析や CREDO-Kyoto cohort-1 サブ解析から，高齢者を含めて，J 型カーブ現象の多くは低心機能や高度動脈硬化が原因とした"因果の逆転"によるもので，残存虚血に対する冠血行再建術により厳格降圧の安全性が高まることが示唆された[8)-11)]．したがって，冠動脈疾患二次予防に加え，脳卒中・心不全の予防のために，冠動脈疾患において忍容性を確認しながら 130/80 mmHg 未満に降圧することが望ましいと思われる．とくに，糖尿病，慢性腎臓病（CKD），脂質異常症，喫煙，家族歴など危険因子の重積，心筋梗塞後，脳卒中・一過性脳虚血発作既往，頸動脈硬化症・末梢動脈疾患・腹部大動脈瘤などの心血管事故高リスク症例では 130/80 mmHg 未満への降圧を考慮すべきであろう．

（2）狭心症

器質的冠動脈狭窄による労作性狭心症には β 遮断薬および Ca 拮抗薬が，冠攣縮による安静型狭心症では血圧レベルにかかわらず Ca 拮抗薬が，第一選択薬となる．わが国では冠攣縮が関与する狭心症の頻度が高く，両者が関与している場合も少なくないため，安静兼労作狭心症など機序が不明な場合には Ca 拮抗薬あるいは Ca 拮抗薬と β 遮断薬の併用がよい．降圧が不十分な場合には Ca 拮抗薬または RA 系阻害薬を追加する．

（3）心筋梗塞後

心筋梗塞後には，心事故抑制と生命予後改善を目的に β 遮断薬（カルベジロール，ビソプロロール）と RA 系阻害薬を用いる．RA 系阻害薬としては，ACE 阻害薬に忍容性がない場合に ARB を用いる．うっ血があればループ利尿薬を用いる．心筋梗塞後の低心機能患者においては，RA 系阻害薬＋β 遮断薬＋利尿薬の併用による標準治療に，ミネラルコルチコイド受容体（MR）拮抗薬を追加すると予後がさらに改善する．最大忍容量の標準的治療を行っても血圧コントロールが不十分な場合には，長時間作用型 Ca 拮抗薬を追加する．

3） 心不全

高血圧は心不全の基礎疾患として最も頻度が高い．SPRINT や ALLHAT 二次解析などは

降圧による高血圧患者の心不全発症抑制を示した．

（1）左室駆出率の低下した心不全

　左室駆出率の低下した心不全（heart failure with reduced ejection fraction；HFrEF）ではしばしば血圧が正常か低い症例が多いが，QOL を改善し，心不全による再入院を抑制し，予後を改善するために β 遮断薬（カルベジロール，ビソプロロール）と RA 系阻害薬を用いる．これらの薬剤の導入にあたっては，高血圧治療の用量の 1/4〜1/2 量から開始し，過剰な血圧低下，心不全の増悪，腎機能低下，徐脈（β 遮断薬）などに注意しながら，徐々に最大忍容量まで漸増する．うっ血に対してはループ利尿薬やバゾプレッシン受容体拮抗薬などを用いる．低心機能例には MR 拮抗薬を追加する．

　不全心の収縮機能は後負荷に大きく影響されるため，高血圧の持続は左室収縮機能障害を助長し，また左室リモデリングを促進し，HFrEF を進展させる．標準治療の各薬剤を最大忍容量まで増量しても血圧降圧が不十分な場合には Ca 拮抗薬を追加する．HFrEF の降圧目標は一概に決められないが，ACC/AHA/HFSA 心不全ガイドラインでは収縮期血圧 110〜130 mmHg をおおよその血圧管理レベルとすることが示されている[12]．

（2）左室駆出率の保たれた心不全

　左室駆出率の保たれた心不全（heart failure with preserved ejection fraction；HFpEF）はうっ血性心不全の約半数を占める．左室拡張機能障害と弾性血管硬化が HFpEF の主要な病態生理である．ともに加齢と高血圧が基礎疾患として重要であるため，厳格な血圧管理が重要で収縮期血圧を 130 mmHg 未満とすることが望ましい[2]．体液貯留や頻拍（とくに心房細動）が HFpEF の誘因となるため，利尿薬による体液管理，β 遮断薬などによる頻拍予防・レートコントロールも重要となる．潜在性冠動脈疾患が拡張障害の原因であることもあるため注意する．現時点で HFpEF の予後を改善する治療薬のエビデンスはないが，ARB・MR 拮抗薬・β 遮断薬で心不全入院の再発抑制が示唆されている．

■4）　心房細動

　高血圧は，心房細動の発症，発作性心房細動の再発・慢性化のみならず，慢性心房細動の死亡，脳塞栓・全身性塞栓症発症のリスクを増大させる．収縮期血圧を 10 mmHg 低下すると心房細動新規発症を 13% 抑制できる[13]．一連の大規模臨床試験の結果，高血圧患者における RA 系阻害薬による心房細動新規発症・再発抑制の効果は否定されたが，メタ解析の結果，左室肥大，左房径拡大，心不全／左室駆出率低下を有する場合には，ACE 阻害薬や ARB の有用性が示唆されている．

■5）　抗血栓薬服用中

　動脈硬化性疾患二次予防や PCI 後ステント血栓症予防のための抗血小板薬，心房細動の

脳塞栓症・全身性塞栓症予防や深部静脈血栓症予防・治療のための抗凝固療法といった抗血栓薬を服用する症例が増加している．これらの抗血栓薬は出血性合併症，とくに頭蓋内出血の発症リスクを増加させる．さらに，薬剤溶出ステント（drug eluting stent；DES）留置後や，脳血管障害，頸動脈狭窄，末梢動脈疾患と冠動脈疾患の合併など poly-vascular disease に対する抗血小板薬 2 剤併用療法（dual antiplatelet therapy；DAPT），動脈硬化性疾患と心房細動の合併に対する抗血小板薬 - 抗凝固薬併用療法（dual therapy；DT），さらには心房細動患者の DES による PCI 後には DAPT と抗凝固薬の 3 剤併用療法（triple therapy；TT）などの抗血栓薬併用療法は，出血リスクをさらに増大させる．

　高血圧は抗血栓薬療法中の頭蓋内出血の危険因子である．わが国の冠動脈疾患登録研究 J-CAD のサブ解析では，抗血小板薬単剤療法（single antiplatelet therapy；SAPT）では収縮期血圧 130 mmHg 以上で収縮期高血圧に依存して頭蓋内出血発症リスクが増加した（**図 2**）[14]．DAPT では 130 mmHg 以上で各血圧レベルでの頭蓋内出血リスクが SAPT の約 2～2.5 倍となった．ワルファリンと SAPT または DAPT の併用は，収縮期血圧 120 mmHg 以上で頭蓋内出血リスクが SAPT と比較して 2～数倍となった．一方，収縮期血圧 9 mmHg の降圧は抗血栓薬服用中高血圧の頭蓋内出血リスクを約 50％抑制させた[15]．前向き研究のエビデンスはないが，わが国の抗血小板薬・ワルファリン服用者の前向き観察研究 BAT において，服用中の血圧値と頭蓋内出血発症率が相関し，頭蓋内出血発症予測のカットオフ血圧値が 130／81 mmHg であったことから[16]，JSH 2014 では抗血栓療法中は 130／80 mmHg 未満を目指して慎重に降圧を図ることが望ましいとされた[1]．

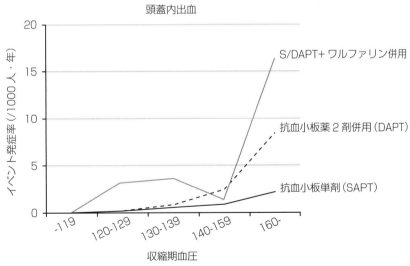

図 2　抗血栓薬療法中の頭蓋内出血と収縮期血圧の関係
JCAD 研究サブ解析（冠動脈疾患 12,936 例）．（Kai H, et al, 2016[14] より）

5 高血圧管理と心血管病予防

4 熱血の章 ―私の循環器学―

70歳代　男性

診断：慢性心房細動，陳旧性心原性脳塞栓症，高血圧症，冠動脈疾患（狭心症に対する
　　　DES留置術後）

経過：

60歳頃から高血圧と慢性心房細動を指摘されていたが放置していた．60歳代後半に脳塞栓症を発症した．後遺症として右片麻痺のため松葉杖歩行で若干の構語障害があった．その後，高血圧とワルファリンのコントロールを著者の外来で10余年行ってきた．大変明るく前向きの性格で，外来診察のたびにその間の身の回りの出来事を飄々と面白おかしく話してくれるので，お目にかかるのが楽しみな患者さんだった．

X-7カ月．排便時，入浴時，早朝散歩時に胸部圧迫感が出現するようになり労作性狭心症と診断した．冠動脈造影検査で左前下行枝 segment 6 に90％狭窄を認めたため，薬剤（タクロリムス）溶出ステントを用いた PCI を施行した．PCI 施行後自覚症状は消失した．

退院後の処方は以下の通りであった．

アムロジピン	5 mg	朝1回
ワルファリン	1.25 mg	朝1回
バイアスピリン	100 mg	
クロピドグレル	75 mg	朝1回

その後の経過は順調で狭心症はなく，PT-INR は2.2～2.6の範囲内で安定しており出血傾向はみられなかった．外来血圧は124～136/66～76 mmHg，家庭血圧は起床時120～135/60～70 mmHg，就寝前120～130/60～70 mmHg と安定していた．ただし，例年，12月下旬～3月初旬の寒冷期には早朝血圧が上昇するため，就寝前にニューロタン50mgを追加処方していた．

某年11月上旬（X-1カ月），とくに自覚症状，身体所見に変化なし．PT-INR も2.42であったためワルファリン1.25mgを継続した．外来血圧は144/72 mmHg，起床時血圧は135～140/70～76 mmHg と若干上昇傾向であった．しかし，11月上旬でまだ寒気に伴う気温の低下も著明でなく，例年，降圧療法強化は12月末に行っていたため，アムロジピン5mgのみを継続した．

X日．早朝起床時から左片麻痺と呂律不良を発症し，救急搬送された．搬入時の頭部CTでは，左中大脳動脈領域の広範な陳旧性脳梗塞に加え，あらたな右視床出血を認めた（**図3**）．意識は清明，ミリスロール持続点滴静注で収縮期血圧150～170mmHg，心拍数80～90 bpmで安定した．X+1日，突然，意識レベルが低下したため緊急CT施行したところ，右脳内

第1病日（救急搬入時）　　　第2病日（急変直後）

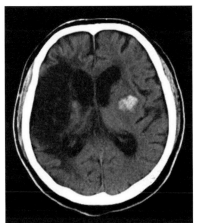
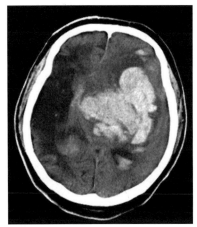

図3　頭部単純CT

血腫増大と脳室内穿破を認めた．X+3日，不幸の転帰をとられた．

解説：

抗血栓薬服用中の頭蓋内出血はきわめて予後が不良で，約半数が院内死亡する．院内死亡例の90％以上に高血圧が合併しているという．この症例を失ったことが，血圧変動，抗血栓療法中の血圧管理の必要性を強く感じさせ，著者のその後の診療と臨床研究の方向性に大きな影響を及ぼした．

著者はもともと，高血圧患者には全員に家庭血圧測定を勧め，診察室血圧よりも家庭血圧を重視するスタンスであった．診療圏は，九州といえども気温の季節間変動が大きく，患者には気温・湿度の変化が大きい環境で働く農業・漁業者が多い地域である．冬期には血圧上昇，とくに早朝血圧が著明に上昇することが多く，一方，夏期には脱水も絡んで血圧が過剰に低下するものも多い．そのため，家庭血圧と自覚症状をもとに降圧薬の調整を行う．著者の外来患者の約70％は，冬期に比べ夏期は1～2剤の減量・一時休薬を行っている．冬期には早朝血圧に注意することは言うまでもないが，夏期においては就寝前または夕食前の家庭血圧が，暑さや脱水による過剰な血圧低下の鋭敏な目安となる．

本症例においては，寒冷に伴う早朝昇圧が頭蓋内出血のきっかけとなった可能性が高い．家族が持参した家庭血圧手帳を見かえすと，例年になく早く冬が訪れ寒くなったこともあり，X-2週間頃より早朝収縮期血圧が150～160 mmHg台の日が散見され，平均して140mmHg台半ばであった．最終外来受診時に，早朝血圧が上昇傾向にあり，診察室血圧も高めであったが，「少しの変化だし，例年の経験から，今後の様子をみよう」と考え，降圧薬療法を強化しなかったことが悔やまれる．気候の差が大きいわが国であるが，10～12月に気温が低下し，それに伴い頭蓋内出血が増加するパターンは，おおむね全国共通のようである．著者は，とくに季節の変わり目には「朝の上の血圧が平均して140 mmHgを越えたり，週の半

分くらい150〜160 mmHg台になるときは，早めに受診してね」と常々，声がけをしている．

また，抗血栓薬併用療法，とくにDT・TTは出血イベントリスクがきわめて高い．本症例は直接作用型経口抗凝固薬（direct oral anticoagulants；DOAC）が使用できない時代であった．現在であればワルファリンよりDOACを選択していたであろう．また，DESの進歩と使用経験の蓄積から，DES留置後の長期間のDAPTおよびTTは総じてステント塞栓症や心血管イベント抑制のメリットよりも出血リスクが上回ることが明らかとなった．最も新しいESC（European Society of Cardiology）の指針によれば，低出血リスク高塞栓リスク例においてもTTは6カ月間，その後12カ月後までアスピリンと抗凝固薬のDTを行い12カ月以降は抗凝固薬単剤療法を推奨している[17]．高出血リスク例ではTT1カ月間，その後12カ月までアスピリンまたはクロピドグレルと抗凝固薬のDT，または最初から12カ月間クロピドグレルと抗凝固薬のDT，その後は抗凝固薬単剤療法となる[17]．わが国でのエビデンスは不十分であるが，高出血リスク例では個別にTTの期間短縮を考慮すべきであろう．さらに重要な点は抗血栓薬療法，とくにDAPT，DT，TTを行っている症例では，起立性低血圧，脳虚血症状，腎機能障害など忍容性を確認しながら，早朝高血圧を含めて24時間，365日安定した厳格降圧を目指すことが肝要であろう．

さいごに

著者が循環器内科の道に進んだのは，医学部を卒業した当時，わが国で普及しはじめたカテーテルインターベンションの道を究めたいと思ったからである．急性冠閉塞に苦しめられたバルーンカテーテル（percutaneous old balloon angioplasty；POBA）時代に現れたPalmaz-Schatzステントが救世主のように思われたのが懐かしい．その後，ステントもBMS（bare metal stent）からDESに代わり，ガイドワイヤやガイドカテをはじめとするデバイスの進歩と，それに伴う初期成功率の向上と再狭窄の激減には目を見張るものがある．Super-interventional cardiologistにあこがれ精進を重ねてきたが，本稿で紹介したような症例に出会うごとに，最終的な予後の改善のためには，地道な危険因子の管理が重要であることを強く知らされた．近年，循環器内科医のサブスペシャリティの細分化が進み，また，大学病院や基幹病院はDPCのため入院期間がきわめて短縮されている．したがって，若い循環器科医の皆さんにとって，自分が急性期治療を行った患者は単に目の前を通り過ぎるだけの"症例"となってしまい，彼らの長期予後，ましてや日常の危険因子の管理まで気が回らない，手が回らないのが実状ではないだろうか．昨今，カテーテルインターベンションの治療意義があらためて問われている．いまこそ，多くの若手に，至適内科的治療を身につけたうえで，患者の長期予後まで改善しうる真のinterventional cardiologistを目指して欲しいと熱望する．

文　献

1）日本高血圧学会高血圧治療ガイドライン作成委員会（編）：高血圧治療ガイドライン2014．日本高血圧

学会，東京，2014.

2）Whelton PK, Carey RM, Aronow WS, et al：2017 ACC/AHA/AAPA/ABC/ACPM/AGS/APhA/ASH/ASPC/NMA/PCNA guideline for the prevention, detection, evaluation, and management of high blood pressure in adults. J Am Coll Cardiol. 2017 Nov 7. pii: S0735-1097（17）41519-1.

3）SPRINT research group：A randomized trial of intensive versus standard blood-pressure control. N Engl J Med 373：2103-2116, 2015.

4）ACCORD Study Group. Effects of intensive blood-pressure control in type 2 diabetes mellitus. N Engl J Med 362：1575-1585, 2010.

5）SPS-3 Study Group：Blood-pressure targets in patients with recent lacunar stroke: the SPS3 randomised trial. Lancet 382：507-515, 2013.

6）Xie X, Atkins E, Lv J, et al：Effects of intensive blood pressure lowering on cardiovascular and renal outcomes: updated systematic review and meta-analysis. Lancet 387：435-443, 2016.

7）Bangalore S, Kumar S, Volodarskiy A, et al：Blood pressure targets in patients with coronary artery disease: observations from traditional and Bayesian random effects meta-analysis of randomised trials. Heart 99：601-613, 2013.

8）Messerli FH, Mancia G, Conti CR, et al：Dogma disputed: can aggressively lowering blood pressure in hypertensive patients with coronary artery disease be dangerous? Ann Intern Med 144：884-893, 2006.

9）Denardo SJ, Messerli FH, Gaxiola E, et al：Coronary revascularization strategy and outcomes according to blood pressure（from the International Verapamil SR-Trandolapril Study [INVEST]）. Am J Cardiol 106：498-503, 2010.

10）Kai H, Ueno T, Kimura T, et al：Low DBP may not be an independent risk for cardiovascular death in revascularized coronary artery disease patients. J Hypertens 29：1889-1896, 2011.

11）Kai H, Kimura T, Fukuda K, et al：Impact of Low Diastolic Blood Pressure on Risk of Cardiovascular Death in Elderly Patients With Coronary Artery Disease After Revascularization −The CREDO-Kyoto Registry Cohort-1.Circ J 80：1232-1341, 2016.

12）Yancy CW, Jessup M, Bozkurt B, et al：2017 ACC/AHA/HFSA Focused Update of the 2013 ACCF/AHA Guideline for the Management of Heart Failure: A Report of the American College of Cardiology/American Heart Association Task Force on Clinical Practice Guidelines and the Heart Failure Society of America. J Am Coll Cardiol 70：776-803, 2017.

13）Okin PM, Hille DA, Larstorp AC, et al：Effect of lower on-treatment systolic blood pressure on the risk of atrial fibrillation in hypertensive patients. Hypertension 66：368-373, 2015.

14）Kai H, Kohro T, Fukuda K, et al：Impact of systolic blood pressure on hemorrhagic stroke in patients with coronary artery disease during anti-platelet therapy: The Japanese Coronary Artery Disease（JCAD）Study. Int J Cardiol 224：112-113, 2016.

15）Arima H, Anderson C, Omae T, et al：Effects of blood pressure lowering on intracranial and extracranial bleeding in patients on antithrombotic therapy: the PROGRESS trial. Stroke 43：1675−1677, 2012.

16）Toyoda K, Yasaka M, Uchiyama S, et al：Blood pressure levels and bleeding events during antithrombotic therapy: the Bleeding with Antithrombotic Therapy（BAT）Study. Stroke 41：1440−1444, 2010.

17）Valgimigli M, Bruno H, Byrne RA, et al：2017 ESC focused update on dual antiplatelet therapy in coronary artery disease developed in collaboration with EACTSEur Heart J. 2017 Aug 26. doi: 10.1093/eurheartj/ehx419.

甲斐　久史

6 糖尿病と心血管予防

はじめに

　糖尿病は心血管イベントのリスク因子の一つであり，糖尿病患者の冠動脈疾患発症予防は糖尿病診療における最重要課題の一つである．欧米における糖尿病患者の死因の第一位は冠動脈疾患であり，わが国においても血管障害（慢性腎不全，虚血性心疾患，脳血管障害）は死因の上位に位置づいている．しかしながら，近年，糖尿病患者における虚血性疾患による死亡割合は減少が続き[1]，日本人一般のそれよりも低くなっていることは糖尿病・糖尿病治療の目覚ましい発展によるものである．本稿では，糖尿病と心血管予防について，過去の大規模臨床研究から最近新たに報告されたエビデンスやわれわれの施設での熱血！臨床研究でのデータを基に治療の変遷・今後の展望に関して述べていきたい．

　2型糖尿病に伴う高血糖は脂質異常症や血液凝固系の亢進，酸化ストレス・炎症などを惹起し，血管内皮の障害が生じる．初期の段階での血管内皮機能障害は機能変化であり可逆的な状態であるが，やがて器質変化が進むにつれて動脈硬化が進展し，動脈硬化により血管が破綻することで心筋梗塞や脳梗塞・脳出血などの心血管イベントが生じる（図1）．

　2型糖尿病の背景にはインスリン抵抗性ならびにインスリン分泌不全が存在しており，2型糖尿病の自然歴に伴うインスリン抵抗性や膵β細胞機能の低下と冠動脈リモデリングに伴

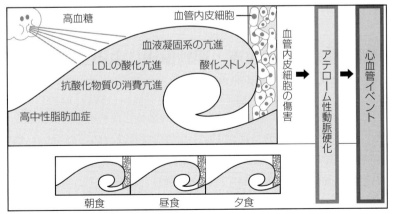

図1　高血糖や脂質異常症が引き起こす血管内皮細胞への影響
（Ceriello A, 2000[32]より改変）

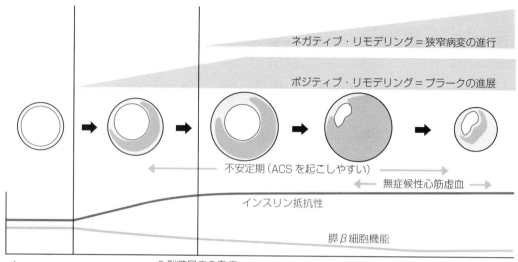

〔Glagov S, et al.：Compensatory enlargement of human atherosclerotic coronary arteries. N Engl J Med 1987；316：1371-1375. および Schoenhagen P, et al.：Arterial remodeling and coronary artery disease: the concept of "dilated" versus "obstructive" coronary atherosclerosis. J Am Coll Cardiol 2001；38：297-306. および土手慶五，他：糖尿病を合併した冠動脈病変の特徴．月刊糖尿病 2010；2：27-34.〕

図2　2型糖尿病の自然歴と冠動脈疾患の進行
（日本糖尿病学会 編・著：糖尿病専門医研修ガイドブック 改訂第7版．p325，診断と治療社，東京，2017 より）

う冠動脈疾患の進行にも関連があると考えられている（図2）．

　糖尿病と冠動脈疾患の関連は多くの報告がなされ，本邦における久山町研究やJDCS（japan diabetes complications study）研究の報告においても一般住民・健常者と比較するとその発症頻度は2～3倍高いことが報告されている[2)3)]．しかしながら，これまで行われてきた大規模臨床試験の結果より，糖尿病の厳格な治療による血糖コントロールの改善と心血管イベントの発症抑制は必ずしもパラレルに生じるものではないことが判明している．

1　2型糖尿病患者の食事・運動療法による生活習慣の改善は心血管イベントの発症を抑制するか

　2型糖尿病は生活習慣病であり，食事・運動療法は治療の基本である．生活習慣の改善により，肥満や耐糖能異常，高血圧症，脂質異常症などの心血管リスク因子を改善させることが可能である[4)]．しかしながら2型糖尿病患者に限定したコホートで食事・運動療法の介入を行い心血管イベントの発症抑制を証明した臨床試験はほとんどない．米国で行われたLook AHEAD（action for health in diabetes）研究では，肥満を伴う2型糖尿病患者を食事・運動療法により体重7%の減少を目指す生活習慣改善群と対象群にわけて心血管イベント発症リスクを約10年間検討したが[5)]，結果として生活習慣改善群での有意な心血管イベント

抑制効果は認めなかった．本邦で行われた JDCS においては，糖尿病専門施設に通院する 2 型糖尿病患者を対象に，糖尿病の病態や治療状況について前向きの調査を実施し，生活習慣改善による強化療法が血糖コントロールや予後を改善するかを検討した[6]．追跡開始から 9 年次の報告では，一次エンドポイントである冠動脈疾患（狭心症と心筋梗塞），脳卒中，網膜症，腎症の発症のうち，脳卒中は介入群で有意に減少していたが，冠動脈疾患，網膜症，腎症の発症率は明らかな有意差は認めず，本研究においても生活習慣の介入による冠動脈疾患の抑制は明らかとならなかった．2 型糖尿病における生活習慣介入による心血管イベント発症抑制を検討した大規模臨床試験においては，長期に生活習慣の介入を維持することが困難であり，また，他の高血圧症や脂質異常症の治療薬の使用の関与により生活習慣改善単独の効果を見出すことが難しいと推察される．

2 厳格な血糖コントロールと心血管イベントの関係

1） 1 型糖尿病 /DCCT

　糖尿病患者を対象に 1990 年代後半からこれまで血糖低下療法の心血管イベント発症における影響を検討した大規模臨床試験が多く展開されてきた．当時は糖尿病治療薬として臨床応用されていたのはインスリン製剤と SU 剤であり，インスリン製剤としても速効型インスリン製剤と中間型インスリン製剤といった種類も限られている中で 1993 年に良好な血糖コントロールにより細小血管合併症が抑制されることを示した初めての大規模臨床試験が diabetes control and complications trial（DCCT）である．この試験では 1 型糖尿病患者を強化療法群（1 日 3 回以上のインスリン注射かポンプ療法）または従来療法群（インスリン注射回数 2 回 / 日以下）に割り付け，血糖コントロールと糖尿病合併症の累積発症率を比較検討した．糖尿病罹病期間 5 年以内，糖尿病網膜症なし，尿中アルブミン排泄量＜ 40 mg/ 日のすべてを満たす対象者は一次予防コホートとして血糖降下療法が網膜症の発症抑制を検討し，糖尿病罹病期間 15 年以内，単純網膜症がある尿中アルブミン排泄 200 mg/ 日のいずれかを満たす対象者は二次介入コホートとして糖尿病網膜症の進展を抑制できるかを検討した[7]．平均 6.5 年間追跡した結果，従来療法群では HbA1c 9% 前後で変化を認めなかったのに対して強化療法群では HbA1c は 7.1% に維持され，一次エンドポイントである糖尿病網膜症の発症・進展に加えて神経障害や腎症も抑制された．一方で，強化療法群では重症低血糖発作頻度が従来療法群と比較して約 3 倍高く，体重増加を認めた．二次介入群において，試験開始から最初の 2 年間は強化療法群で糖尿病網膜症の累積発症率が高かったが 3 年目以降では従来療法群より低くなり，長期的には増悪は抑制されている．このように厳格な血糖コントロールによる合併症抑制効果を打ち出すと同時に強化療法に伴う問題点も明らかとなり，血糖正常化を目指す意義に関しさらなる多くの研究が展開していくこととなった．DCCT Study 終了後の観察研究として epidemiology of diabetes interventions and complications（EDIC）研究が行われ，心血管イベントについては 11 年間追跡された．

DCCT 終了後の治療については臨床医の判断で適宜調整可能とされたが，DCCT で強化療法群だった者では発症リスクが42％減少している[8]．この結果から発症早期の段階における厳格な血糖コントロールの効果は "metabolic memory" として介入終了後も継続することが明らかになった．

2） 2型糖尿病 /UKPDS

2型糖尿病患者で早期からの厳格な血糖コントロールによる合併症抑制効果を初めて示したのが united kingdom prospective diabetes study（UKPDS）である．この研究は英国で新規に診断された2型糖尿病患者を強化療法群（インスリンまたは SU 剤，肥満者はメトホルミン）と従来療法群（食事療法で開始しコントロールがつかない場合に薬物療法を追加）に割り付け，合併症発症率を比較検討した研究である．UKPDS33 ではメトホルミン投与群を除いた症例を対象に検討され，約10年間の観察期間で HbA1c は強化療法群で7.0％，従来療法群で7.9％と有意差を認め，強化療法群で細小血管障害のリスクが有意に25％減少したが，心筋梗塞や脳梗塞の発症について有意差は認めず，強化療法が心血管疾患の発症を抑制するかどうかについて明確な答えは得られなかった[9]．UKPDS34 では，肥満2型糖尿病患者のみを対象にメトホルミン投与による強化療法と従来療法で合併症の発症率を比較検討した[10]．この結果，症例は少ないものの，メトホルミン投与群では従来療法群に比べ，糖尿病関連死のリスクが42％，総死亡のリスクが36％，心筋梗塞のリスクが39％，大血管障害のリスクが30％，いずれも低下を認めた．また，メトホルミン投与群は他の強化療法（インスリンまたは SU 剤）群と比べても糖尿病関連エンドポイント，総死亡，脳卒中のリスクが有意に低く，低血糖や体重増加の副作用も少ないことが報告され，肥満2型糖尿病患者においてはメトホルミンが第一選択薬となることを明らかにした研究となった．その後の長期の追跡調査の結果を示したのが UKPDS80 である．強化療法，従来療法といった介入は終了し，その後の治療に関しては主治医に一任され追跡1年後から HbA1c は両群間で同等となったが，過去に強化療法を行った群では，従来療法に比べて細小血管障害の発症リスクが抑制され，心筋梗塞のリスクが15％，総死亡のリスクが13％いずれも有意に低下していた[11]．UKPDS の介入期間中には心筋梗塞，総死亡の有意なリスク減少を認めなかったが，試験終了の10年後に有意差を認めたことは遺産効果 "legacy effect" と呼ばれ，糖尿病の診断早期からの厳格な血糖コントロールの重要性を示した研究である．メトホルミンによる心血管イベント抑制効果が認められた背景から，アメリカ糖尿病学会（ADA）や欧州糖尿病学会（EASD）の2型糖尿病治療ガイドラインにおいて経口血糖降下薬の第一選択薬はメトホルミンとされている．

3） ACCORD/ADVANCE/VADT

UKPDS の結果を受け，その後，より厳格な血糖コントロールが心血管イベント抑制に及ぼす影響を検証する大規模臨床研究が全世界において展開され，action to control cardiovascular risk in diabetes study（ACCORD），action in diabetes and vascular disease: preterax and diamicron modified release controlled evaluation（ADVANCE）試験，veterans affairs diabetes trial（VADT）が行われたが，いずれの試験においても厳格な血糖コントロールによる心血管イベント抑制効果は証明されなかった（**表1**）．ACCORD では大血管症の既往を有する，または，高リスクの2型糖尿病を対象に HbA1c＜6.0％を目指す強化療法群と従来療法群における大血管症抑制の検証が行われたが，試験期間中に従来療法群と比べ強化療法群で総死亡のリスクが22％有意に増加したため，本来5年間の研究期間であったが3.7年で中止となった[12]．強化療法群で総死亡リスクが増加した原因として，重症低血糖や自律神経障害の発生との関連が示唆されているが，主要評価項目の発生率については従来療法群の方が発生率は高く，また，大血管症の既往がない，あるいは追跡開始の HbA1c が8％以下の群では大血管症の発症が有意に抑制されていることから，総死亡とイベント発生率に関しては必ずしも相関しているとは結論づけることはできず，血糖コントロールの必要性を否定することは決してないと考えれられる．ADVANCE においては HbA1c＜6.5％を目指す強化療法群では従来療法群と比べて細小血管障害は有意に抑制したものの，大血管症および総死亡については有意差を認めず，またサブ解析において他の因子を調整すると，強化療法群では従来療法群と比較して重篤な低血糖報告を認めた患者では全死亡ならびに心血管疾患の発症が有意に高値であった．試験終了後に追跡試験を実施し平均5.9年間の経過を調査しているが，UKPDS のように介入終了後の総死亡や心血管疾患の発症抑制効果は認められなかった[13]．VADT は罹病期間が長期の2型糖尿病で血糖コントロールが不良な退役軍人を対象に，強化療法群と従来療法群の2群に割り付け，主要評価項目は割り付け以降の初めての心血管疾患発症と設定された．糖尿病治療の目標は，従来療法群と比較して HbA1c（絶対値）1.5％低下とし，5.6年間の介入が行われた．両群間で主要評価項目の発症リスクや総死亡リスクに有意差は認めなかったが[14]，介入終了後の4.2年間の追跡研究の結果，介入時に強化療法群だった集団では心血管イベントの発症が17％抑制され，心血管死，総死亡には差は認めなかった[15]．

　これらのいずれの試験結果からも，2型糖尿病の強化療法による厳格な血糖コントロールが心血管イベントを抑制できるという仮説の証明には至らなかったが，後に，先述した UKPDS，ACCORD，ADVANCE，VADT に加えてピオグリタゾンの心血管イベント抑制効果を検討した PROactive の5つの大規模臨床試験を用いたメタアナリシスが報告された[16]．その結果によると，試験期間中に強化療法群に割り付けられていた集団では非致死性心筋梗塞の発症が17％，冠動脈疾患の発症が15％，いずれも有意に抑制されていたことが明らかになっており，大血管症の抑制には厳格な血糖コントロールが有用であると考察されている．また，心血管イベントのリスクが高い症例では低血糖のリスク回避が重要であることが明らかとなった[15]．UKPDS，DCCT/EDIC の結果も含めると，低血糖の出現に留意しながら，早期から厳格な血糖コントロールを行うことで，長期の経過において糖尿病合併症効果がもたらされると推察される．

表1 2型糖尿病における心血管イベント抑制を検討した大規模臨床試験

	UKPDS 80	ACCORD	ADVANCE	VADT
対象	2型糖尿病（FPG>108mg/dL）25~65歳、未治療	2型糖尿病（HbA1c>7.5%）平均62.2歳、病歴10年	2型糖尿病（HbA1c制約なし）平均66歳、病歴8年	2型糖尿病（HbA1c>7.5%）平均60.4歳、病歴10年
症例数	3,867例	10,251例	11,140例	1,791例
心血管疾患の既往	両群ともなし	強化療法：36% 通常療法：35%	強化療法：32% 通常療法：32%	全体の40%
追跡期間	16.8年（中央値）	3.5年（平均）	5年（中央値）	5.6年（中央値）
試験終了時 HbA1c	7.9% vs 8.5%	6.4% vs 7.5%	6.5% vs 7.3%	6.9% vs 8.4%
重症低血糖	no available data	16.2% vs 5.1%	2.7% vs 1.5%	24.1% vs 17.6%
体重（増加 in ACCORD and ADVANCE）	80.0kg vs 79.0kg	3.5kg vs 0.4kg	0.0kg vs −1.0kg	105kg vs 101kg
インスリン		77% vs 55%	40.5% vs 24.1%	
死亡リスク比	0.91	1.22	no difference	no difference
心筋梗塞リスク比	0.85	no difference	no difference	no difference
細小血管リスク比	0.76	網膜症 0.67	0.86（主に腎症）	アルブミン尿のみ抑制
脳卒中・末梢血管疾患	no difference	no available data	no difference	no available data

（熊代尚記 ほか，2015[33]，熊代尚記 ほか，2013[34]，熊代尚記 ほか，2014[35]）

3　DPP4阻害薬を用いた心血管イベント発症における大規模臨床試験

　2008年に米国食品医薬品局（food and drug administration；FDA）はすべての新規糖尿病治療薬の心血管疾患発症リスク評価に関する新基準を発表し[17]，新規の糖尿病治療薬に対し，プラセボ群と比較して心血管疾患のリスクを悪化させない非劣勢を証明する必要を義務づけた．以降発売された新規糖尿病薬として日本でも大きなシェアを拡大したのがDPP4（dipeptidyl peptidase-4）阻害薬である．DPP4阻害薬は低血糖や体重増加などの副作用が少なく，高齢の2型糖尿病が多い日本の糖尿病日常診療で重宝され，その使いやすさからも日本における経口血糖降下薬の中心的役割を担っている．週1回投与薬も含めて全9種類が存在し，さらにはメトホルミンとの配合剤も展開され，数ある経口血糖降下薬の中でも臨床で最も広く汎用されている．これまでサキサグリプチン，アログリプチン，シタグリプチンについて心血管イベント発症への影響を検討する大規模臨床試験の結果が報告されている（表2）．いずれの試験においても心血管イベントにおける安全性（非劣勢）を証明しており，プラセボと比較して心血管アウトカムについての優越性は認めていない[18)-20)]．一方で，サキサグリプチンを用いたSAVOR-TIMI 53においては副次評価項目であった心不全による入院がサキサグリプチン群ではプラセボ群と比較して有意に増加すると報告され[18]，またアログリプチンについてもサブ解析の結果で心不全の既往がない集団でアログリプチンを投与した群で有意に心不全による入院が上昇していた[21]．FDAは，2016年4月よりサキサグリプチンとアログリプチンの安全情報に心不全リスクを追記するよう求めている．しかしながら2017年に報告されたSAVOR-TIMI 53，EXAMINE，TECOSを用いたメタアナリシスの結果ではDPP4阻害薬による心不全のリスクは有意でないと結論づけられている（図3）．これらの試験に関しては追跡期間が短く，UKPDSなどの試験結果を踏まえ，長期的な効果については今後さらなる検討が必要と考えられる．また，これらの試験に関しては対象者が

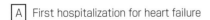

図3　DPP-4阻害薬の大規模臨床試験における心不全による入院リスクの解析
（Darren K, et al, 2016[37]より）

表 2　DPP-4 阻害薬の心血管アウトカム試験

	SAVOR-TIMI 53[*1,2]		EXAMINE[*3]		TECOS[*4]	
	サキサグリプチン	プラセボ	アログリプチン	プラセボ	シタグリプチン	プラセボ
症例数	16,492		53,380		14,671	
追跡期間	最長 2.9 年 中央値：2.1 年		最長 40 カ月 中央値：18 カ月		中央値：3.0 年	
年齢 [歳] (平均±SD)	65.1±8.5	65.0±8.6	61.0 (中央値)	61.0 (中央値)	65.4±7.9	65.5±8.0
糖尿病罹病期間 [年] (中央値，範囲)	10.3 5.2~16.7	10.3 5.3~16.6	7.1 2.6~13.8	7.3 2.8~13.7	11.6±8.1 (平均±SD)	11.6±8.1 (平均±SD)
心筋梗塞の既往 [%]	38.0	37.6	88.4	87.5	42.7	42.5
HbA1c [%] (平均±SD)	8.0±1.4	8.0±1.4	8.0±1.1	8.0±1.1	7.2±0.5	7.2±0.5
ベースラインからの HbA1c [%] 変動幅	−0.5	−0.2	−0.33	0.03	プラセボとの差 −0.29	
主要評価項目	3P-MACE (心血管死，非致死性心筋梗塞，非致死性虚血性脳卒中)		3P-MACE (心血管死，非致死性心筋梗塞，非致死性脳卒中)		4P-MACE (心血管死，非致死性心筋梗塞，非致死性脳卒中，不安定狭心症による入院)	
主要評価項目の結果	7.3%	7.2%	11.3%	11.8%	11.4%	11.6%
(ハザード比)	非劣性 (1.00)		非劣性 (0.96)		非劣性 (0.98)	

（*1：Scirica BM, et al. 2013[18]，*2：Mosenzon O, et al. 2013[36]，*3：White WB, et al. 2013[19]，*4：Green JB, et al. 2015[20]）

すでに心筋梗塞などの心血管イベントの既往がある心血管疾患のハイリスク者を対象にしていることが特徴であるが，本邦の実臨床の現場でDPP4阻害薬を使用するようなケースは，比較的早期の糖尿病罹病期間が短く，動脈硬化が進行していないような2型糖尿病患者に用いることが多いと考えられる．このような日本人2型糖尿病を対象にしたDPP4阻害薬の動脈硬化における効果について当施設でのデータを後述するので，是非とも参考にしていただきたい．

4 GLP-1受容体作動薬を用いた大規模臨床試験

GLP-1受容体作動薬を用いた大規模臨床試験としてこれまで3つの試験の結果が報告されている（表3）．

エキセナチドを用いた evaluation of lixisenatide in acute coronary syndrome（ELIXA）trial は[22]急性冠症候群を発症して180日以内の2型糖尿病患者を対象に，リキシセナチドを追加投与する群とプラセボを追加投与する群の2群に無作為割り付けし，心血管死，非致死性心筋梗塞，非致死性脳卒中，不安定狭心症による入院の複合評価項目（4 point major adverse cardiovascular events；4 point MACE）について比較検討している．2.1年間（中央値）の追跡の結果，プラセボ群と比較してリキシセナチド群のハザード比は1.02（95％信頼区間0.89-1.17）であり，リキシセナチドの追加投与で心血管イベントの上昇は認めず，非劣勢が証明された．

一方でリラグルチドの心血管イベントに関する大規模臨床試験，liraglutide effect and action in diabetes: evaluation of cardiovascular outcome results（LEADER）trial では，リラグルチド（1.2mg, 1.8mg）投与群の3 point MACE に対する安全性が報告され，さらに13％有意に低下していることが明らかとなった[23]．

Evaluate cardiovascular and other long-term outcomes with semaglutide in subjects with type 2 diabetes（SUSTAIN-6）は，週1回皮下注射のGLP-1受容体作動薬であるセマグルチドに関して心血管イベント（心血管死，非致死性心筋梗塞，非致死性脳卒中の3 point MACE）を評価した試験である[24]．セマグルチドに関しては現在2型糖尿病の適応を得るため臨床試験が進行中であるが，SUSTAIN-6試験の結果から，セマグルチド投与群ではプラセボ群と比較して心血管イベントのリスクが26％有意に低いことが報告されている．

これらのGLP-1受容体作動薬を用いた3つの試験ではそれぞれ異なる結果が示されており，製剤間の違いによる効果の差なのか，また長期使用の際の効果・安全性に関しても今後さらなる検討が必要と考えられる．

表3 GLP-1受容体作動薬の心血管アウトカム試験

	ELIXA[※1]		LEADER[※2]		SUSTAIN-6[※3]			
	リキシセナチド	プラセボ	リラグルチド	プラセボ	セマグルチド		プラセボ	
					0.5 mg	1.0 mg	0.5 mg	1.0 mg
症例数	6,068		9,340		3,297			
追跡期間	中央値：2.1年		3.5～5.0年 中央値：3.8年		中央値：2.1年			
年齢 [歳] (平均±SD)	59.9±9.7	60.6±9.6	64.2±7.2 (中央値)	64.4±7.2 (中央値)	64.6	64.7	64.8	64.4
糖尿病 罹病期間 [年] (中央値，範囲)	9.2±8.2	9.4±8.3	12.8±8.0	12.9±8.1	14.0	13.2	14.3	14.1
心筋梗塞 の既往 [%]	22.1	22.1	31.4	30.0	32.2	32.1	32.4	33.3
HbA1c [%] (平均±SD)	7.7±1.3	7.6±1.3	8.7±1.6	8.7±1.5	8.7	8.7	8.7	8.7
ベースラインからの HbA1c [%] 変動幅	群間差 −0.27%		群間差 −0.40%		7.6	7.3	8.3	
主要評価項目	4P-MACE (心血管死，非致死性心筋梗塞，非致死性脳卒中，不安定狭心症による入院)		3P-MACE (心血管死，非致死性心筋梗塞，非致死性脳卒中)		3P-MACE (心血管死，非致死性心筋梗塞，非致死性脳卒中)			
(ハザード比)	HR 1.02		HR 0.87 非劣勢 p<0.001，優越性 p=0.011		HR 0.74 非劣勢 p<0.001，優越性 p=0.02			

(※1：Pfeffer MA, et al. 2015[22]），※2：Marso SP, et al. 2016[23]），※3：Marso SP, et al. 2016[24]）

5 SGLT2阻害薬を用いた心血管イベント発症における大規模臨床試験

選択的 SGLT（sodium-glucose co-transporter）2阻害薬は，近位尿細管でのグルコース再吸収を阻害し尿糖排泄を促すことでインスリン非依存的に作用する新しいクラスの経口血糖降下薬である．SGLT2阻害薬は血糖降下作用のみならず，体重，血圧，尿酸値を減少させるなど[25]，動脈硬化の抑制に対して好ましい副次的な効果を有しているのが特性である．SGLT2阻害薬による心血管イベント発生を主要評価項目とした大規模臨床試験として，2015年にエンパグリフロジンを用いた EMPA-REG OUTCOME 試験の結果が報告され大きな注目を浴びたのは記憶に新しい．この試験は，日本を含む世界42か国の心血管イベントリスクが高い2型糖尿病患者 7,200 例を対象に[26]，対象者はエンパグリフロジン群（10 mgまたは 25 mg の2群）とプラセボ群の3群に無作為割り付けされ，主エンドポイントは心血管死，非致死性心筋梗塞，非致死性脳卒中の3 point MACE と設定され，上記3項目に不安定狭心症による入院を加えて主要副次評価項目が設定された．観察期間は中央値3.1年であり，試験の結果，3 point MACE に関してプラセボ群と比較してエンパグリフロジン群では有意に14%低下し（非劣勢 p＜0.001，優越性 p=0.04），主要副次評価項目の発現リスクは有意に11%低下することが報告された．加えて，心血管死，全死亡，心不全による入院リスクの評価項目に関しても有意な減少を認めている．非常に興味深いのは主要エンドポイントの発現率の差が試験開始3カ月以降から開き始めていることである（図4）．たった3カ月で動脈硬化の進展が抑制されたとは考えにくく，SGLT2阻害薬の心血管イベント抑制効果は動脈硬化抑制とは異なる機序が影響していると推察される．UKPDS でメトホルミンの心血管イベント抑制が示されて以来，初めて心血管イベントリスクの高い2型糖尿病患者を対象に，前向き介入の大規模臨床試験で主要評価項目である心血管イベントの抑制が示された試験として糖尿病治療の可能性が大きく広がったと考えられる．

カナグリフロジンを用いた大規模臨床試験として，カナグリフロジン市販前の2009年から2011年までの期間に心血管イベントへの影響に関する第Ⅲ相ランダム化比較試験であるCAVAS が展開された（カナグリフロジン群はカナグリフロジン 100 mg 群と 300 mg 群が設定）．また，2013年にカナグリフロジンの承認・発売後は第Ⅳ相ランダム化比較試験として心血管イベントならびにアルブミン尿への影響を検討する CAVAS-Renal（CANVAS-R）が展開され（カナグリフロジン群はカナグリフロジン 100 mg とし 300 mg への容量調節が許可された），CANVAS と CANVAS-R を統合解析したものが CANVAS Program である[27]．

CANVAS ならびに CANVAS Program の主要評価項目は心血管イベントに関する3 point MACE と設定され，CANVAS-R の主要評価項目はアルブミン尿の進展と設定された．解析時はカナグリフロジン 100 mg と 300 mg は合算してカナグリフロジン群として解析さ

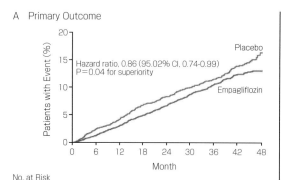
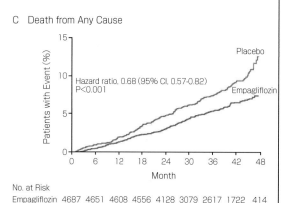
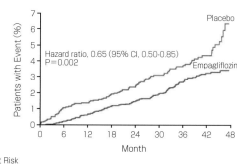

図4 EMPA-REG OUTCOME試験の主要結果
（Zinman B, et al, 2015[26]）より）

れ，結果として，3 point MACE，心不全入院の抑制，アルブミン尿の進展抑制に関してプラセボ群と比較して有意に減少することが証明された．総死亡に関しては傾向を認めるものの優位性の証明には至らなかった．CANVAS Programにおいては下肢切断と骨折のリスクが増加していることが報告されている．その機序については現在のところ不明であるが，実際に切断を必要としたのは，下肢切断の既往や抹消動脈疾患のある患者で，既往のない患者と比較して20倍以上リスクが高く，カナグリフロジンの投与にあたって重篤な足病変のある患者を避けることが望ましいと考えられる．

　EMPA-REG OUTCOME試験とCANVAS Programに関しては異なるSGLT2阻害薬であることはもちろんだが，EMPA-REG OUTCOME試験では対象患者の99.4％が心血管疾患の既往を有していたのに対して，CANVAS Programの心血管疾患の既往は65.6％であり，対象の一次予防，二次予防の比率が異なっていることからこの両試験の結果を直接比較

表4 血糖降下薬で糖尿病症例における心血管イベントの抑制が証明されたもの

薬　　剤	根拠となる試験	総症例数	観察期間	Primary HR
Metformin	UKPDS34	1,704	10.7 年	0.64
Empagliflozin	EMPA-REG	7,028	3.1 年	0.86
Liraglutide	LEADER	9,340	3.8 年	0.87
Semaglutide	SUSTAIN-6	3,297	2.0 年	0.74

（日本糖尿病学会 編・著：糖尿病専門医研修ガイドブック 改訂第 7 版.
p329, 診断と治療社, 東京, 2017 より改変）

することはできない．CANVAS Program の詳細なデータを見ると，心血管疾患の既往のない一次予防群でのプライマリーエンドポイントにおける HR は 0.98 であり，既往のある症例の HR0.82 より効果が小さいことが示されており，SGLT2 阻害薬に関しては心血管疾患の二次予防薬として大きな役割を果たしていることがこれらの結果より見えてくる．今後ダパグリフロジンを用いた DECLARE-TIMI58 の結果が 2019 年に発表される予定だが，糖尿病専門医として注目されるテーマは，心血管イベント予防効果はもちろん，SGLT2 阻害薬がファーストラインとしての経口糖尿病薬の地位を占めるか否かにある．この課題に関しても当施設におけるデータを後述に示すので，ご参照いただきたい.

　血糖降下薬で糖尿病症例における心血管イベントの抑制が証明されたものを表4に示す[28]．UKPDS34 以来，糖尿病治療薬による心血管イベントの予防効果に関しては抑制の効果を示した大規模臨床試験はなかったが，SGLT2 阻害薬，GLP-1 受容体作動薬といった新しい糖尿病治療薬が使用されるようになり 2015 年以降，糖尿病治療薬における心血管イベント抑制効果が示され，大きな注目と期待が持たれるようになった．今後は長期の使用成績に加えて，本邦における日本人での臨床成績が集積されることが望まれる．

6　糖尿病と心血管予防

6　熱血の章 ―私の循環器学―

　2型糖尿病は冠動脈疾患や脳血管疾患，末梢動脈疾患の主要リスク因子として考えられており，心血管イベントの抑制は糖尿病治療において極めて重要なテーマである．当教室では，糖尿病治療における既存の治療薬のベストユースを考えながら，糖尿病診療と研究に真剣に携わり，国内・国際学会でも数多くの研究成果を発信しながらエビデンスの構築を行っている．

　上述したように，近年新規糖尿病薬であるDPP4阻害薬ならびにSGLT2阻害薬において心血管イベント発症に関する大規模臨床試験が展開されているが，その多くは罹病期間が長く，すでに心血管疾患の既往を認める2型糖尿病患者が対象となっている．しかしながら，本邦におけるDPP4阻害薬の使用状況を鑑みると，比較的早期のまだ動脈硬化が進行していないような患者に使用されるケースも多く，そのような対象における効果のエビデンスはまだ蓄積されていない．また，SGLT2阻害薬についても一次予防における効果はいまだ不明であり，日本人の比較的軽症な2型糖尿病患者に安全に使用できるかは不明であった．

　そのような臨床に則した疑問を解決し，日本でのエビデンスを世界に発信するべく，私たちは日本人の早期軽症2型糖尿病患者を対象に非侵襲的評価法であるFlow-Mediated Dilation（FMD）を用いて，DPP-4阻害薬の一つであるリナグリプチン，ならびに，SGLT2阻害薬の一つであるダパグリフロジンの血管内皮機能に対する保護効果を心血管イベント抑制効果が示唆され世界で広く汎用されているメトホルミンと比較検討する臨床試験を実施した．

　Randomized study of linagliptin effectiveness on endothelial function by using FMD（RELIEF）試験は，食事・運動療法に加え，メトホルミン750mg/日，またはメトホルミン750mg/日に加え1種類の経口血糖降下薬を用いて12週間以上加療を継続し，HbA1c値（NGSP）が6.0％以上8.0％未満の2型糖尿病患者96名を対象に，コントロール群（メトホルミン750mg継続），メトホルミン追加群（メトホルミン1,500mgに増量），リナグリプチン追加群（メトホルミン750mg＋リナグリプチン5mg）の3群に割付けし，ベースラインと16週後のリナグリプチンの血糖コントロールならびに血管内皮機能への効果を比較検討した[29]．この試験の結果，HbA1cは16週の値がメトホルミン追加群，リナグリプチン群で有意に低下し，インスリン抵抗性の指標となるHOMA-IRはメトホルミン追加群でのみ改善していたが，血管内皮機能に関してはリナグリプチン追加群でのみベースラインから16週間後のFMD変化量において有意な改善を認めた（p＜0.05）．他の2群ではFMD変化量に有意な差はなく，また群間の有意差も認めなかった．リナグリプチン追加群での血管内皮機能改善には血糖コントロール改善以外のメカニズムも関与している可能性が推察され，重回帰分析の結果，アポリポ蛋白BがFMD変化量と有意な相関を示し，アポリポ蛋白Bが減少するとFMDが改善する傾向にあることが明らかになった．2型糖尿病患者におい

88

てアポリポ蛋白 B-48 の減少が血管内皮機能を改善するという報告も認め[30]，本研究においてもリナグリプチン追加群でのみアポリポ蛋白 B が有意に減少しており，FMD の改善に寄与した可能性が示唆された．上記結果より，メトホルミン 750 mg で加療され HbA1c 6～8% 台の比較的コントロール良好な 2 型糖尿病患者に対しリナグリプチン 5 mg の追加投与は血糖コントロールの改善に加え血管内皮機能の改善にも効果があることが示唆された．

　一方，dapagliflozin effectiveness on the vascular endothelial function and glycemic control in T2D with moderately inadequate glycemic control（DEFENCE）試験では，日本人の早期軽症 2 型糖尿病患者を対象に SGLT2 阻害薬の一つであるダパグリフロジンの血管内皮機能に対する保護効果を明らかとする目的で，Relief 試験と同様に FMD を用いてメトホルミンと比較検討した[31]．対象は Relief 試験と同様にメトホルミン 750 mg/ 日で加療中の HbA1c 値（NGSP）6.0%～8.0% 未満，の 2 型糖尿病患者 80 名とした．対象者をメトホルミン 1,500 mg へ増量群，ダパグリフロジン 5 mg 追加群の 2 群に割付けし，ベースラインから 16 週後のダパグリフロジンの血管内皮機能への効果を比較検討した．その結果，全体集団では 2 群間に有意差を認めなかったが（p=0.09），HbA1c＞7% の血糖コントロールが不十分の集団では，ダパグリフロジン追加群がメトホルミン増量群より有意に FMD の改善を認めた．HbA1c は両群ともに改善していたが，ダパグリフロジンによる酸化ストレス（尿中 8-OHdG）の軽減，尿酸値の低下，ヘマトクリットの上昇が FMD 改善に関与していることが示唆された．以上の結果より，メトホルミン 750 mg で加療され HbA1c 7～8% に血糖コントロールされている早期軽症 2 型糖尿病患者に対し，ダパグリフロジン 5 mg の追加投与は血糖コントロールの改善に加え血管内皮機能の改善にも有効であることが示された．また有害事象に関してもダパグリフロジン追加による明らかな有害事象の発現上昇は認めず，メトホルミンで加療中の比較的軽症の 2 型糖尿病患者に対してダパグリフロジンは安全に使用できることが示された．

　数々の糖尿病治療薬が使用可能となり，日本人の糖尿病患者の平均 HbA1c は 7% 台となり，本邦での 2 型糖尿病患者の虚血性心疾患による死亡は一般人口と比較し，より減少を示すまでに至っている．しかしながら，糖尿病の根本治療はいまだ達成されず，超高齢社会の日本では食事・運動量による加療は困難となってきている．われわれの施設では熱意ある指導医・医局員・大学院生が患者に寄り添う，より良き糖尿病治療を提供したいという気持ちで昼夜，診療・研究に取り組んでいる．本稿ならびにわれわれの施設の研究が少しでも先生方の日常診療の一助となれば幸甚である．

文　献

1）中村二郎，神谷英紀，羽田勝計　ほか：−糖尿病の死因に関する委員会報告−アンケート調査による日本人糖尿病の死因− 2001～2010 年の 10 年間，45,708 名での検討−．糖尿病 59：667-684, 2016.

2）Fujishima M, Kiyohara Y, Kato I, et al：Diabetes and cardiovascular disease in a prospective population survey in Japan: The Hisayama Study. Diabetes 45 Suppl 3：S14-16, 1996.

3）山田信博　ほか：厚生労働省科学研究費補助金　臨床研究基盤整備推進研究事業：糖尿病における血管

6 糖尿病と心血管予防

合併症の発症予防と進展抑制に関する研究（JDCS）．平成 18 年度総括研究報告書，38-53，2007．

4）Look ARG, Wing RR：Long-term effects of a lifestyle intervention on weight and cardiovascular risk factors in individuals with type 2 diabetes mellitus: four-year results of the Look AHEAD trial. Archives of internal medicine 170（17）：1566-1575, 2010.

5）Look ARG, Wing RR, Bolin P, et al：Cardiovascular effects of intensive lifestyle intervention in type 2 diabetes. The New England journal of medicine 369（2）：145-154, 2013.

6）Sone H, Tanaka S, Iimuro S, et al：Long-term lifestyle intervention lowers the incidence of stroke in Japanese patients with type 2 diabetes: a nationwide multicentre randomised controlled trial（the Japan Diabetes Complications Study）. Diabetologia 53（3）：419-428, 2010.

7）Diabetes C, Complications Trial Research G, Nathan DM, Genuth S, Lachin J, et al：The effect of intensive treatment of diabetes on the development and progression of long-term complications in insulin-dependent diabetes mellitus. The New England journal of medicine 329（14）：977-986, 1993.

8）Nathan DM, Cleary PA, Backlund JY, Diabetes C, Complications Trial/Epidemiology of Diabetes I, et al：Intensive diabetes treatment and cardiovascular disease in patients with type 1 diabetes. The New England journal of medicine 353（25）：2643-2653, 2005.

9）UK Prospective Diabetes Study（UKPDS）Group：Intensive blood-glucose control with sulphonylureas or insulin compared with conventional treatment and risk of complications in patients with type 2 diabetes（UKPDS 33）. Lancet 352（9131）：837-853, 1998.

10）UK Prospective Diabetes Study（UKPDS）Group：Effect of intensive blood-glucose control with metformin on complications in overweight patients with type 2 diabetes（UKPDS 34）. Lancet 352（9131）：854-865, 1998.

11）Holman RR, Paul SK, Bethel MA, et al：Long-term follow-up after tight control of blood pressure in type 2 diabetes. The New England journal of medicine 359（15）：1565-1576, 2008.

12）Action to Control Cardiovascular Risk in Diabetes Study G, Gerstein HC, Miller ME, Byington RP, et al：Effects of intensive glucose lowering in type 2 diabetes. The New England journal of medicine 358（24）：2545-2559, 2008.

13）Zoungas S, Chalmers J, Neal B, et al：Follow-up of blood-pressure lowering and glucose control in type 2 diabetes. The New England journal of medicine 371（15）：1392-1406, 2014.

14）Duckworth W, Abraira C, Moritz T, et al：Glucose control and vascular complications in veterans with type 2 diabetes. The New England journal of medicine 360（2）：129-139, 2009.

15）Hayward RA, Reaven PD, Wiitala WL, Investigators V, et al：Follow-up of glycemic control and cardiovascular outcomes in type 2 diabetes. The New England journal of medicine 372（23）：2197-2206, 2015.

16）Ray KK, Seshasai SR, Wijesuriya S, et al：Effect of intensive control of glucose on cardiovascular outcomes and death in patients with diabetes mellitus: a meta-analysis of randomised controlled trials. Lancet 373（9677）：1765-1772, 2009.

17）U.S. Department of Health and Human Services Food and Drug Administration Centor for Drug Evaluation and Research（CDER）：Guidance for Industry Diabetes Mellitus-Evaluating Cardiovascular Risk in New Antidiabetic Therapies to Treat Type 2 Diabetes, 2008.

18）Scirica BM, Bhatt DL, Braunwald E, et al：Saxagliptin and cardiovascular outcomes in patients with type 2 diabetes mellitus. The New England journal of medicine 369（14）：1317-1326, 2013.

19）White WB, Cannon CP, Heller SR, et al：Alogliptin after acute coronary syndrome in patients with type 2 diabetes. The New England journal of medicine 369（14）：1327-1335, 2013.

20）Green JB, Bethel MA, Armstrong PW, et al：Effect of Sitagliptin on Cardiovascular Outcomes in Type 2 Diabetes. The New England journal of medicine 373（3）：232-242, 2015.

21）Zannad F, Cannon CP, Cushman WC, et al：Heart failure and mortality outcomes in patients with type 2 diabetes taking alogliptin versus placebo in EXAMINE: a multicentre, randomised, double-blind trial. Lancet 385（9982）：2067-2076, 2015.

22）Pfeffer MA, Claggett B, Diaz R, et al：Lixisenatide in Patients with Type 2 Diabetes and Acute Coronary Syndrome. The New England journal of medicine 373（23）：2247-2257, 2015.

23) Marso SP, Daniels GH, Brown-Frandsen K, et al：Liraglutide and Cardiovascular Outcomes in Type 2 Diabetes. The New England journal of medicine 375（4）：311-322, 2016.

24) Marso SP, Bain SC, Consoli A, et al：Semaglutide and Cardiovascular Outcomes in Patients with Type 2 Diabetes. The New England journal of medicine 375（19）：1834-1844, 2016.

25) Abdul-Ghani M, Del Prato S, Chilton R, et al：SGLT 2 Inhibitors and Cardiovascular Risk: Lessons Learned From the EMPA-REG OUTCOME Study. Diabetes care 39（5）：717-725, 2016.

26) Zinman B, Wanner C, Lachin JM, et al：Empagliflozin, Cardiovascular Outcomes, and Mortality in Type 2 Diabetes. N Engl J Med 373（22）：2117-2128, 2015.

27) Neal B, Perkovic V, Matthews DR：Canagliflozin and Cardiovascular and Renal Events in Type 2 Diabetes. The New England journal of medicine 377（21）：2099, 2017.

28) 日本糖尿病学会（編・著）：糖尿病専門医研修ガイドブック 改訂第 7 版. p329, 診断と治療社, 東京, 2017.

29) Shigiyama F, Kumashiro N, Miyagi M, et al：Linagliptin improves endothelial function in patients with type 2 diabetes: A randomized study of linagliptin effectiveness on endothelial function. Journal of diabetes investigation 8（3）：330-340, 2017.

30) Chan DC, Wong AT, Yamashita S, et al：Apolipoprotein B-48 as a determinant of endothelial function in obese subjects with type 2 diabetes mellitus: effect of fenofibrate treatment. Atherosclerosis 221（2）：484-489, 2012.

31) Shigiyama F, Kumashiro N, Miyagi M, et al：Effectiveness of dapagliflozin on vascular endothelial function and glycemic control in patients with early-stage type 2 diabetes mellitus: DEFENCE study. Cardiovascular diabetology 16（1）：84, 2017.

32) Ceriello A：The post-prandial state and cardiovascular disease: relevance to diabetes mellitus. Diabetes Metab Res Rev 16：125-132, 2000.

33) 熊代尚記, 弘世貴久：インスリン療法の位置づけと適正使用－インスリン療法のすべて. 医学のあゆみ Vol.252, No5：605-611, 2015.

34) 熊代尚記, 弘世貴久：インスリン /GLP-1 受容体作動薬. 医学と薬学 71：35-45, 2013.

35) 熊代尚記, 弘世貴久（分担）：インスリン治療の新展開. Annual Review 糖尿病・代謝・内分泌, 寺内康夫, 伊藤 裕, 石橋 俊（編）, pp42-50, 中外医学社, 東京, 2014.

36) Mosenzon O, Raz I, Scirica B.M, et al：Baseline characteristics of the patient population in the Saxagliptin Assessment of Vascular Outcomes Recorded in patients with diabetes mellitus（SAVOR）-TIMI 53 trial. Diabetes Metab Res Rev 29（5）：417-426, 2013.

37) Darren K, McGuire, Frans Van de Werf, et al：Association Between Sitagliptin Use and Heart Failure Hospitalization and Related Outcomes in Type 2 Diabetes Mellitus. JAMA Cardiol 1（2）：126-135, 2016.

鳴山　文華, 熊代　尚記, 弘世　貴久

7 ストレスと心血管病

はじめに

　現代はストレスに溢れている．誰もがストレスと向きあって生活している．そしてストレスは，循環器疾患の発症や病態形成に深く関連している．現在使われている「ストレス」という言葉の由来は，1936年のハンス・セリエのストレス学説に遡る．もともとストレスは，「物体に圧力を加えることで生じる歪み」を意味する物理学の用語であったが，ストレス学説以来，生理的な意味で使用されるようになった．彼は，さまざまな侵襲が生体に加わったときに，刺激の種類にかかわらず同様の反応を示し，その現象を「汎適応症候群」とし記述した[1]．生体に侵襲が負荷されるときに生じる応答は，時間的経過により3つの段階，すなわち，1）警告反応期，2）抵抗期，3）疲憊期を経るとし，これが現在のストレスの概念のはじまりである．その後の研究により，汎適応症候群は，交感神経系と視床（hypothalamus）－下垂体（pituitary）－副腎皮質（adrenal cortex）からなるHPA系の活性が重要な役割を果たしていることが明らかになった．

　現在用いられているストレスという言葉は，精神的ストレスのように，一人の人間を念頭にした場合，あるいは小胞体ストレスのように一つの細胞を対象とした場合など，ストレスのスケールが異なってくる．しかし，そのスケールにかかわらず，ストレスは，なんらかの刺激（ストレッサー）によって生体に生じた歪みの状態であるととらえることができる（図1）．ストレッサーにより，生体は，恒常性が乱される．しかし，生体は，それに対して反応し応答（ストレス応答）することによって恒常性を維持しようとする．それに適応しきれないときは，それが疾患の要因，または増悪因子になる．

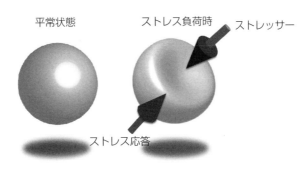

図1　ストレッサーとストレス応答

循環器疾患の病態とストレスを考える場合，糖尿病，高血圧，脂質異常症など動脈硬化危険因子によって惹起される酸化ストレスや，血圧や血流，心臓の拍動などによって生じる血行力学的なメカニカルストレスなどが深く関連している．また，精神的ストレスは心血管病の強力なリスク因子であることが，多くの臨床的検討により示されている（図2）．

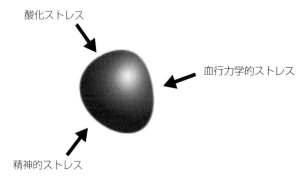

図2　ストレスと心血管病

1　心血管病発症のリスクとしての精神的ストレス

精神的ストレスは，心血管病の重要な危険因子である．これまで，心血管病と関連性が示されている精神的要因を**表1**にあげる．そのなかで，精神的ストレスの一つの表現型である抑うつと心血管病との関連を示す報告は多い．精神的ストレスと心血管病との関連性を示した横断的検討としては，INTERHEART 研究が有名である[2]．INTERHEART 研究は，24,767 症例におよぶ大規模なもので，かつ 52 のさまざまな国が参加している国際的な研究で，11,119 名の急性心筋梗塞と，13,648 名の対象者の社会的ストレス，抑うつをスコア化することによって評価している．その検討によると，社会的ストレスを有する人，抑うつを有する人は，オッズ比にしてそれぞれ 1.45 倍，1.55 倍，心筋梗塞のリスクが高かったと報告している．また，興味深いことに，抑うつの心筋梗塞発症に対するオッズ比は，東洋人が 2.10 であるのに対して，ヨーロッパ人は 1.11 であった．このように東洋人は，抑うつに対して脆弱なのかもしれない．

抑うつと冠動脈疾患発症との関連を示したメタ解析を**表2**に示す．これまで報告されたメタ解析には，抑うつは冠動脈疾患のリスクを 1.3～1.9 倍上昇させることが示されている．次に冠動脈疾患症例の予後，および心血管病イベント発生を評価した研究のメタ解析の結果

表1　心血管病と関連性が示されている心理的社会的要因

抑うつ
不安神経症
性格特性　人格特性
タイプA型性格傾向
タイプD型性格傾向
社会的支援からの孤立
PTSD 心的外傷後ストレス障害

を表3に示す．抑うつは全死亡を1.33〜2.38倍，心血管イベントの発生を1.19〜2.59倍上昇させる．このように，抑うつは冠動脈疾患の発症を高め，また抑うつの存在が，心血管病の予後を悪化させる独立した危険因子であることが示されている．

NIPPON DATA 80/90 の結果によると，総コレステロールが240から259mg/dLを有する場合の冠動脈疾患に関連した死亡の相対リスクは，160mg/dLである場合に比べて，1.8であるとしている[3]．脂質異常症と精神的ストレスとを直接比較することはできないが，精神的ストレスの冠動脈疾患に対するリスクは，脂質異常症と同程度であると推察される．臨床医にとって，「抑うつ」が冠動脈疾患の独立したリスクであるという認識を持つことは重要である．

表2　冠動脈疾患発症のリスク因子としての抑うつ

著者（報告年度）	検討研究数	症例数	オッズ比（95% CI）
Rugulies (2002)[a]	11	36,549	1.64 (1.29-2.08)
Cuijpers & Smit (2002)[b]	25	106,628	1.81 (1.58-2.07)
Wulsin & Singal (2003)[c]	10	NR	1.64 (1.41-1.90)
Nicholson et al. (2006)[d]	21	124,509	1.81 (1.53-2.15)
Van der Kooy et al. (2007)[e]	16	659,991	1.57 (1.36-1.81)
Gan et al. (2014)[f]	30	893,850	1.30 (1.22-1.40)

a. Rugulies, R. Am. J. Prev. Med. 23, 51–61 (2002).
b. Cuijpers, P. & Smit, F. J. Affect. Disord. 72, 227–236 (2002).
c. Wulsin, L. R. & Singal, B. M. Psychosom. Med. 65, 201–210 (2003).
d. Nicholson, A., Kupor, H. & Hemingway, H. Eur. Heart J. 27, 2763–2774 (2006).
e. Van der Kooy, K. et al. Int. J. Geriatr. Psychiatry 22, 613–626 (2007).
f. Gan, Y. et al. BMC Psychiatry 14, 371 (2014).

表3　冠動脈疾患死亡および心血管イベント発症のリスク因子としての抑うつ

著者（報告年度）	検討研究数	症例数		オッズ比（95% CI）	
Van Melle et al. (2004)[a]	16	6,367	全死亡	2.38 (1.76-3.22)	<0.00001
			心臓死	2.59 (1.77-3.77)	<0.00001
			心血管イベント	1.95 (1.33-2.85)	<0.0006
Meijer et al. (2011)[b]	29	16,889	全死亡	2.25 (1.73-2.93)	<0.001
			心臓死	2.71 (1.68-4.36)	<0.001
			心血管イベント	1.59 (1.37-1.85)	<0.001
Meijer et al. (2013)[c]	3	10,175	全死亡	1.33 (1.23-1.44)	<0.001
			心血管イベント	1.19 (1.14-1.24)	<0.001

a. van Melle, J. P. et al.. Psychosom. Med. 66, 814–822 (2004).
b. Meijer, A. et al. Gen. Hosp. Psychiatry 33, 203–216 (2011).
c. Meijer, A. et al. Br. J. Psychiatry 203, 90–102 (2013).

7 ストレスと心血管病

　これまでの臨床研究にて，スタチンによる LDL- コレステロール（LDL-C）低下の心血管イベント抑制効果については議論の余地がない．しかしながら，LDL-C 低下によるイベント抑制率はほぼ30％である．JELIS 試験おいて，スタチンへ不飽和脂肪酸イコサペント酸エチルの上乗せは，心血管病発症の抑制効果はあるが，発症が完全に抑制されるわけではない[4]．また最近，LDL を強力に低下させる PCSK9 阻害剤が臨床応用された．Sabatine らはその冠動脈疾患の二次予防の効果について報告しているが，確かに PCSK9 抗体は LDL を30mg/dL まで低下させることによって心血管イベントを有意に抑制した．しかしながら，スタチンに PCSK9 を追加することによっても冠動脈疾患の発症を抑え込むには至っていない[5]．このように脂質異常症を強力に制御しても冠動脈疾患を完全に制圧はできない．この残されたリスク（残余リスク）は，さまざまな要因からなると推察されているが，脂質異常症と同程度の強いリスクファクターである精神的ストレスこそ，残余リクスではないかと私は考えている．精神的ストレスをいかにマネージメントするかは，われわれに課せられた重要な課題である．

2 精神的ストレスと心不全

　心不全は，心血管病の終末像であり，その患者数は，年々増加しており，超高齢化社会を迎えるにあたり，心不全パンデミックと称されている．心不全と抑うつとの関連は，多くの臨床研究によって明らかにされている．心不全症例における抑うつの有病率は，約20％～40％と報告されている．また，重要なことは，抑うつは心不全の重症度とは独立して，予後を規定する因子であるということである．最近，Suzuki らは，慢性心不全症例の脳の機能を脳 MRI で評価し，心理検査との関連を検討している[6]．心不全症例では，後方海馬の血流量が有意に低下しており，後方海馬の血流量の低下がうつ症状，記憶力と有意な相関があったことを示している．こうした脳局所への血流障害が抑うつと関連している可能性が示されている．

3 心理的・社会的因子の虚血性心疾患の病態への関与

　虚血性心疾患の病態形成における心理的・社会的因子の関与としては，以下のように分類することができる．
　①虚血性心疾患発症の直接的・間接的なトリガーとして意義
　②冠動脈硬化形成機転増悪・進展因子としての意義
　③疾患発症後の心理的要因の意義

　心理的・社会的負荷（ストレッサー）がかかると，2つの生理的なシステムが活性化される．交感神経系と，視床下部（Hypothalamus）－下垂体（Pituitary）－副腎皮質（Adrenal

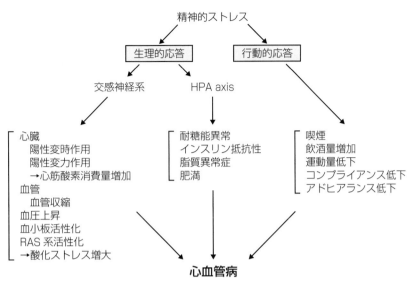

図3 精神的ストレスが心血管病を引き起こす機序
(Inoue N, 2014[7]より改変)

Cortex)からなるHPA系の活性化である．この生体応答にて恒常性が保たれるが，交感神経活性化は，血管のトーヌスを亢進させ，血小板の活性化を引き起こし，また，陽性変力作用，陽性変時作用による心筋酸素消費量を増加させる．こうした応答が虚血性心疾患の発症のトリガーとして働くと考えられる．一方，HPA系の活性化は，副腎皮質ホルモンの産生増加による脂質代謝異常，糖代謝異常を介して，冠動脈硬化の進展に関与する．このように慢性的にストレスが負荷されている状況では，生体反応としてのストレス応答が，逆に冠動脈疾患の悪化の要因となりうる．さらに，生理的な応答だけではなく，喫煙や飲酒の増加，運動不足，身体活動低下，また，医療アドヒアランスの低下など，行動学的な要因が加わり，心臓病のリスクが高まると考えられる（図3）[7]．

4 循環器疾患に伴う心因的要因に対する治療

　循環器疾患には，心因的な問題が高率に合併し，また，逆にこうした心因的な問題が循環器疾患に悪影響を及ぼす．それでは，こうした心因的な問題をターゲットとした治療戦略の成績はどうであろうか．これまで，循環器疾患に伴う心理的な問題点に関して，SADHEART研究やENRICHD研究などの介入試験が行われてきた．ENRICHD研究は，心筋梗塞後に抑うつを認め，社会的なサポートが低い患者を対象に，認知行動療法および必要に応じた選択的セロトニン再取り込み阻害薬（selective serotonin reuptake inhibitors；SSRI）の効果を検討したものである．ENRICHD研究の結果によると，介入した群では，抑

うつ状態に改善が認められた．しかしながら，死亡率および心イベント発生率への効果は認められなかった[8]．SADHART は，心筋梗塞，不安定狭心症に抑うつを伴う症例に対して，SSRI とプラセボ群と比較した二重盲検試験である．SSRI にて抑うつの改善は認められたものの，SSRI 群とプラセボ群で，心機能に関しては有意差は認められなかった[9]．また SADHART-CHF は，抑うつを伴っている心不全症例に対する SSRI の効果を評価することを目的とした二重盲検試験で，NYHA II から IV 度で，左室駆出率 45% 以下の心不全症例で，抑うつを伴っている症例を対象にしている．その結果，SSRI を用いたことで有害事象は認められなかったものの，実薬とプラセボの 2 群間で，抑うつの改善，病態の改善は認められなかった[10]．その後の SADHART-CHF のサブ解析では，抑うつの改善を認めた群と，認めなかった群との予後の検討が発表された．抑うつが軽減した群では，症状の改善とともに予後の改善する可能性が示唆された．

　このように，抑うつを伴う心血管病に対するいくつかの介入試験の結果は，サブ解析では有意差がある結果を示す報告があるものの，心血管イベント発生率，死亡率の低下に関する効果は限定的である．抑うつや精神的ストレスと心血管病との深い関連を証明される一方で，抑うつに対する介入が心血管病の予後や死亡率の改善に結びつかなかったのは，どのような要因によるのであろうか．抑うつ，不安といった精神的因子を医療のターゲットにした場合，個々の症例ごとに社会的背景が異なり，画一的なアプローチが困難であることは当然とも思える．薬剤や認知行動療法の単独療法では，個々の症例の背景も違う精神的ストレスに対しては限界があり，それぞれの症例ごとに，きめ細やかな病態把握と，多職種による包括的なアプローチが必要ではないかと考えられる．

5 熱血の章 ―私の循環器学―

1）循環器疾患に苦しむ患者さんの「心臓」だけではなく「こころ」も診よう

　1995年1月17日，阪神淡路大震災の日，私は神戸大学循環器内科学教室から派遣され，米国ジョージア州アトランタにあるエモリー大学に留学中であった．そこでは，David G Harrison教授が主宰する研究室において，循環器疾患病態形成における酸化ストレスの意義に関する研究に取り組んでいた．震災のことは，その夜，長崎にいる義父からの国際電話ではじめて知らされた．慌てて神戸にある自宅に連絡を試みたが，震災発生後10日ほどは，アトランタからは神戸への連絡がまったく取れなかった．数少ない情報源をたよりに状況を得ようとしたが，得られた情報はほんの断片的なものであった．そのなかで，多くの人命が失われ，故郷神戸が壊滅的な損害を被っていることを知り，遠く離れた地からなんら手助けができないことに，悔しく，そして腹立たしい気持ちで一杯であったことを今でも思い出す．

　Ogawaらの報告では，阪神淡路大震災後，急性心筋梗塞の発症が急激に増加した[11]．これは，精神的ストレスや社会的因子が，循環器疾患の発症に大きく関与していることを示す一例である．私はこれを契機に，これまで研究のテーマとしていた酸化ストレスだけではなく，精神的ストレスにも強い関心を持つようになった．帰国後，循環器診療と研究を平行して行っていくなかで，ストレス応答が循環器疾患の病態にいかに重要な役割を果たしているかを再認識した．

症例提示

　最近，経験した患者2例を紹介したい．日常診療でどこでも経験しえる症例であるが，私にとっては多くのことを教えていただいた患者さんである．

　症例1は，50歳代後半の男性．職種は保険関連の営業職．奥さんと高齢の母親と同居されている．最近，母親に認知症の症状が現れてきており，将来の介護に関して，不安を持たれていた．煙草20／日，飲酒量は，ビール350mL程度．高血圧，脂質異常症，近医通院中であった．

　大手保険会社であり，ノルマ達成を強いられていたが対応できず，日々ストレスを感じていた．最近，営業職から総務課へ業務職場での配置転換があり，職場環境への適応がうまくいっていない．それをストレスと感じるようになっていた．徐々に不眠傾向にあり，それを紛らわすために，自然と飲酒量が増加．その頃から，労作に関連しない胸痛，胸部不快感，チクチクした感じを自覚，精査目的にて神戸労災病院に紹介受診された．

　労作に関係なく「胸がチクチクする」，「ピリピリする」という訴えを聞くと，少し経験のある内科医であれば，まず大丈夫，冠動脈疾患ではないと判断すると思う．私も初診時はそう判断し，いわゆる「心臓神経症」と考えた．ただ，複数の冠動脈危険因子を有しており，まずは非侵襲的に精査を勧めることとした．運動負荷心筋シンチグラフィーを予約すること

7 ストレスと心血管病

にして，このときは帰院させた．

後日，予約されていた運動負荷心筋シンチグラフィーを施行．その帰宅後に，これまでとまったく違う性状の胸痛を自覚．さらに症状が増悪傾向にあったために，救急要請となった．

当院救急外来受診時は，典型的な ST 上昇型急性心筋梗塞の所見．緊急カテーテル検査で，左前下行枝 #7 の完全閉塞で，同部位にステント留置術を施行した．また，運動負荷シンチグラフィーを見返すと，左前下行枝領域の心筋血流障害を呈していた．

退院後も，非典型的な胸痛を頻回に認め，本院に入退院を繰り返したが，いずれの入院においても心筋虚血は証明されず，心筋梗塞後の心臓神経症であると考えられた．本症例は，抑うつに伴ったいわゆる心臓神経症と，真の冠動脈疾患の両者を有していた．

胸痛，動悸，息切れ，呼吸困難感などの循環器症状を訴え，内科を受診する患者で，器質的な疾患を認めない症例は少なくない．こうした心臓に関する症状を訴えるにもかかわらず，訴えを裏づける器質的な所見が認められない症例は，心臓神経症という診断がなされる．こうした心臓神経症には抑うつなどを伴っていることが多い．また，社会的ストレスが負荷されている場合が多い．もちろん心臓神経症でただちに重篤な状態にはなりえないが，こうした心理的社会的要因が，心臓病の真のリスク因子の一つであることを最認識した．

症例 2 は，70 歳代後半の男性．同じ年の奥さんと同居され，お子さんは別に暮らしている．高血圧，糖尿病にて近医通院中であった．入浴後，激しい胸痛を自覚し，うずくまっているところを奥さんが発見．当院に救急搬送となった．来院時は，血圧 80／脈拍 96 とショックバイタル．左側胸部誘導で ST 上昇．CK700．急性心筋梗塞の診断で，ただちに冠動脈造影を施行．左冠動脈前下行枝 #6 の閉塞．IABP（intra-aortic balloon pumping）挿入のもとステント留置術に成功．HCU 入室後も心機能障害が遷延化．発症 2 日に左心不全が悪化，人工呼吸器管理となった．Max CPK は 4,800．発症後 5 日にようやく IABP，人工呼吸器離脱に成功．10 日に一般病棟に移動．慎重にリハビリテーションを行った．

左心機能障害を伴う前壁広範囲の心筋梗塞で急性期を乗り越えた症例であった．心臓リハビリテーションもその後は，順調に進行．長期にわたった入院生活も終え，自宅退院を明日に控えた深夜のことであった．自殺企図で，病院の階段にタオルを首に巻きつけていたところを看護師が発見．発見が早く，幸い大事には至らなかったが，翌日，精神科専門医から，抑うつとの診断を受けた．

私は以前，当院入院中の肺癌症例，冠動脈疾患症例，外来の高血圧にて通院中の患者に，SDS（self-rating depression scale）を用いて抑うつの頻度検討したことがある．その結果は，肺癌症例と同じように，冠動脈疾患では抑うつを有していたという結果であった（**図 4**）．心筋梗塞後の患者は，うつ症状や不安感が生じやすく，睡眠障害もきたしやすい．これまでの報告で，心筋梗塞後の患者では，高頻度にうつ症状が観察され，軽度以上のうつ状態は 40〜65 ％ に見られるとの報告されている[9)12)]．また上述したように，抑うつを合併すると

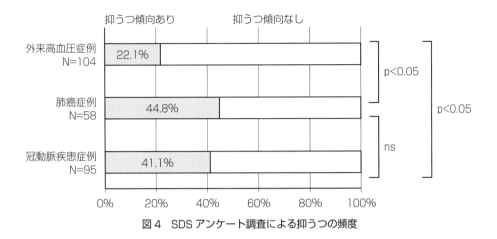

図4 SDSアンケート調査による抑うつの頻度

その後の予後も悪くなる.

若い"熱血"な循環器内科医は,病棟業務,救急診療で,多忙な日々を送っている.また,冠動脈インターベンション治療などの観血的な治療が大好きである.しかし,個々の患者さんの心的要因や,社会的・家族的な背景まで心を配りながら診療しているかという点に関しては十分できていない医師も多いのでないだろうか.

Heartは,「心臓」とだけでなく「こころ」とも訳すことができる(図5).前述したように,「心臓」を病んでいる症例は,「こころ」も病んでいることが多く,また逆に「こころ」が病んでいると,真の心臓病を発症するリスクが高まることを強調したい.

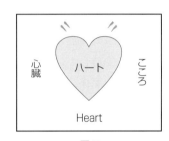

図5
(井上信孝:大還暦考, p96, 洋學社, 神戸, 2017より)

2) 職業性ストレスと過労死 —現代社会において解決すべき喫緊の課題

最近,100時間以上の時間外労働を余儀なくされていた大手広告会社女性社員の過労自殺の労災認定に関する記事が大きく報道された.過労死は,1980年頃から社会問題化されており,それ以前から,日本の職場環境の問題点が指摘されてきた.日本人の特性ともいえる「勤勉さ」と,戦後からの国の復興と経済発展に邁進する時代背景もあいまって,勤労・仕事至上主義の社会が構築されてきた.エコノミック−アニマル(economic animal)は,高度経済成長期の1970年にパキスタンのブット外相が,経済的利潤の追求を第一として活動する人々を批判し,日本の経済進出のありかたについての問題点を指摘した,かなり古い言葉である.当時に比べて,職場環境は改善されてきているとはいえ,昨今の「ブラック企業」の報道などからも判断されるように,現時点でも経済優勢の労働環境に対しての批判はあり,

7 ストレスと心血管病

事実，過労死を伝える報道は後を絶たない．

2014年に施行された過労死等防止対策推進法のなかで，過労死は「業務における過重な負荷による脳血管疾患若しくは心臓疾患を原因とする死亡，若しくは業務における強い心理的負荷による精神障害を原因とする自殺による死亡，又はこれらの脳血管疾患若しくは心臓疾患若しくは精神障害」として，法的に定義された．過労死の対象の脳心血管病は，脳血管疾患として，1）脳内出血（脳出血），2）くも膜下出血，3）脳梗塞，4）高血圧性脳症，心臓疾患として，1）心筋梗塞，2）狭心症，3）心停止（心臓性突然死を含む），4）解離性大動脈瘤である．このように，自死以外の過労死の疾患は，脳心血管病である．今後，過労死撲滅における循環器学の果たす役割は大きく，この分野における循環器研究の進展が期待されている[13]．

最近，われわれは，当直明けの医師の血液サンプルと，通常勤務時の血液サンプルを用いて，血栓性を全血で評価できる機器GTTにて比較検討した．検討の結果，当直明けの血液サンプルでは，血液の固まりやすさが有意に亢進していることが明らかになった[14]．今回の研究の知見は，過労に伴う脳心血管障害の機序を説明するものと考えられる．また，こうした血液の固まりやすさを検討することにより，「疲労度」を客観的に評価できるのではと期待している．

平成28年4月，私の所属する労災病院群を統括する「労働者健康安全機構（機構）」は，労働災害に関する基礎的研究を行っている労働安全衛生総合研究所（安衛研）と統合し，法人として新しいスタートを切った．機構は，安衛研の基礎研究機能と労災病院が持つ臨床研究機能を効率的に融合して，労働災害を予防するという社会的使命を有している．脳，心臓疾患予防の研究は，「生活習慣病研究」として展開することとなった．私はその主任研究者の任を頂いており，その責任を痛感しているところである．今後，この重要な課題に使命感を持って取り組んでいき，研究の進展により過労死がゼロになる日が訪れることを祈念している．

文　　献

1）Hans Selye：A syndrome produced by diverse nocuous agents. Nature 138：32, 1936.

2）Annika Rosengren, Steven Hawken, Stephanie O^unpuu, et al for the INTERHEART investigators：Association of psychosocial risk factors with risk of acutemyocardial infarction in 11 119 cases and 13 648 controls from 52 countries（the INTERHEART study）：case-control study. Lancet 364：953-962, 2004.

3）Okamura T, Tanaka H, Miyamatsu N, et al：NIPPON DATA 80 Research Group：The relationship between serum total cholesterol and all-cause or cause-specific mortality in a 17.3-year study of a Japanese cohort. Atherosclerosis 190：216-223, 2007.

4）Yokoyama M, Origasa H, Matsuzaki M et al：Japan EPA lipid intervention study（JELIS）Investigators：Effects of eicosapentaenoic acid on major coronary events in hypercholesterolaemic patients（JELIS）：a randomised open-label, blinded endpoint analysis. Lancet 369（9567）：1090-1098, 2007.

5）Sabatine MS, Giugliano RP, Keech AC, et al：FOURIER Steering Committee and Investigators：Evolocumab and Clinical Outcomes in Patients with Cardiovascular Disease. N Engl J Med May 4

376(18)：1713-1722, 2017.

6）Suzuki H, Matsumoto Y, Ota H, et al：Hippocampal Blood Flow Abnormality Associated With Depressive Symptoms and Cognitive Impairment in Patients With Chronic Heart Failure. Circ J Jul 25；80(8)：1773-1780, 2016.

7）Inoue N：Stress and atherosclerotic cardiovascular disease. J Atheroscler Thromb 21(5)：391-401, 2014.

8）Berkman LF, Blumenthal J, Burg M, et al：Enhancing Recovery in Coronary Heart Disease Patients Investigators（ENRICHD）：Effects of treating depression and low perceived social support on clinical events after myocardial infarction: the Enhancing Recovery in Coronary Heart Disease Patients（ENRICHD）Randomized Trial. JAMA 289(23)：3106-3116, 2003.

9）Glassman AH, O'Connor CM, Califf RM et al：Sertraline treatment of major depression in patients with acute MI or unstable angina: Sertraline Antidepressant Heart Attack Randomized Trial. JAMA 288：701-709, 2002.

10）O'Connor CM, Jiang W, Kuchibhatla M, et al for the SADHART-CHF Investigators：Safety and efficacy of sertraline for depression in patients with heart failure: results of the SADHART-CHF trial. J Am Coll Cardiol 56：692-699, 2010.

11）Ogawa K, Tsuji I, Shiono K, et al：Increased acute myocardial infarction mortality following the 1995 great hanshin-Awaji earthquake in Japan. International Journal of Epidemiology 29：449-455, 2000.

12）Schleifer SJ, Macari-Hinson MM, Coyle DA, et al：The nature and course of depression following myocardial infarction. Arch Intern Med 149：1785-1789, 1989.

13）Inoue N：Stress evaluation for the prevention of Karoshi. Occup Med Health Aff 4：6, 2016.

14）Otsui K, Yamamoto J, Inoue N：Overwork accelerates thrombotic reaction: implications for the pathogenesis of Karoshi. J Thromb Thrombolysis Feb 45(2)：222-224, 2018.

井上　信孝

8 心血管イメージング

はじめに

循環器疾患の画像診断には心臓超音波検査や核医学検査，心臓カテーテル検査がスクリーニングから診断，治療後評価として広く用いられてきた．近年では冠動脈 CT での 320 列マルチスライス CT など検出器の多列化や，心臓 MRI での高速撮影技術が登場し，実臨床における非侵襲的心臓画像診断として検査件数も年々増加している．冠動脈 CT は冠動脈の解剖学的走行や形状，狭窄度，冠動脈壁評価などに関する多くの情報を得られるツールであり，冠動脈狭窄の検出においては高い感度・特異度を有する．心臓 MRI は一度の検査で心室構造や壁運動など形態・機能的評価，非造影 MR angiography（MRA）による冠動脈の評価，造影 MRI での虚血評価および遅延造影（late gadolinium enhancement：LGE）による心筋性状の評価を行えることが特徴である．

本稿においては，心血管イメージングの中でも冠動脈 CT および心臓 MRI に焦点をあて，臨床的有用性や今後の展望について解説する．

1 冠動脈 CT 検査

1）冠動脈 CT の現状

冠動脈 CT は 2004 年に 64 列の検出器をもち，多スライスを同時に撮影する MDCT（multi-detector CT）が登場して以降，急速に普及した．これは冠動脈狭窄を診断できうる空間分解能の向上，画像再構成法の技術の発達により，動きのある冠動脈を静止している時相での再構成が可能となったことが大きい．現在では検出器のさらなる多列化（256〜320 列）が進んでいる．320 列 CT（CANON）では，ヘリカルスキャンをすることなく心電図同期下に 1 心拍 1 回転で 160 mm 幅の範囲を撮影できる．スキャン時間が短くすむことから（最短 0.275 sec），高心拍例や不整脈症例においてもぶれの少ない画像が得られるようになり，低被爆の 1 心拍画像が撮影しやすくなった．また Siemens は管球を 2 つ搭載した Dual Source CT を発表し，高速撮像と時間分解能向上（75 msec）を実現している．ただし実臨床においては，こうした CT 装置や撮影技術の向上をもってしても，①高心拍症例や不整脈症例にての motion artifact，②高度石灰化症例における blooming artifact，③小径ステント症例（直径 3.0 mm 以下）の内部評価が問題となる．いずれの場合も撮影時の徐拍化が高画質の画像を得るために重要であり，積極的な β ブロッカーの使用が推奨される．

8 心血管イメージング

心臓カテーテルによる冠動脈造影は時間分解能 10 msec 以下，空間分解能は 0.1 mm 以下（冠動脈 CT は 0.4 mm 前後）であり，冠動脈 CT は完全に冠動脈造影に置きかわるまでには至っていない．ただし冠動脈 CT の利点は，冠動脈狭窄の診断のみならず，冠動脈の解剖学的走行，冠動脈壁評価が可能な点にある．とくに冠動脈の解剖学的走行は CT の有用性が確立されている．日本循環器学会 2007〜2008 年度合同研究班報告「冠動脈病変の非侵襲的診断方法に関するガイドライン」では，冠動脈起始異常，単冠動脈，冠動脈静脈瘻などの先天性冠動脈奇形においては，冠動脈 CT は Class I となっている[1]．本循環器学会のガイドラインでは多くが無症状で経過し，若年者に多いことからか侵襲的な冠動脈造影よりも非侵襲的な画像診断法が望まれる．これら冠動脈奇形の評価に心臓や大動脈・肺動脈との位置関係を把握できる点においても CT は適している．

2) 冠動脈狭窄の診断性能

冠動脈 CT による解剖学的狭窄診断の評価は，一般に，冠動脈造影を真とした場合の診断精度として報告される．安定狭心症疑い症例での狭窄診断能については 2008 年に多施設共同試験が発表されており，うち CORE64 試験では，64 列 MDCT による冠動脈 CT と冠動脈造影を施行された 291 例において，冠動脈狭窄率 50%以上を有意狭窄とした場合，症例ごとの診断性能は感度 85%，特異度 90%，陽性的中率 91%，陰性的中率 83%であった[2]．また同時期に報告された ACCURACY 試験においても，230 例の検討にて，50%以上有意狭窄検出の診断精度は，感度 95%，特異度 83%であり，とくに陰性的中率は 99%と高い数値であった[3]．虚血性心疾患が疑われる場合の非侵襲的検査として，運動負荷心電図検査が挙げられるが，特異度は 85〜90%と高い数値であるが，感度は 45〜50%である．運動負荷心筋シンチグラフィーでも特異度は 63〜87%，感度は 73〜92%と報告されており[4]，冠動脈 CT の診断性能の高さが示唆される．さらに 320 列 CT においては感度 100%，特異度 88%，陽性的中率 92%，陰性的中率 100%との報告がある[5]．この高い陰性的中率が冠動脈 CT の強みであり，冠動脈 CT で有意狭窄が認められなかった場合には，冠動脈狭窄はほぼ否定される．CORE64 試験での陰性的中率は 83%とやや低かったが，これは有病率が他と比較して高かったことが影響していると推測される．よって適切な症例に冠動脈 CT を用いることが重要であり，有病率が低い母集団におけるスクリーニング検査として有用とされる．

3) 冠動脈 CT の有用性

（1）狭心症

狭心症を疑う症例においては，冠動脈狭窄の診断と同時に心筋虚血の評価が治療方針，予後を予測するうえで重要である．では，どちらの検査が臨床的により有用であるのか．PROMISE 試験では臨床転帰をエンドポイントとし，有症状の安定狭心症疑い症例 10,003 例において，冠動脈 CT 検査による解剖学的検査と負荷心筋シンチや負荷心エコー検査といった機能的検査を比較している[6]．64 列以上の MDCT を施行した群でランダム化 90 日

以内の冠動脈造影はやや多かったが（冠動脈CT群12.2% vs 機能的検査群8.1%），冠動脈造影での有意狭窄非検出は冠動脈CT群で有意に少なかった（3.4% vs 4.3%）．2年後の複合エンドポイントは，両群間に有意差が認められなかった（3.3% vs 3.0%）．よって心血管イベント発生率の観点からは，冠動脈CTは冠動脈機能検査と同等の診断能と考えられる．

　冠動脈CTによる結果から，冠動脈造影や血行再建へ移行する割合が，CONFIRM試験サブ解析に報告されている[7]．虚血性心疾患の既往のない15,207例を対象としており，冠動脈CTで有意狭窄（狭窄率50%以上）を有さない症例では，冠動脈造影施行率，血行再建施行率とも低率であった（狭窄なし：2.5%，0.3%，軽度狭窄：8.3%，2.5%）．一方，有意狭窄症例では冠動脈造影施行率，血行再建施行率はそれぞれ，1枝病変（44.3%，28.0%），2枝病変（53.3%，43.6%），3枝病変（69.4%，66.8%）と高率であった．また有意狭窄を有さない群において，冠動脈造影施行群の死亡相対リスクは，未施行群に比較して2.2（p=0.01）と有意に高値であった．有意狭窄を有する群においては，冠動脈造影施行群の死亡の相対リスクは0.61（p=0.047）と有意に低く，結果，冠動脈CTにて有意狭窄を認めなければ冠動脈造影や血行再建は必要ないことが確認された．冠動脈造影を行う際に，冠動脈CTがgatekeeperとして有用であることが示されている．

（2）急性冠症候群

　冠動脈CTは冠動脈病変の進行した症例においても比較的安全かつ短時間で施行できることが特徴である．冠動脈CTの精度向上を背景として，急性冠症候群が疑われる症例における冠動脈CTの有用性を示唆する報告もされている　ROMICAT-Ⅱ試験では，急性胸痛で救急センターを受診し，初期の心電図，トロポニン検査が正常であった1,000例を対象とし，通常の診断方法を用いた群と冠動脈CTを施行した群での検査後の転帰が比較検討された．急性冠症候群と診断されたのは75名（8%）であり，両群とも急性冠症候群の見逃しはなかった．冠動脈CT群では診断までの所要時間，在院期間が有意に短縮されており，救急外来での冠動脈CTの有用性が示された[8]．

　冠動脈CTでは狭窄率診断に加えて，プラークの性状を観察することが可能である．心血管イベント発生過程にはプラーク破綻が関与するとされ，将来のプラーク破綻を冠動脈CTにより予測できるかどうかにも焦点があてられている．冠動脈イベントを発症する可能性が高い病変のCT上の特徴的所見は，脂質優位を示す低CT値プラーク（CT値30HU以下），positive remodelingと報告されている[9]．Motoyamaらは冠動脈CTを施行した3,158例で予後を予測した結果，これらの特徴を持つ高リスクプラーク陽性群は陰性群に比較し，有意に急性冠動脈症候群が多く発症した（16.3% vs 1.4%）[9]．さらに，きわめてイベント発症と関連の高い所見として，napkin ring signといった特徴的な形態所見も報告されている[10]（図1）．

8 心血管イメージング

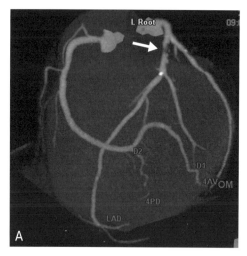
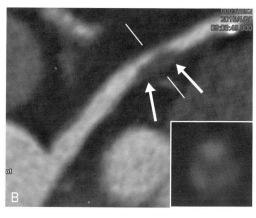
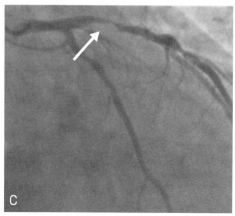

図1 不安定狭心症の1例
　1週間前から労作時胸痛が出現した．冠動脈CT(A, B)ではLAD ＃ 6にPositive remodelingとnapkin ring signを伴う高度狭窄を認めた．撮影後早期に冠動脈造影(C)を行い同部位に同様の高度狭窄を認めている．

(3) ステントおよびCABG (coronary artery bypass grafting) (図2)

　ステント内腔の評価をする場合は，ステントの種類や材質により見え方は異なっており，またステントの金属によるアーチファクトが狭窄の診断に問題となる．2010年米国ガイドラインでは，無症候で左冠動脈主幹部に径3.0mm以上のステント留置例の再狭窄評価は冠動脈CTの適応とされる[11]．ステント径が3.0mm以上であれば，80％で評価可能であるが，3.0mm未満では33％であり，適応とはならない．64MDCTを用いた検討において，内腔評価が可能なステントは89％であり，感度と特異度はそれぞれ90％，91％と診断精度は良好である[12]．よって臨床では主幹部以外のステント評価にも広く使用されているのが実情である．

　CABG術後については，症候性であればCT評価は適応とされている[11]．64列MDCTでは，グラフト評価においても高い精度を持っており，感度，特異度とも97％との報告がある[13]．また不整脈であっても影響を受けず，診断性能に動脈グラフトと静脈グラフト間

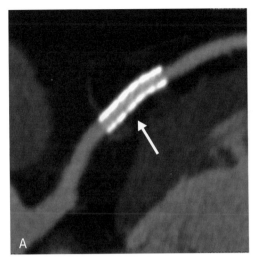 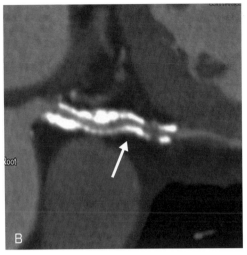

図2 ステント症例
LAD#6に直径3.5mmステントが留置されている(A).良好な開存が確認できる.LAD#6にステント留置後.内部に低吸収域を認め,再狭窄が疑われる(B).

の差はなかったとされている[13].撮影にあたっては,グラフトの種類によって適切な撮影範囲を設定することが重要である.また金属クリップによるアーチファクトがときに問題となる.

4) 冠動脈CTのガイドラインにおける位置づけ

2009年に日本循環器学会から「冠動脈病変の非侵襲的診断方法に関するガイドライン」が発表されている[1].胸痛を有する場合には,年齢,性別,症状から冠動脈疾患を有する可能性を推定する.高リスク群の場合には冠動脈疾患を有する危険性が高く,冠動脈造影をすぐに行うことが多い.低リスク群ではもともと冠動脈疾患の有病率が低く,冠動脈CTを行う必要性は低いとされる.冠動脈CTは中等度リスク群において最も有用とされ,中等度リスク群で,運動負荷が困難あるいは運動負荷心電図が判定困難な場合に,クラスⅡa(レベルB)となっている.冠動脈CTで異常が認められれば,冠動脈造影が推奨される.一方,高度石灰化やmotion artifact,狭窄率50%程度の境界的狭窄などで判定困難な場合は負荷心筋シンチグラフィーなどでの評価を行い,異常を認める際には冠動脈造影が推奨されている.

急性冠症候群にいては,年齢・性別などの臨床像,既往歴,心電図変化や生化学的検査などによってリスク層別化を行う.高リスク群では入院,冠動脈造影が優先される.冠動脈CTは中リスク群(心電図変化がなく,血液生化学検査が陰性)においてクラスⅡa(レベルB)となっている.中リスク群では臨床的に必要とされる冠動脈評価を冠動脈CTにて低侵襲で施行でき,急性冠症候群の早期診断あるいは除外診断に有用と考えられている.

治療後のフォローアップにおいては,ステント内腔評価のための冠動脈CTはクラスⅡb

(レベルC), CABG後のグラフト吻合部の評価のための冠動脈CTはクラスⅡa(レベルB)となっている.

5) 冠動脈CTによる機能評価(図3)

　冠動脈CTに機能的評価を追加する手法が研究されている. 冠動脈狭窄病変での冠血流予備量比(fractional flow reserve ; FFR)を測定し, 冠動脈機能評価をもとに血行再建の適応を決定することの有用性が, FAME2試験で報告されている[14]. しかしながら, FFRは冠動脈造影時に施行する侵襲的な検査方法であり, より低侵襲な冠動脈機能評価としてHeartFlow社(米国)によってFFR-CTが開発された. これは冠動脈CTデータから再現された冠動脈および脈管構造の三次元モデルと算出された生理学的条件をもとに, 流体力学解析によって算出された血流状態から, 各冠動脈部位におけるFFRを仮想的にFFR-CT値として算出するプログラムである. DISCOVER-FLOW試験では, 侵襲的FFR≦0.8を心筋虚血陽性とした場合, 冠動脈CTのみでは感度91.4%, 特異度39.6%であったが, FFR-CTでは感度87.9%, 特異度82.2%と良好であった. FFR-CTと侵襲的FFRの計測値は相関係数0.717(p<0.001)と良好な相関を認めている[15]. また冠動脈造影が予定された症例

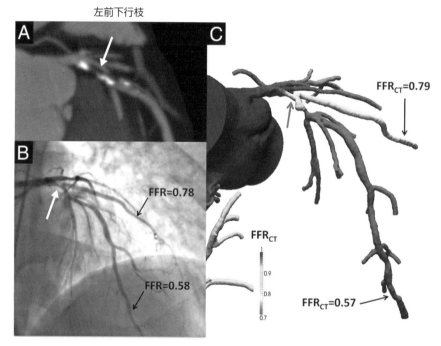

図3　DISCOVER-FLOW試験におけるFFR, FFR-CT施行例
　冠動脈CT(A)にて左前下行枝近位部に≧50%の狭窄病変を認める. 冠動脈造影(B)にて同様の部位に有意狭窄を認め, 対角枝でFFR=0.78, 左前下行枝でFFR=0.58と低下を認める. 冠動脈CTに基づいたFFR-CTの算出(C)は, 対角枝でFFR-CT=0.79, 左前下行枝でFFR-CT=0.57であった.

(Koo BK, et al, 2011[15]より)

群において，通常診療を行う群と CT/FFR-CT 群を比較した PLATFORM 試験においては，CT/FFR-CT を施行した群では予定された冠動脈造影の 61%が不要と診断され，冠動脈造影での閉塞性冠動脈疾患の非検出率は CT/FFR-CT 群で有意に低かった[16]．CT/FFR-CT 群で冠動脈造影が不要とされた症例においては，その後の心血管イベントはなく，不要な冠動脈造影を安全に減少させる可能性が示唆された．

　現時点では FFR-CT は米国 HeartFlow 社による手法が使用可能で，冠動脈 CT データを転送する必要がある．問題点としてはコストが 1 症例あたり約 1,500 ドルと高価であること，また冠動脈石灰化や高心拍など撮影時のアーチファクトの影響から解析困難となる場合があることである．

　また CT によるもう一つの冠動脈機能評価法として，アデノシンを用いた薬剤負荷心筋灌流 CT も行われるようになった．CT におけるヨード造影剤投与下で行う検査方法であり，冠動脈撮影と心筋灌流イメージングが 1 回の検査で同時に実施できる．これについては 320 列 MDCT を用いた世界規模の CORE 320 試験が有名であり，冠動脈撮影と心筋灌流イメージングを施行した群と冠動脈造影と心筋シンチグラフィーを施行した群を比較し，320 列 CT による冠動脈疾患検出能を検討している[17]．冠動脈 CT 単独よりも心筋灌流イメージングを追加することで検出能は有意に向上し（AUC 0.81 vs 0.87，P<0.0019），30 日以内の血行再建予測能についても冠動脈 CT ＋心筋灌流イメージングと冠動脈造影群の間に有意差はなかった．よって冠動脈 CT で狭窄率が境界であるなど診断が困難な場合には，心筋灌流 CT を追加することにより 1 回の CT 検査で機能的評価まで完了できるという強みがある．

6） 冠動脈 CT の注意点

　冠動脈 CT 検査の問題点は，放射線被曝，ヨード造影剤が必要であること，および高心拍や石灰化により診断能が低下することである．放射線被曝に関しては，適応をしっかり見極めることは当然であるが，CT 装置の多列化によるスキャン時間の短縮によりかなり被曝量の低減が実現されている．ヨード造影剤は腎毒性を有し，造影剤腎症の危険性から，腎機能低下症例では使用することが困難である．また，重大な副作用としてヨード造影剤に対するアナフィラキシーショックの問題がある．これらの問題点を熟知し，適切な症例に使用することが重要である．

2 心臓 MRI 検査

1） 心臓 MRI 検査の特徴

　心臓 MRI 検査（cardiac magnetic resonance；CMR）は近年，確立した画像診断ツールとして使用されるようになった．CMR は冠動脈 CT と異なり，放射線被曝なく冠動脈撮影が可能であり，より低侵襲といえる検査法である．また冠動脈評価に加えて，一度の検査で心室構造や壁運動など形態的評価（Cine 画像），心筋浮腫（T2 強調像），心筋虚血（負荷

111

8 心血管イメージング

perfusion MRI），心筋組織性状（遅延造影像，LGE）を行えることが大きな特徴である．初回心不全症例での原因疾患検索や心筋症における心筋性状評価，虚血性心疾患における虚血評価や viability の判断など，その有用性は多岐にわたる．放射線被の影響がないため繰り返しの検査にも適しており，LGE については診断のみならずリスク層別化や予後規定因子としても注目されている．しかしながら，これらの一連の検査をすべて行う場合，1時間以上を要することが多く，患者の身体的負担と検査時間枠の制約が生じることが多い．また負荷 perfusion MRI と LGE についてはガドリニウム造影剤が必要となる．造影剤使用にあたっては，腎機能低下例（eGFR<30 mL/min/1.73 m^2 および透析）では腎性全身性線維症の懸念があり，禁忌である点に留意する．実際の臨床現場では，患者の病態に応じて必要な撮像を選択して実施する必要がある．

2）非造影 MRI 検査で撮影可能な項目

（1）Cine 画像

造影剤を用いなくとも血液・心筋コントラストの高い画像が得られ，動画として壁運動を評価することが可能である．また任意の断面での撮像が可能であり，形態評価においても有用である．心臓超音波検査では描出しにくい左室心尖部や右室形態も明瞭に描出可能であり，また心尖部から僧帽弁までの左室短軸像を撮影し，左室や右室の収縮末期容量，拡張末期容量の計測や EF（ejection fraction）の算出，心筋重量の算出を行うことができる．Cine 画像によるこれらの指標は非常に再現性が高く，5％程度の標準誤差での計測が可能であり，すべての画像診断のモダリティのなかで最も正確な gold standard の検査方法と考えられている．同一症例における経時的な心機能の比較にも有用である．

（2）T2 強調像（T2-weighted black blood；T2WBB）

T2WBB で高信号を呈した領域は，心筋浮腫を反映する．これは急性心筋梗塞の心筋虚血領域（area at risk）の診断や心筋炎の炎症・心筋浮腫を検出するのに有用である．また肥大型心筋症，左室肥大においても肥大に伴う浮腫を反映して T2WBB にて高信号を呈する場合がある．

（3）T1 強調画像（T1- weighted black blood；T1WBB）

心筋内脂肪浸潤を評価する．不整脈源性右室心筋症における右室または左室心筋内の脂肪浸潤の評価に用いられる．

（4）冠動脈 MRA

現在，whole heart coronary MRA と呼ばれる心臓全体をカバーする体軸横断画像を一度に撮影する方法が一般的である．心拍と呼吸によって変動する冠動脈を撮像するためには，呼吸同期および心電図同期の両方が必要であり，データ収集を行う冠動脈の静止した時相

（主に拡張末期）は Cine 画像であらかじめ視覚的に決定する．放射線被爆なく，非造影にて冠動脈を描出できることが冠動脈 MRA の大きなメリットである．一方，空間分解能は 0.6～1.2mm 程度であり，冠動脈 CT ほど精細な描出は困難である点，ステントは金属アーチファクトにより評価不能な点がデメリットとなる．息止めなく撮影可能であるが撮像に 10 分以上要することも多く，ほか高体重，不整脈（心房細動，期外収縮）では画質が低下する．現在主流の 1.5 テスラの MRI 機器を用いた冠動脈 MRA の診断能については，冠動脈造影にて狭窄率 50% 以上病変を有意狭窄とした場合，感度 88%，特異度 72%，陽性的中率 71%，陰性的中率 88% であった．高い陰性的中率から冠動脈疾患の除外診断に有用とされる[18]．

また非造影検査では，オプションとしてシャント量や逆流量，圧較差の推測に phase contrast flow imaging による Flow 解析，心外膜疾患による心筋癒着評価に MRI tissue tagging 撮影を行うことも可能である．

3） 造影 MRI 検査で撮影する項目

（1）負荷 perfusion MRI

負荷 perfusion MRI 検査は，心筋シンチと同等またはそれ以上の精度で心筋虚血を診断することができる非常に鋭敏な検査であり，Cine 画像や LGE と同時に撮影を行うことが可能である．薬剤はアデノシンが主に使用される．アデノシン負荷は正常部と虚血部位の細動脈間に顕著な血流量の差を生じさせ，虚血部位では血流量が低下する．負荷終了直前（Stress）と負荷終了後（Rest）にガドリウム造影剤を投与し，造影剤の心筋初回循環動態における perfusion defect の有無で虚血評価をする．正常例では心筋血流増加とともにすみやかに信号値も増加するが，心筋虚血領域では信号値の増加が認められない（perfusion defect），もしくは遅延する．負荷 perfusion MRI の診断性能については，CE-MARC study で報告されている．冠動脈造影における 70% 以上の冠動脈狭窄あるいは左冠動脈主幹部の 50% 以上の狭窄の検出を目的として，CMR（負荷 perfusion MRI，Cine 画像，冠動脈 MRA と LGE）と心筋シンチを比較した場合，CMR は感度 86.5%，特異度 83.4%，心筋シンチは感度 66.5%，特異度 82.6% であり，CMR の診断性能は心筋シンチと同等またはそれ以上であった[19]．

（2）遅延造影（LGE）

心筋線維化，心筋浮腫の検出に使用される．ガドリニウム造影剤は血液から細胞外液へ移行する特徴があり，線維化や浮腫により細胞外液分画が増加すると造影剤分布容積が増加する．結果，T1 緩和時間が正常心筋より短縮し造影効果（高信号）を示す．造影剤を投与したのち，5～20 分程度で撮影を行った画像であり，LGE のパターンは各心疾患により異なる．心筋性状を非侵襲的に評価でき，診断に有用である．また心筋生検が予定されている場合においても，事前に心筋障害部位を把握できるメリットがある．

8 心血管イメージング

4) 循環器疾患とCMR所見

本稿では代表的な循環器疾患である虚血性心疾患，肥大型心筋症，拡張型心筋症，不整脈源性右室心筋症，心筋炎，心サルコイドーシス，心アミロイドーシスのCMR所見について解説する．

（1）虚血性心疾患（図4）

虚血性心疾患におけるCMRの主な評価項目は，冠動脈評価，局所的壁運動異常や菲薄化の有無（Cine画像），虚血の有無（負荷perfusion MRI），viabilityの有無や梗塞部位と範囲の特定（LGE）である．

狭心症を疑う場合は冠動脈MRAにて冠動脈の形態評価を行うとともに，負荷perfusion MRIにて虚血の有無を判定する．冠動脈支配に一致したperfusion defectをstress時にのみ呈する場合に誘発虚血ありと判断する．負荷perfusion MRIの心筋虚血診断における感度と特異度は前述のように心筋シンチと同等かそれ以上である．また高い空間分解能により，多枝病変の虚血評価も可能である[20]．

急性心筋梗塞に対する治療では，早期の再灌流療法が非常に重要である．しかし，その

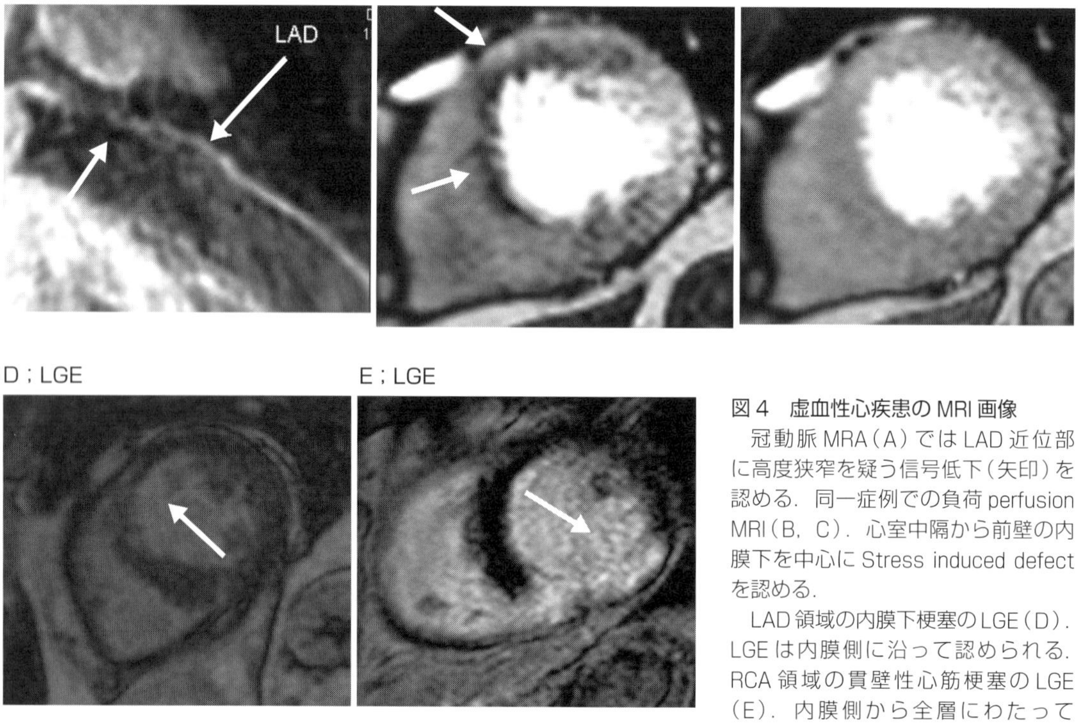

図4 虚血性心疾患のMRI画像
冠動脈MRA（A）ではLAD近位部に高度狭窄を疑う信号低下（矢印）を認める．同一症例での負荷perfusion MRI（B，C）．心室中隔から前壁の内膜下を中心にStress induced defectを認める．

LAD領域の内膜下梗塞のLGE（D）．LGEは内膜側に沿って認められる．RCA領域の貫壁性心筋梗塞のLGE（E）．内膜側から全層にわたってLGEを認める．

際には不整脈，微小循環障害（いわゆる no reflow），梗塞内出血などの再灌流障害を併発する危険性があることが知られている．LGE では心筋梗塞領域として造影される領域の中心に，低信号領域を認めることがあり，急性心筋梗塞時の微小循環障害として注目されている．遅延造影 MRI で検出される急性心筋梗塞の微小循環障害は，MVO（microvascular obstruction）と呼ばれ，左室駆出率とともに，急性心筋梗塞の独立した予後規定因子として重要視されつつある[21]．また急性心筋梗塞発症後2～3週間にわたって梗塞部位に伴う心筋浮腫を反映して T2WBB 高信号域が認められる．

心筋 viability の評価や梗塞部位と範囲の評価あたっては LGE が重要である．心筋細胞外領域は，浮腫や炎症により拡大し，ガドリニウム造影剤は傷害心筋領域に浸透する．さらに細胞膜の障害により，ガドリニウム造影剤が通常は取り込まれない細胞内領域まで浸透し，LGE での高信号領域として検出される．心筋梗塞は心筋虚血にさらされやすい心内膜側から発生することが知られており，これを反映して内膜下から外膜側へ広がる LGE が虚血性心疾患に特徴的である．LGE 領域が心筋壁厚の50％以上にわたって認められる領域では，血行再建を行っても機能回復する可能性は10％程度であることが報告されている[22]．一方，50％未満の場合は菲薄化があっても血行再建により壁運動改善が示されており[23]，これらのデータをもとに，壁深達度50％を超える領域では心筋 viability が乏しいと考えられている．

Viability を判断するうえでの留意点は，心筋梗塞発症直後では梗塞周囲の心筋浮腫を反映して，LGE で検出される心筋梗塞領域が実際より広範囲となることである．発症4週間～6週間の時間経過とともに20～40％縮小することが報告されており[24]，viability の判断には撮影のタイミングに注意する．

（2）肥大型心筋症（hypertrophic cardiomyopathy；HCM）（図5A，B）

HCM においては Cine 画像と LGE が重要な項目である．

Cine 画像で多断面から肥厚部位を詳細に評価することが重要である．MRI では，ほかに誘因のない15mm 以上の左室壁厚が診断に際する参考基準である．HCM 症例の10～15％は前壁や側壁，後壁中隔や心尖部の部分的な肥厚を呈し，心臓超音波検査では同定困難なことがある[25]．肥厚部位を評価するとともに，非対称性中隔肥厚や心尖部瘤，左室流出路狭窄や心室中部閉塞といった所見，僧帽弁の systolic anterior motion（SAM）の有無を確認する．

LGE は肥厚部位の心筋中層や心室中隔と右室の接合部（RV insertion points）に斑状に認められる．これは心筋浮腫と心筋の線維化を反映していると考えられている．HCM 症例では約60％に LGE が認められ，EF 低下症例ではより高率であった[26]．End-stage あるいは burned-out phase と呼ばれる拡張相 HCM では，この心筋中層を中心とした高輝度かつ広範囲の LGE が検出されることで他の心筋症との鑑別に役立つ．また LGE の存在は心室性不整脈や心臓死と関連し，独立した予後規定因子として非常に重要である[27]．

そのほか，肥大に伴う microvascular dysfunction による心筋浮腫を反映し，肥厚部

8 心血管イメージング

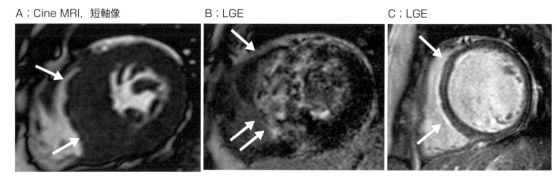

図5 心筋症のMRI画像

A, B：HCMの1例．Cine画像（A）では心室中隔から下壁にかけて非対称性中隔肥厚（asymmetric septal hypertrophy；ASH）を認める．同一症例でのLGE（B）は肥厚部位の心筋中層やRV insertion pointにびまん性に認められる．

C：DCMのLGE．左室内腔の拡大を認め，心筋中隔の心筋中層に線状のLGEを認める．

D, E, F：ARVCの1例．Cine画像（D）では右室は著明に拡大し，収縮能の低下を認めた．T1WBB（E, F）では右室自由壁，左室側壁に脂肪浸潤を認める．

やRV insertion pointsにT2WBB高信号を呈することがある．負荷perfusion MRIではmicrovascular dysfunctionが心内膜側の血流障害（perfusion defect）としてとらえられ，心筋線維化や心肥大の進展を予見する重要な役割を果たすと報告されている[28]．

（3）拡張型心筋症（dilated cardiomyopathy；DCM）（図5C）

DCMでは形態・左室収縮能評価としてCine画像，また特徴的なLGE所見がポイントとなる．また虚血性心疾患の除外も重要なポイントである．冠動脈評価とともに，虚血性心疾患に特徴的なLGE所見ではないことを確認する．

Cine画像では拡大した左室内腔とびまん性の左室壁運動低下，LVEF低下が認められる．壁厚は正常もしくは菲薄化を示す．すでに診断されているDCM症例においても治療への反応性評価として，左室容積やEF解析の評価が役立つ．

LGEは心室中隔において心筋中層に線状に認められるのが特徴的であり，病理学的には

心筋中層の置換性線維化に一致している．ただしこれは DCM と診断された約 30％にのみ認められ，残りの症例では LGE は認められない[29]．DCM においてこの特徴的な LGE を認める頻度が低いのは，びまん性の線維化を画像上検出することが困難であるためと考えられている．DCM においても LGE の存在は LVEF よりも優れた心臓死，突然死，心室性不整脈の予後規定因子として報告されている[30]．

（4）不整脈原性右室心筋症（arrhythmogenic right ventricular cardiomyopathy；ARVC）（図 5D，E，F）

ARVC の Task Force Criteria では CMR は主要な imaging modality であり，右室局所壁運動異常と右室拡大もしくは右室 EF 40％以下を認めた場合 major criteria を満たす[31]．また診断基準には含まれないが，T1WBB での脂肪浸潤の評価も有用である．

Cine 画像では右室の拡大と右室の壁運動異常を評価する．右室自由壁の局所的またはびまん性の壁運動異常（akinesis，dyskinesis），右室瘤が ARVC に特徴的な所見である．

T1WBB では心筋内への脂肪浸潤を評価する．脂肪浸潤は外膜側から始まり，心筋は菲薄化する．右室への脂肪浸潤のみで壁厚は正常の場合は生理的な脂肪浸潤の可能性が高い．また ARVC 病初期には先行する左室所見が報告されている[32]．LGE も病変部位に認められる．

（5）心筋炎（図 6A，B）

急性心筋炎では炎症による心筋浮腫を反映した，T2WBB 高信号域を呈することが特徴的である．LGE は外膜側優位に認められることが多いが，心筋中層の LGE を呈する場合もあり，心サルコイドーシスや DCM との鑑別を要する．心筋浮腫と LGE は CMR の心筋炎診断基準に含まれている[33]．

（6）心サルコイドーシス（図 6C，D）

心サルコイドーシスの診断基準では，臨床診断群の副徴候に LGE の所見が含まれている．ただし LGE のパターンは多彩であり，虚血性心疾患との鑑別がポイントとなる．

Cine 画像では限局的な心室菲薄化を認め，ときに心室瘤を形成する．とくに心室中隔基部に心病変が好発する．LGE では多彩・多発性であり，心筋中層や心外膜にかけて認められることが多いが，心内膜下や貫壁性の LGE を呈することもある[34]．房室ブロックを呈する症例では心室中隔の LGE に留意する．また肉芽腫性炎症に伴う浮腫を反映し，T2WBB 高信号域を認める場合がある．

（7）心アミロイドーシス（図 6E，F）

心アミロイドーシスでは特徴的な LGE 所見が認められる．Cine 画像では両心室壁や心房中隔のびまん性壁肥厚を認める．また両心房の拡大，胸水・心嚢水を伴うことがある．早期

8 心血管イメージング

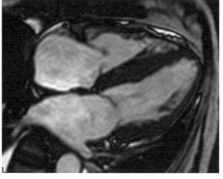

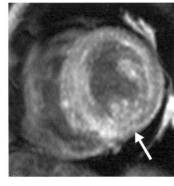

図6 心筋炎，心サルコイドーシス，心アミロイドーシスのMRI画像
　A，B：急性心筋炎の1例．T2WBB（A）にて心室中隔，前壁にT2W高信号域を認め，心筋浮腫を示唆する．LGE（B）は心筋中層から心外膜側優位に認められる．
　C，D：心サルコイドーシスのLGE．基部中隔，前壁の一部には貫壁性にLGEを認め，他の部位では外膜側優位に認められる．多彩なLGEパターンを呈する．
　E，F：心アミロイドーシスの1例．Cine画像（E）ではびまん性の左室肥大とどく軽度の心嚢水，両側胸水を認めた．LGE（F）は，全層にわたってびまん性に認められる．右室心筋にもLGEを認める．心筋と心腔内のコントラストは低下している．

は拡張障害が主体であり左室収縮能は保たれるが，末期には収縮障害が認められる．
　LGEは両心室の心筋全体，全周性に広範に認められる．心房筋にもLGEを認めることがある．心内膜下が優位であるが，心筋中層から貫壁性のLGEを呈する症例もある[35]．全身のアミロイドーシス病変に造影剤が分布し，かつ心筋内にもびまん性に分布することから生じるとされる心筋と心腔内のコントラスト低下も特徴の一つである．

3 熱血の章 —私の循環器学—

　当クリニックは心臓を中心とした循環器系の検査に特化した施設であり，各医療機関から冠動脈 CT や心臓 MRI の依頼を受け検査を行っている．冠動脈 CT，MRI とも年間 3,000 件を超える件数を施行しているが，そのなかでも印象に残った症例を 2 例提示する．1 例目は典型的な労作性胸痛を呈する 30 歳代女性である．家族歴，既往歴は特記事項なく，冠危険因子としては脂質異常症を有していた．閉経前の女性であり，年齢からは冠動脈の器質的狭窄を有する可能性はきわめて低い．通常であれば放射線被ばくを避け冠動脈 MRA を推奨するところだが，あまりにも典型的な労作性胸痛であり，数日前から早朝の安静時胸痛を自覚し増悪傾向を認めたので，プラークなどの判断可能な冠動脈 CT を選択した．結果を図 7 に示す．LAD#6 近位部，LCX#11 近位部に高度狭窄を認め，2 枝病変であった．この検査の後，即入院し，血行再建が行われた．若年女性であっても，問診における「typical angina」を聞き出せるかが検査の選択にいかに重要かを思い知らされた 1 例である．

　2 例目は左室肥大を伴う心機能低下を認め，病因精査のため造影 MRI を依頼された 60 歳代女性である．この症例の MRI 画像が前述した心アミロイドーシス（図 6E, F）症例である．両心室心筋のびまん性肥厚と特徴的な LGE 所見から，MRI ではまず間違いなく心アミロイドーシスと考えられた．後日心筋生検で心アミロイドーシスが確定したと報告があり，その際に MRI 画像を見ることで医師のみならず，患者側も疾患をイメージでき，心筋生検をス

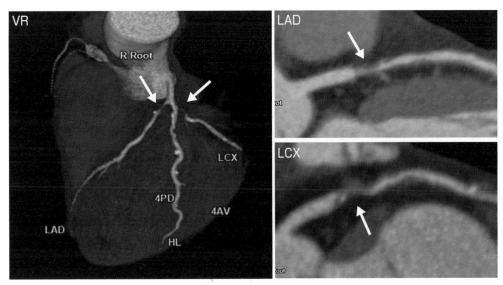

図 7　印象に残った症例
　30 歳代女性．典型的な労作性胸痛と安静時胸痛を認め，冠動脈 CT を施行．LAD#6 および LCX#11 の近位部に石灰化混在プラークを伴った高度狭窄を認める．HL には高度狭窄は認めないものの，石灰化病変が散見される．

8　心血管イメージング

ムーズに施行することができたとのことであった．画像が診断のみならず，患者への疾患の説明や理解にも有用であることを実感した1例である．

おわりに

　冠動脈CTは狭窄度評価のみならず，解剖学的構造，プラーク性状の把握が可能であり，今後はFFR-CTなど機能的評価の面でも臨床応用が進むと考えられる．CMRは診断や治療方針，予後予測など多方面において有用なモダリティであり，より一層臨床応用が期待される．担当医がこれらの検査に熟知し，症例にあわせて適切なモダリティで，適切な撮影プロトコールを組み立てることが今後ますます要求されると思われる．

文　　献

1）冠動脈病変の非侵襲的診断方法に関するガイドライン：循環器病の診断と治療に関するガイドライン（2007年-2008年度合同研究班報告）．Circulation Journal 73, Supple.III：1019-1089, 2009.

2）Miller JM, Rochitte CE, Dewey M, et al：Diagnostic performance of coronary angiography by 64-row CT. N Eng J Med 359：2324-2336, 2008.

3）Budoff MJ, Dowe D, Jollis JG, et al：Diagnostic performance of 64-multidetector row coronary computed tomographic angiography for evaluation of coronary artery stenosis in individuals without known coronary artery disease: results from the prospective multicenter ACCURACY（Assessment by Coronary Computed Tomographic Angiography of Individuals Undergoing Invasive Coronary Angiography）trial. J Am Coll Cardiol 52：1724-1732, 2008.

4）Montalescot G, Sechtem U, Achenbach S, et al：2013 ESC guidelines on the management of stable coronary artery disease: The Task Force on the management of stable coronary artery disease of the European Society of Cardiology. Eur Heart J 34（38）：2949-3003, 2013.

5）de Graaf FR, Schuijf JD, van Velzen JE, et al：Diagnostic accuracy of 320-row multidetector computed tomography coronary angiography in the non-invasive evaluation of significant coronary artery disease. Eur Heart J 31：1908-1915, 2010.

6）Douglas PS, Hoffmann U, Patel MR, et al：Outcomes of anatomical versus functional testing for coronary artery disease. N Engl J Med 372：1291-300, 2015.

7）Shaw LJ, Hausleiter J, Achenbach S, et al：Coronary computed tomographic angiography as a gatekeeper to invasive diagnostic and surgical procedures: results from the multicenter CONFIRM（Coronary CT Angiography Evaluation for Clinical Outcomes: an International Multicenter）registry. J Am Coll Cardiol 60（20）：2103-2114, 2012.

8）Hoffmann U, Truong QA, Schoenfeld DA, et al：Coronary CT angiography versus standard evaluation in acute chest pain. N Engl J Med 367：299-308, 2012.

9）Motoyama S, Ito H, Sarai M, et al：Plaque Characterization by Coronary Computed Tomography Angiography and the Likelihood of Acute Coronary Events in Mid-Term Follow-Up. J Am Coll Cardiol 66（4）：337-346, 2015.

10）Otsuka K1, Fukuda S, Tanaka A, et al：Napkin-ring sign on coronary CT angiography for the prediction of acute coronary syndrome. JACC Cardiovasc Imaging 6（4）：448-457, 2013.

11）Taylor AJ, Cerqueira M, Hodgson JM, et al：ACCF/SCCT/ACR/AHA/ASE/ASNC/NASCI/SCAI/SCMR 2010 appropriate use criteria for cardiac computed tomography. A report of the American College of Cardiology Foundation Appropriate Use Criteria Task Force, the Society of Cardiovascular Computed Tomography, the American College of Radiology, the American Heart Association, the American Society of Echocardiography, the American Society of Nuclear Cardiology, the North American Society for Cardiovascular Imaging, the Society for Cardiovascular Angiography and Interventions, and the Society for Cardiovascular Magnetic Resonance. J Am Coll Cardiol 56：1864-

1894, 2010.

12) Sun Z, Almutairi AM : Diagnostic accuracy of 64 multislice CT angiography in the assessment of coronary in-stent restenosis: a meta-analysis. Eur J Radiol 73 (29) : 266-273, 2010.

13) Meyer TS, Martinoff S, Hadamitzky M, et al : Improved noninvasive assessment of coronary artery bypass grafts with 64-slice computed tomographic angiography in an unselected patient population. J Am Coll Cardiol 49 : 946-950, 2007.

14) De Bruyne B, Fearon WF, Pijls NH, et al : Fractional flow reserve-guided PCI for stable coronary artery disease. N Engl J Med 371 : 1208-1217, 2014.

15) Koo BK, Erglis A, Doh JH, et al : Diagnosis of ischemia-causing coronary stenoses by noninvasive fractional flow reserve computed from coronary computed tomographic angiograms. Results from the prospective multicenter DISCOVER-FLOW (Diagnosis of Ischemia-Causing Stenoses Obtained Via Noninvasive Fractional Flow Reserve) study. J Am Coll Caediol; 58819) :1989-1997, 2011.

16) Douglas PS, Pontone G, Hlatky MA, et al : Clinical outcomes of fractional flow reserve by computed tomographic angiography-guided diagnostic strategies vs. usual care in patients with suspected coronary artery disease: the prospective longitudinal trial of FFR (CT) : outcome and resource impacts study. Eur Heart J 36 (47) : 3359-3367, 2015.

17) Rochitte CE1, George RT, Chen MY, et al : Computed tomography angiography and perfusion to assess coronary artery stenosis causing perfusion defects by single photon emission computed tomography: the CORE 320 study. Eur Heart J 35 (17) : 1120-1130, 2014.

18) Kato S, Kitagawa K, Ishida N, et al : Assessment of Coronary Artery Disease Using Magnetic Resonance Coronary Angiography : A National Multicenter Trial. J Am Coll Cardiol 5 : 983-991, 2010.

19) Greenwood JP, Maredia N, Younger JF, et al : Cardiovascular magnetic resonance and single-photon emission computed tomography for diagnosis of coronary heart disease (CE-MARC) : a prospective trial. Lancet 379 : 453-460, 2012.

20) Plein S1, Kozerke S, Suerder D, et al : High spatial resolution myocardial perfusion cardiac magnetic resonance for the detection of coronary artery disease. Eur Heart J 29 (17) : 2148-2155, 2008.

21) El Aidi H, Adams A, Moons KG et al : Cardiac magnetic resonance imaging findings and the risk of cardiovascular events in patients with recent myocardial infarction or suspected or known coronary artery disease: a systematic review of prognostic studies. J Am Coll Cardiol 63 : 1031-1045, 2014.

22) Kim RJ, Wu E, Rafael A, et al : The use of contrast-enhanced magnetic resonance imaging to identify reversible myocardial dysfunction. N Engl J Med 343 (20) : 1445-1453, 2000.

23) Shah DJ, Kim HW, James O, et al : Prevalence of regional myocardial thinning and relationship with myocardial scarring in patients with coronary artery disease. JAMA 309 (9) : 909-918, 2013.

24) Larose E, Rodes-Cabau J, Pibarot P, et al : Predicting late myocardial recovery and outcomes in the early hours of ST-segment elevation myocardial infarction traditional measures compared with microvascular obstruction, salvaged myocardium, and necrosis characteristics by cardiovascular magnetic resonance. J Am Coll Cardiol 55 : 2459-2469, 2010.

25) Rickers C, Wilke NM, Jerosch-Herold M, et al : Utility of cardiac magnetic resonance imaging in the diagnosis of hypertrophic cardiomyopathy. Circulation 112 : 855-861, 2005.

26) Rubinshtein R, Glockner JF, Ommen SR, et al : Characteristics and clinical significance of late gadolinium enhancement by contrast enhanced magnetic resonance imaging in patients with hypertrophic cardiomyopathy. Circ Heart Fail 3 : 51-58, 2010.

27) Bruder O, Wagner A, Jensen CJ, et al : Myocardial scar visualized by cardiovascular magnetic resonance imaging predicts major adverse events in patients with hypertrophic cardiomyopathy. J Am Coll Cardiol 56 (11) : 875-887, 2010.

28) Petersen SE, Jerosch-Herold M, Hudsmith LE, et al : Evidence for microvascular dysfunction in hypertrophic cardiomyopathy New insights from multiparametric magnetic resonance imaging. Circulation 115 : 2418 2425, 2007.

29) Gulati A, Jabbour A, Ismail TF, et al : Association of fibrosis with mortality and sudden cardiac

8 心血管イメージング

death in patients with nonischemic dilated cardiomyopathy. JAMA 309：896-908, 2013.

30）Gulati A1, Jabbour A, Ismail TF, et al：Association of fibrosis with mortality and sudden cardiac death in patients with nonischemic dilated cardiomyopathy. JAMA 309（9）：896-908, 2013.

31）Marcus FI, McKenna WJ, Sherrill D, et al：Diagnosis of arrhythmogenic right ventricular cardiomyopathy/dysplasia proposed modification of the Task Force Criteria. Circulation 121：1533-1541, 2010.

32）Sen-Chowdhry, McKenna WJ：The utility of magnetic resonance imaging in the evaluation of arrhythmogenic right ventricular cardiomyopathy. Curr Opin Cardiol 23：38-45, 2008.

33）Friedrich MG, Sechtem U, Schulz-Menger J, et al：Cardiovascular magnetic resonance in myocarditis: A JACC White Paper. J Am Coll Cardiol 53（17）：1475-1487, 2009.

34）Patel MR, Cawley PJ, Heitner JF, et al：Detection of myocardial damage in patients with sarcoidosis. Circulation 120：1969-1977, 2009.

35）Saeed M, Hetts SW, Jablonowski R, Wilson MW：Cardiovascular magnetic resonance in cardiac amyloidosis. Circulation 111：186-193, 2005.

高村　千智，寺島　正浩

9 心不全治療

はじめに

　心不全とは心臓のポンプ機能の障害により生じたうっ血と循環不全に起因するさまざまな症状を呈する症候群と定義され，あらゆる心疾患がその終末像で心不全を呈する．主な心不全の基礎疾患として，冠動脈疾患，心筋疾患，弁膜症，高血圧症，心房細動などが挙げられるが，これらはいずれも加齢とともに有病率が高くなり病状が進行していく．日本の総人口はすでに減少傾向にあるが，高齢者の数は今後も2040〜2050年頃までは増加を続けることが予想されており，日本の高齢心不全患者の数も増加が見込まれる．実際当院でも，心不全による1年間の入院患者数は，この7〜8年で約2倍に増加しており，その約半数が80歳以上となっている．高齢心不全患者の診療は地域の各種医療機関や多職種による連携で取り組むべき今後の大きな課題である．一方の明るい話題として，心不全の薬物治療と非薬物治療における新たな展開もみられる．本稿では，心臓のポンプ機能を主に担う左室の機能障害を主因とする心不全に焦点をあて，現在の標準的治療から，近い将来わが国の臨床に導入が見込まれる新しい治療まで概説したい．また，後半の「熱血の章」では，臨床研究や循環器診療に対する思い，当院で経験した印象に残る症例のことなどを書かせていただく．

1 心不全の治療と最近の話題

1）慢性心不全の治療

（1）慢性心不全の病期分類と重症度分類

　慢性心不全の病期分類には，ACCF/AHA Stage分類がしばしば用いられる．これは慢性心不全を心不全の前段階で危険因子を有するStage Aから，心機能障害はあるが症状はなく，発症予防に注力すべきStage B，症候性心不全のStage C，さらに治療抵抗性に至ったStage Dの4段階に分類するものである[1]．慢性心不全の重症度分類に汎用されるNYHA心機能分類との関係では，ACCF/AHA Stage BがNYHA I度，Stage CがII−III度，Stage DがIV度におおむね相当する．しかし，心不全患者のNYHAクラスは，さまざまな増悪因子や治療により変動する．このため，心不全の経過全体の中で，個々の患者がどの程度進行した段階にあるのかという評価に病期分類は有用である（図1）[1)2]．

123

9 心不全治療

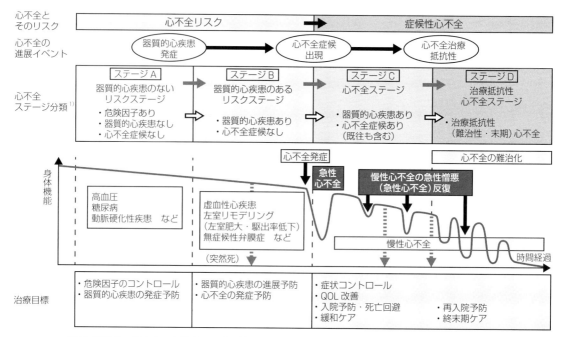

図1 心不全とそのリスクの進展ステージ
(日本循環器学会：急性・慢性心不全診療ガイドライン(2017年改訂版). http://www.j-circ.or.jp/guideline/pdf/JCS2017_tsutsui_h.pdf, p12より(2018年10月閲覧))

(2) 薬物治療

心不全に対する薬物治療としてはループ利尿薬などの利尿薬とジギタリス程度が用いられる時代が長く続いた後，ヒドララジンと硝酸薬の併用など血管拡張治療が登場した．さらに，これら先行する血管拡張治療に対するアンジオテンシン変換酵素阻害薬(ACE阻害薬)の優越性が示され，β遮断薬の生命予後改善効果も証明された．β遮断薬とレニン・アンジオテンシン・アルドステロン系阻害薬は，より大規模な無作為化試験でも効果が確認され，現在では，慢性心不全の標準薬物治療の中心に位置づけられている．

β遮断薬は，その陰性変力作用と陰性変時作用により直接的な急性作用として心拍出量を低下させる懸念があるため，古くは心不全患者への投与が禁忌と考えられていた．しかし，1973年の1例報告の後に1975年にスウェーデンのWaagsteinらがβ遮断薬の内服治療を行い良好な経過を辿った7例の拡張型心筋症のケースシリーズを報告してから，慢性心不全へのβ遮断薬治療の是非が大きな議論の的となった[3]．その後のいくつかの無作為化試験を経て，β遮断薬の慢性心不全患者における予後改善効果が証明され，現在に至っている[4,5]．

しかし，すべてのβ遮断薬が同様に効果的であるわけではなく，保険適応の有無からもわが国で心不全治療の目的で使用されるβ遮断薬はカルベジロールかビソプロロールのいずれか

である．

　レニン・アンジオテンシン・アルドステロン系阻害薬の中では，CONSENSUS 試験などにより，まず ACE 阻害薬の慢性心不全への予後改善効果が示され，ついで登場したアンジオテンシン受容体拮抗薬（ARB）は ACE 阻害薬と効果に差がないことを示すことで慢性心不全治療薬としての地位を確立した[6)7)]．ACE 阻害薬で見られる咳嗽などの副作用が ARB では見られないなどの違いは明白であるが，これら 2 つのクラスの薬剤の効果に明確な差があるのかについては，いまだ最終的な結論が出ていない．アルドステロン受容体拮抗薬は以前から K 保持性利尿薬として慢性心不全患者で用いられていたが，その予後改善効果が証明されたのは ACE 阻害薬より最近であり[8)9)]，レニン・アンジオテンシン・アルドステロン系阻害薬の中では，アルドステロン受容体拮抗薬よりも ACE 阻害薬や ARB が優先的に投与されることが多い．併用可能であれば ACE 阻害薬か ARB に，さらにアルドステロン受容体拮抗薬が追加される．レニン阻害薬はレニン・アンジオテンシン・アルドステロン系阻害薬の中で最も新しく降圧薬として臨床応用されたが，先行する薬剤との併用で相加的な予後改善効果を示せず，心不全の保険適応は得られていない．

　最近のこの領域での最大の話題はアンジオテンシン受容体ネプリライシン阻害薬（angiotensin receptor neprilysin inhibitor；ARNI）の効果である．これまで，ACE 阻害薬を対照として ARB の効果を検証した臨床試験では非劣勢を証明できても優越性を示すことはできなかった．最近では，心血管イベント抑制効果を有する他の薬剤の使用頻度が高くなっているため，その時点での標準治療以上の効果を新規薬剤の臨床試験で示すことは難しいと考えられている．その状況下で，2014 年に PARADIGM-HF 試験の結果が発表され，最初の ARNI である LCZ 696 がエナラプリルに比べて生命予後を約 20% 改善したことが報告されたため，大きな驚きをもって受け止められた（**図 2**）[10)]．この薬剤に関しては，日本でも第Ⅲ相試験が進行中である．

　比較的最近わが国の臨床に登場した薬剤として，水利尿薬のトルバプタンが挙げられる．同薬剤は，大規模臨床試験で短期的な症状改善効果は認められたものの長期予後改善効果を示せなかったため，欧米では心不全への適応が得られていないが，わが国では心不全に対して保険適用が得られている．トルバプタンは集合管のバゾプレッシン V 2 受容体の阻害により水の再吸収を抑制し，利尿作用を呈する薬剤である．うっ血の解除の目的で用いられ，高用量のループ利尿薬の使用を回避し，腎機能悪化を防ぐ効果や急性心不全による入院早期からの使用により入院期間を短縮させる効果などが期待されている．

　まもなくわが国の臨床の場に登場することが予想される心不全治療薬に，洞結節中の If チャンネルを選択的に阻害し，血圧を下げることなく心拍数を低下させるイバブラジンがある．同薬剤は，β遮断薬で効果不十分またはβ遮断薬に忍容性が不十分な洞調律で心拍数が高めの心不全患者で効果が示されており[11)]，欧米ではすでに臨床応用されている．この薬剤に関しては，日本での第Ⅲ相試験の結果が近日発表になる見込みである．

　そのほか，現在グローバル治験中であり，もしかすると今後，心不全治療薬として臨床応

9　心不全治療

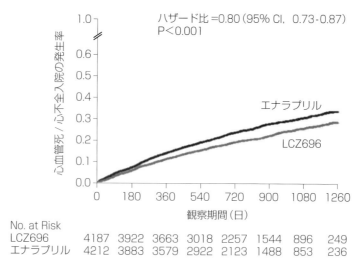

図2　HFrEFに対するアンジオテンシン受容体ネプリライシン阻害薬の効果
　PARADIGM-HF試験では，HFrEF患者を対象に，アンジオテンシン受容体ネプリライシン阻害薬（ARNI）LCZ696を用いた心不全治療とエナラプリルを用いた標準的治療の効果を比較した．その結果，LCZ696は"心血管死および心不全による入院"の複合一次エンドポイントの発生を約20％有意に減少させた．（McMurray JJ, et al. 2014[10]より改変）

用される可能性がある薬剤もいくつかある．硝酸イソソルビドとヒドララジンとの併用が心不全患者の運動耐容能を改善することがV-HeFT Iで示され，アフリカ系米国人の予後を改善することがA-HeFT試験で示されたように，硝酸薬は心不全治療薬の一つである．しかし，V-HeFT IIでACE阻害薬のエナラプリルが硝酸薬と塩酸ヒドララジンの併用よりもさらに優れた予後改善効果を示したことや，併用により心不全の予後改善効果を示す塩酸ヒドララジンが頭痛，起立性低血圧，頻脈などの副作用の発現率が高い薬剤であることなどから，わが国では慢性心不全に対しての硝酸薬の投与はあまり行なわれていない．しかし，硝酸薬と同じく一酸化窒素（NO）供与体である可溶型グアニル酸シクラーゼ（sGC）刺激薬vericiguatの慢性心不全患者への効果が第III相試験で現在検証されており，その結果が注目されている．また，これまでにない作用機序の心不全治療薬として，選択的心筋ミオシン活性化薬omecamtiv mecarbilの治験も行われている．従来，慢性心不全の長期予後改善効果を示した強心薬はない．選択的心筋ミオシン活性化薬も心筋収縮力を増強する薬剤であるが，急性効果としての強心作用に加え，第II相試験で20週の治療期間における左室リモデリングの抑制効果が示唆されたことから，予後改善にも寄与するのではないかと期待されている．

（3）非薬物治療
　心不全に対する非薬物治療には，運動療法，心臓再同期治療（cardiac resynchronization therapy；CRT），経皮的心肺補助装置（percutaneous cardiopulmonary support；PCPS）

や補助人工心臓などの補助循環装置，心臓移植などが含まれる．これらのうち，PCPS や大動脈バルーンパンピング（intra-aortic balloon pumping；IABP），経皮的補助人工心臓 IMPELLA（impella recovery pump system）に関しては連続して使用できる期間が短く，主に急性心不全で用いられ，慢性心不全ならばその急性増悪時に限り用いられることが多いため急性心不全の項で後述する．

a）運動療法 / 心臓リハビリテーション

運動療法は多くの側面で慢性心不全患者への好ましい効果を発揮することが示されている．心臓自体への効果として左室リモデリング抑制 / 逆リモデリング促進，拡張機能改善効果が報告されており，基礎疾患が虚血性心疾患ならば側副血行路の発達や血管内皮機能の改善なども報告されている．より明白なのが骨格筋への効果で，骨格筋量の増加，骨格筋代謝・機能の改善により運動耐容能を改善する．さらに，不安や抑うつの軽減効果などもあり，運動療法はこれらさまざまな効果を介して，慢性心不全患者の運動耐容能や予後の改善に寄与する．心臓リハビリテーションは心大血管疾患患者のイベント予防や社会復帰，本来の生活の維持を目的とし，多職種からなるハートチーム / 心不全診療チームにより行われる運動療法を含む包括的プログラムを指す．心不全患者への予後改善効果も示されているにも関わらず，本来適応となるべき症例のごく一部にしか行われていないという実態がある．今後，高齢心不全患者の再入院抑制の取り組みが必要であるが，その中で運動療法 / 心臓リハビリテーションが果たすべき役割は大きい．

b）心臓再同期治療（CRT）

心臓再同期治療の主体は，右室側と対側の左室後壁〜側壁からのペーシングにより，左室内の伝導障害によって生じた左室局所間での収縮のタイミングのずれを補正することにある．くわえて，左室と右室の収縮のタイミングのずれの補正や心房 - 心室の収縮の間隔の至適化も心臓再同期治療の一部である．心臓再同期治療が奏功すれば，左室駆出率の改善，拡大した左室の逆リモデリングとともに心不全症状の改善が得られる．左室の収縮期同期障害は心エコー図の種々の手法で評価可能であるが，長年の研究にもかかわらず心臓再同期治療の効果を確実に予測できる方法は確立されていない．効果を予測する主な指標は 12 誘導心電図での QRS 幅であり，一般に，QRS 幅が 130 msec. 以上の左脚ブロックが良い適応とされている．しかし，QRS 幅による患者選択を行ったうえでの奏効率も 60〜70％ にとどまる．

c）補助人工心臓（ventricular assist device；VAD）

薬物治療や CRT などで効果不十分な重症心不全患者では心臓移植が検討されるが，わが国では移植までの待機期間がとくに長く，その間は補助人工心臓（VAD）による治療がしばしば必要となる．この目的による VAD 治療は心臓移植までの "橋渡し治療（bridge to transplantation；BTT）" と呼ばれる．そのほか，VAD による治療の目的には，VAD によ

り他臓器不全が改善し，心臓移植の適応となることを期待して心移植の適否判断を保留する形で行う bridge to candidacy（BTC），自己の心機能が回復することを期待して VAD を装着する bridge to recovery（BTR）などがある．VAD による治療は強力な抗凝固治療を必要とし，また，異物を植え込むことによる感染のリスクもある．とくに体外式 VAD では太い送脱血管の皮膚貫通部からの感染のリスクが高く，VAD の管理は血栓症，出血，感染症との闘いである．VAD の実施施設基準は厳格に規定されており，同治療を行うことができる施設は限られている．

体外設置型 VAD は，急性心不全における BTR を目的とした短期使用（30 日以内）のための使用機器として製造販売が承認されている．しかし，日本では 2011 年に植込型 VAD である DuraHeart，EVAHEART の製造販売が承認されるまでは体外設置型のニプロ VAD が唯一の移植までの BTT デバイスとして用いられてきた．植込型 VAD はその開発・改良が進み，現在わが国で用いられているものは第二・第三世代の植込型 VAD である．HeartMate II などの新しい植込型 VAD は体外設置型 VAD に比べて感染のリスクが低く長期成績が良いことと，外来での管理が可能であることから，BTT 目的で使用する VAD の主流となっている．一方，体外設置型 VAD は，急性左心不全への BTR 目的での短期的使用のほか，両心補助または右心補助が必要な場合，体格が小さく植込型 VAD が使えない場合に適応となる．また，植込型 VAD の治療成績が向上したことにより，BTT 目的ではなく，最終的な治療法となる destination therapy（DT）が欧米でここ数年来広がりつつあるが，わが国でも近い将来の保険適応を見込んでルール作りが進んでいる．

d）心臓移植

現在，心臓移植は究極の最終的な重症心不全治療法といえる．臓器移植法の整備の後に 1999 年にわが国で心臓移植が再開されてから約 20 年が経過した．この間，法改正により小児（15 歳未満）のドナーから 10 歳以下の小児への心臓移植も可能になったが，今後もドナー心の不足が解消されることはないであろう．こうした問題に加え，移植心の長期予後を規定する問題として慢性拒絶反応による移植心冠動脈疾患の問題がある．移植心冠動脈疾患はドナー心の冠動脈組織に対する免疫反応が主たる病因とされ，冠動脈全長に及ぶびまん性の狭窄や閉塞を生じることを特徴とし，効果的な冠血行再建術の施行が困難であるため，慢性期における移植心機能不全の一番の原因となっている．貴重な移植心を長持ちさせるために，その予防法の確立が待たれる．心臓移植に関しては，別項に詳しいためそちらを参照されたい．

e）栄養管理

栄養過多ともいえる肥満は心不全発症の危険因子であるが，ひとたび心不全を発症した患者では肥満よりも低体重のほうが予後不良の規定因子となる．以前からある"心臓悪液質"という言葉が示すように，進行した心不全では，るい痩やサルコペニア，低栄養がみられ，

その原因として慢性炎症や消化器の浮腫や低灌流による虚血など，いくつかの因子が関与していると考えられている．また，血中アルブミンの低値や総コレステロール低値，あるいは栄養状態をより包括的に評価した MNA スコア，GNRI スコア，CONUT スコアなどによる低栄養の評価を行うことで心不全患者の生命予後が予測可能であるとの報告がある．低栄養は心不全患者に対する治療介入のターゲットとしても注目されているが，リスク因子としての低栄養の意義に比べると，栄養療法を行い心不全患者の低栄養状態の改善を試みることの予後改善効果は明確に証明されておらず，臨床の場でそれほど普及もしていない．るい痩やサルコペニアを呈する栄養障害のほかに，心不全では微量栄養素の不足とその補充治療による予後改善の可能性も示唆されており，心不全患者に対する標準的かつ包括的な栄養療法の確立はこれからの課題の一つである[12]．

（4）心不全の病期の進行と治療の推移

前述したように，心不全の病期分類としては ACCF/AHA Stage 分類が多く用いられるため，その病期ごとに治療の選択肢を解説したい．まず，緩和治療に大きな比重が置かれる終末期心不全患者を除くあらゆる心不全患者およびその高リスク者で，減塩などの生活習慣の改善・管理が必要である．とくに心不全を発症していない高リスク者である Stage A や心機能障害はあるが無症状の Stage B といった早期では，心不全の発症や進行を防ぐために厳格な生活習慣管理が望ましい．それに加えて薬物治療の適応が病期ごとに変わっていく．レニン・アンジオテンシン系阻害薬は Stage A の高リスク者から血圧，糖尿病などの心不全発症リスクの管理のために推奨されている．Stage B に至ると β 遮断薬の投与が検討されるべきである．心不全症状が出現した Stage C では，これら薬剤に加えて，利尿薬，抗アルドステロン薬，ジギタリス製剤などを病状に合わせて選択・追加する．Stage C の重症例では症例によっては CRT や植え込み型除細動器（implantable cardioverter defibrillator；ICD）の適応となる．

経口強心薬は，基本的には予後改善という治療目的をもう一つの重要な治療目的である QOL の改善とトレードオフするという形で，Stage C の後半から Stage D（末期から終末期）の心不全患者で適応となる．Stage D では，適格となる可能性がある患者では心移植が検討される．しかし，ドナー心は不足しており，長い待期期間を乗り切るためにはしばしば植込み型補助人工心臓が必要となる．

進行した心不全は非常に予後が悪く，また，呼吸苦などの症状も強くなる．年齢その他の要因により心臓移植や植え込み型補助人工心臓などによる治療の適応がない場合，Stage D の中でも終末期に至った心不全では緩和的な治療介入が考慮されねばならず，ICD 植込み後の患者では，その除細動機能を停止させる検討も必要である．

（5）終末期心不全の緩和治療における問題

終末期心不全に対する緩和治療の重要性は広く認識されつつあるが，標準的な心不全緩和

治療が確立されているわけではなく，高齢心不全患者が増加するなか，その確立は重要な課題となっている．がんと心不全の終末期患者で大きく異なるのは，終末期心不全では治療により一時的に予想以上の病状改善を示すこともしばしばあるため，終末期であるという判断や余命の予測が難しく，寿命を延ばすことに注力した治療から症状の緩和を重視した治療へ比重を移していくタイミングを決めることが困難な点にある．薬物治療としては，塩酸モルヒネやミタゾラム，オキシコドンなどにより身体的な苦痛の緩和が試みられるが，過度の呼吸・循環抑制には癌患者以上に注意が必要である．そのほかにも，慢性心不全患者は，長い経過のなかで症状による苦痛や身体活動の制限を受ける期間も長いことが多く，心理的介入や患者を支える家族との関わりもきわめて重要となる．終末期の患者は家族の協力のもとにご自宅で看取られることが理想的かもしれないが，終末期心不全患者では微量の静脈内持続注入が必要な強心薬などの循環作動薬による治療が症状緩和に寄与する状況となっており，こうした治療を自宅で続けることは困難である．また，わが国は高齢者の独居率が高いという問題もある．

2010年に日本循環器学会から「循環器疾患における末期医療に関する提言」がなされ，また，多くの施設で終末期心不全に対する緩和治療が試みられているが，その標準的治療法は現時点で確立されていない．高齢心不全患者が増加するなかで，注力すべき大きな課題の一つである．

2 急性心不全の治療

1) 薬物治療

急性心不全の治療で用いられる薬剤には，ループ利尿薬，カテコラミンなどの静脈注射用強心薬，ニトログリセリンを含む血管拡張薬，利尿作用と血管拡張作用を有するヒト心房性ナトリウム利尿ペプチド（カルペリチド）などがあり，患者の病態に応じて，これら薬剤を使い分け，組み合わせることになる．以下，主な薬剤の特徴を簡単に記す．

（1）強心薬

急性心不全に対する強心薬治療としては，カテコラミン，PDE Ⅲ阻害薬，アデニル酸シクラーゼ刺激薬の静脈内持続注入が用いられる．いずれも，心筋細胞内の cyclic AMP（cAMP）濃度を上昇させ，さらに，細胞膜と筋小胞体膜の Ca^{2+} チャネルに作用し心筋細胞内 Ca^{2+} 濃度を上昇させることを作用機序とする．カテコラミンでは主にドブタミンとドパミンが強心薬として用いられるが，通常の用量の場合，ドブタミンのほうがドパミンより心筋酸素消費量を上昇させないため，心筋虚血が問題となる症例では優先されるべきである．カテコラミンが β 受容体を介して細胞外から cAMP を産生させるシグナルを伝えるのに対し，PDE Ⅲ阻害薬やアデニル酸シクラーゼ刺激薬は細胞外からのシグナルに関係なく，細胞内に cAMP を蓄積させるという点に相違がある．したがって，心筋細胞上の β 受容体が

減少しカテコラミンが効きにくい心不全症例にも PDE Ⅲ 阻害薬などは効果を示す．また，PDE Ⅲ 阻害薬などは血管平滑筋細胞内の cAMP を増加させ，カテコラミンに比べより強力な血管拡張作用を持つ．そのため，後負荷軽減作用も期待されるが，症例によっては過度の血圧低下に注意が必要になる．

（2）血管拡張薬

硝酸薬のニトログリセリン，硝酸イソソルビド，その類縁薬剤のニコランジル，α型ヒト心房性ナトリウム利尿ポリペプチド製剤のカルペリチドなどがある．これらの薬剤には，静脈を拡張し前負荷を軽減，うっ血を改善する作用，動脈を拡張し後負荷を軽減する作用があり，前3者には冠拡張作用を有するという特徴が，カルペリチドには利尿作用がある．硝酸薬の持続静注は耐性を生じやすいため，長期間の投与では効果が減弱しやすいことには留意すべきである．

▉ 2） 非薬物治療

薬物治療のみで不十分な場合などに，非薬物治療が行われる．非薬物治療には，経鼻やマスクによる酸素吸入や非侵襲的陽圧換気療法（non-invasive positive pressure ventilation；NPPV）のように非侵襲・低侵襲のものや，大動脈内バルーンパンピング（IABP），経皮的心肺補助装置（PCPS），経皮的補助人工心臓（IMPELLA）といった侵襲的治療がある．

（1）非侵襲的陽圧換気療法（NPPV）

左心不全による肺うっ血から呼吸困難，低酸素血症，呼吸性アシドーシスなどを生じた症例が良い適応である．急性左心不全への NPPV の導入により，肺水腫のため気管内挿管が必要となる患者が減少した．一方で，NPPV の一種である adaptive servo ventilation（ASV）を中枢型優位の睡眠時無呼吸を合併する左室駆出率が低下した安定期慢性心不全患者に対し長期使用することが，予後の悪化に関連する可能性が 2015 年に報告され[13]，日本循環器学会からもステートメントが出された．こうした症例での ASV の使用では，症例を正しく選択する必要がある．

（2）大動脈内バルーンパンピング（IABP）

IABP は左室拡張期に下行大動脈内でバルーンを拡張させることで冠血流を増加させ，収縮期にはバルーンを収縮させることで，左室から大動脈へ血液を駆出する際の後負荷を減らし心拍出量を増加させる効果があり，高度の左室収縮機能障害による重症心不全や心筋虚血の病態を改善させる．長期の継続的な使用はできないため，数日で病状が回復し，IABP を離脱することが見込まれる症例が良い適応となる．具体的には，心原性ショックを含む重症左心不全を伴う急性心筋梗塞患者などは良い適応である．末期心不全患者では，離脱が困難となる場合もあるため，離脱の可能性や左室補助人工心臓（left ventricular assist device；

9 心不全治療

LVAD）など次の治療の選択肢の有無を考慮して適応を決定すべきである．

（3）経皮的心肺補助装置（PCPS）

　IABP などによる循環補助では心拍出が保てない症例が適応となる．人工肺を用いるため，重度の肺水腫などにより自己肺で十分な酸素化ができないという問題にも対処できる．IABP などに比べると，より強力な抗凝固治療が必要であるため高い出血性合併症のリスクや感染のリスクに注意が必要である．大腿動脈から腹部大動脈遠位へ挿入した送血管から，逆行性に酸素化した血液を送血するため，左室の後負荷を増すことになり，LVAD とは異なり左室を休ませる治療ではない．また，自己心が機能を回復し自己肺を通過した血液の拍出が増えた場合，肺が十分な酸素化をできない状態であれば，酸素飽和度が低い血液が脳へ送られる危険性があることなどにも注意しなければならない．継続使用可能な期間はやはり短い．

（4）経皮的補助人工心臓（IMPELLA）

　IMPELLA は，経皮的／経血管的に左心室内に挿入・留置したポンプカテーテルの吸入部から血液を吸引して，上行大動脈に位置した吐出部から送り出すことにより，順行性の体循環を補助する左室の補助循環装置である．順行性であるため，PCPS のような後負荷の増大はなく，左室を休ませることができる．IMPELLA 補助循環用ポンプカテーテルとその制御装置は，2017 年 9 月に日本国内での販売が開始された．治療の対象は，心原性ショック例のうち内科的治療に抵抗性のある急性左心不全を主体とした循環不全が遷延する症例で，既存の IABP や PCPS では救命困難なものである．やはり使用期間は短期となる．重症左心不全症例において心移植の適応判断ができるまでの救命手段として装着する体外設置型 VAD の適応すらも不明な症例に対して，狭義の BTD（bridge to decision）の目的で用いられることもある．

3　心不全診療におけるトピックス

1）　HFrEF と HFpEF

　循環を維持するための左室の機能として，収縮機能と拡張機能はともに重要である．肺うっ血を生じる左心不全患者の 30〜50％は左室駆出率が保たれていることが報告され，それらの患者では左室の拡張機能の低下が顕著であることが示された．その後，左室収縮機能は保持されているものの拡張機能が低下している患者群を，heart failure with preserved left ventricular ejection fraction（HFpEF）という一つの病態の概念で総称するようになった．左室拡張期における左房から左室への血液の流入には左房と左室の間に圧勾配が必要であり，拡張機能が低下して左室拡張期圧が上昇すると，必然的に左房圧はそれ以上に上昇しなければならず，さらに上流の肺静脈や肺毛細血管の圧が上昇して肺うっ血をきたす．

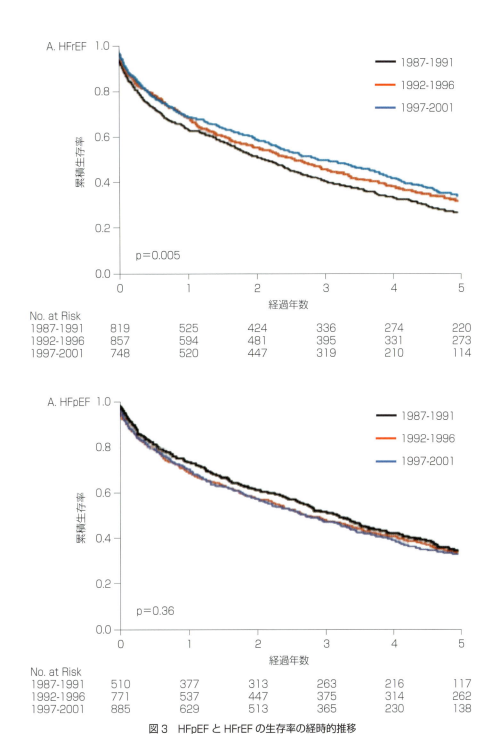

図3 HFpEF と HFrEF の生存率の経時的推移
心不全患者の生存率の経時的推移を示す．1980年代後半〜2000年代前半にかけ，HFrEF では経時的に改善傾向を示すが，HFpEF では改善が見られない．(Owan TE, et al, 2006[14])より改変)

HFpEF の特徴として，左室駆出率が低下した心不全（HF with reduced EF：HFrEF）に比べより高齢で，女性に多く，高血圧の合併が多く，急性心不全入院の際にクリニカルシナリオ1（CS1）を示すことが多いと報告されている．HFpEF でとくに問題なのは，HFrEF で予後改善効果が証明されているアンジオテンシン変換酵素阻害薬（ACE 阻害薬），アンジオテンシン受容体拮抗薬（ARB），β遮断薬などの慢性心不全治療薬の効果が証明されていないことである．従来，HFpHF の予後は HFrEF と同等に不良であると報告されていたが，最近では HFpEF のほうが HFrEF よりはいくぶん予後良好であると考えられている．しかし，HFpEF には確立された薬物治療がないため，1980 年代後半から 2000 年代初頭にかけて HFrEF の生命予後が経時的に改善を示しているのに対して，HFpEF では改善傾向が認められていない[14]（図3）．これら2つの病態の予後の比較に関して，報告により結果が異なる背景には，心アミロイドーシスなど予後不良な疾患が HFpEF として研究対象に含まれている可能性があることで一部説明可能かもしれない．

　HFpEF と HFrEF の病態を左室駆出率の数値で区分する場合の閾値も統一されておらず，境界の設定次第で HFpEF と HFrEF の特徴が曖昧になる可能性もある．欧州心臓病学会の 2016 年のガイドラインでは，HFpEF と HFrEF の両者の特徴が混在する左室駆出率 40〜49％の心不全患者を HF with mid-range LVEF（HFmEF）として別のグループに分類することが提唱されている．この場合，HFrEF は LVEF<40％，HFpEF は LVEF≥50％と定義されている．

2） 心不全診療における地域連携

　社会の高齢化とともに高齢心不全患者が増加している．高齢心不全患者は合併疾患も多く，しばしば脆弱（フレイル）で骨格筋量が減少（サルコペニア）しているという特徴を持つ．多くの合併疾患は，それ自体が心不全の急性増悪の原因となるだけでなく，定期内服薬の数を増加させ（ポリファーマシー），服薬アドヒアランスの低下や薬剤が関与する有害事象を招く原因となる．また，心不全そのものや合併疾患に加え，フレイルやサルコペニアは ADL を低下させる．そのため，高齢心不全患者は著しく ADL が低下していることも多く，入院を機にさらに ADL が低下して入院期間が延長し，自宅退院が困難になる原因となっている．大部分の心不全入院は急性心不全または慢性心不全の急性増悪による緊急入院であり，その多くは常時緊急対応が可能な地域急性期基幹病院へ入院するため，高齢心不全患者の増加は各地域での急性期循環器診療を圧迫しつつある．この状況を緩和するには，①できる限り再入院を防止すること，②重症度や目標とする治療のゴール，急変時のコードなどの基本的治療方針などに応じ，急性期転院などにより多くの医療機関が連携・分担して急性期診療を行うこと，などの対処が必要である．そのためには，三次救急を担う急性期基幹病院，循環器内科の急性期診療を行っているその他の病院，回復期の診療を担う病院，そして，かかりつけの循環器内科クリニックの間での連携がこれまで以上に求められている．

4　熱血の章 —私の循環器学—

　後半の熱血の章は，教科書や成書とは趣が異なり，私見も交え，やや雑駁な内容になることをご容赦いただきたい．

1）研究の目的とテーマ

　対象や大小に違いはあっても人は皆，好奇心を持っている．科学研究の領域によっては，新たな知識を得ることにより研究者自身と世の中の人々の知的好奇心を満たすことそのものも一つの大きな目的となりえるが，医学研究の場合，その成果が最終的に医療の発展に繋がり，患者の役に立つことが一番の目的である．したがって，日々の診療の中で疑問に思ったこと，判断に迷ったこと，患者を診ていて気づいたアイディア，さらには，患者を治せなかった悔しさなど，臨床の現場から研究のテーマやモチベーションが生まれるのは自然なことであろう．

　実際にどのようなテーマを得るかは自らが置かれた環境に左右される．自施設で多くの患者さんを診ている疾患に関する臨床的な疑問を抱き，研究テーマとすることもあるであろう．一方で，大学や大規模病院以外では，多数例での研究は難しいかもしれないが，症例報告やケースシリーズも内容次第で立派な臨床研究といえるし，まれな症例や教育的な症例を報告して情報発信を行うことは医療への大きな貢献となりえる．現在では，標準治療となったHFrEF患者への β 遮断薬治療も，その端緒となったWaagsteinらによる最初の報告は7症例のみのケースシリーズであった[2]．

　以下，最終的に論文として発表できなかった内容も含まれているが，"臨床現場"で感じた疑問から著者のグループで行った臨床研究を2つ例に挙げたい．

（1）β 遮断薬が効く患者，効かない患者

　左室駆出率が10～20％台へ高度に低下し，左室リモデリングも進行したHFrEF患者に β 遮断薬を導入した結果，ほぼ正常といえるほど左室の形態や駆出率が改善する症例はしばしば経験する．一方で，β 遮断薬に忍容性を示し，うまく至適用量（と思われる用量）まで増量できても改善が見られない症例も多い．その違いは何なのか？　一般にいわれるように非虚血性のHFrEF（主に特発性拡張型心筋症）に対しては β 遮断薬が効きやすく，虚血性のHFrEF（陳旧性心筋梗塞および虚血性心筋症）では効きにくいというのは事実であろう．しかし，非虚血性の特発性拡張型心筋症患者でも治療への反応はさまざまである．その理由の一つは，特発性拡張型心筋症が単一の病因による疾患ではなく，さまざまな病因や病態からなる症候群であるということにある．特発性拡張型心筋症の病因が完全に解明できなくても，β 遮断薬の効果をある程度の精度で予測することができれば，より安全に治療の導入を行うことができ，適応がある場合にはCRTなど他の治療に踏み切ることを早期に判断できるか

もしれない．われわれが行ったβ遮断薬を導入された患者のその後の経過を後ろ向きに調べた研究の結果では，左室収縮機能の低下度などとは独立して，12誘導心電図のQRS波の幅が狭い患者では広い患者に比べてβ遮断薬による左室駆出率の改善を示す患者の割合が有意に高かった．逆に効果が期待しがたいQRS幅が広い患者にはCRTの適応となる患者が含まれるため，そうした患者では早めにCRT導入を検討してよいのではないかと思われる．

（2）大動脈弁狭窄症（aortic valve stenosis；AS）への単独手術のタイミング

従来の診療指針では，ほかに手術適応となる心疾患の合併がない重症ASのうち無症候の場合は，左室駆出率の低下などの付加的条件がなければ経過観察が基本方針とされているが，心エコー図でのASの重症度がきわめて重症となっても果たして経過観察で良いのか？

そもそも症状の有無の判断は難しいが，患者への問診をもとに主治医が判断した症状の有無は予後にどう影響するのか？　これらの疑問から，当院の重症AS患者のうち初期の方針が経過観察となった患者を対象に，ASの重症度（重症 vs. 超重症）と症状の有無で4群に分けて予後の比較を行った．その結果，同程度の重症度であれば無症候より症候性ASと診断された群のほうが予後が悪く，超重症ASでは無症候でも症候性重症ASと同等に不良な予後であった[15]．これらの知見は，問診による症状の有無の診断は治療の要否をおおむね正しく判断する根拠となることを示唆する一方，無症候と判断されても超重症ASは症候性重症AS同様に予後不良と考え，上述した付加的条件を満たさない患者でも手術を考慮すべきことを示唆している．

これらの他にも，当科に感染性心内膜炎の患者が比較的多く入院することから，感染性心内膜炎の起炎菌，診療実態など，過去と現在でその臨床像がどう変化したか？　また，脳合併症が生じた場合の手術時期の判断にはつねに悩まされるが，どのタイミングで手術すべきか？といった疑問に端を発した研究なども行ってきた[16]．いずれも，実際に診療を行う中で疑問に思ったことや判断に悩むことに対する答えやヒントを探したいという思いから始まった研究である．

２）　循環器内科の魅力

私は大学進学まで漠然と基礎的な医学研究に魅力を感じていたのだが，それは十分な情報に基づいた熟慮のうえでのことでは必ずしもなく，医学部生として過ごす6年の間に臨床医志向へ考えが変わった．最終的に循環器内科を志すと決めたのは，研修医1年目が終わる頃であったと記憶している．数多い診療科のなかで循環器内科を選んだ理由の一部は，がん患者診療への苦手意識があった．当時，進行がんに対する治療は今ほど進んでおらず，悪性疾患を主な対象とする診療科での研修では末期がん患者を前にたびたび無力感を覚えた．しかし，それ以上に，循環器内科の診療に魅力を感じたことがより大きな理由であった．私が学生実習や初期研修を行った頃は冠動脈疾患へのバルーン形成術が日本中に広まり，革命的な侵襲的治療法が内科医により行うことができるようになったという熱気があった．また，心

不全診療に関していえば，病態を理論的に考え，理にかなった治療を選択し，予想通りの結果が得られたときの満足感は大きかった．さらに，循環器疾患の治療には短時間で効果を示すものが多く，患者さんの症状が劇的に改善するという経験に，何より大きな喜びを感じることができた．

それから30年ほどが経ち，循環器診療もさらに大きな進歩を遂げているが，30年近く前に私が感じた循環器内科の魅力は増すことはあっても決して薄れてはいない．若い読者の皆さんの中から未来を担う多くの循環器内科医が誕生することを期待している．

3） 記憶に残る症例

ある程度の年数臨床を経験した医師であれば，誰にでも幾人か忘れられない患者さんがいるはずである．その理由はさまざまだが，懸命に診療を行ったにもかかわらず不幸な転帰を辿った患者さんに関する無念さや，治療が予想以上に奏功し患者さんやそのご家族とともに感じた大きな喜びなどが記憶に刻まれる理由であることが多いだろう．本項では，私たちが診た患者さんで記憶に残る心不全患者さんのなかから2人の方の話を紹介したい．

（1）在宅治療に移行したカテコラミン依存状態末期重症心不全の1例

数年前に，カテコラミン依存状態となったが，ご家族の協力と在宅医，訪問看護師の熱意により，ご本人の希望である在宅治療が可能となった症例を経験した．70歳代前半の女性．50歳代半ばに他院で特発性拡張型心筋症と診断された．このとき冠動脈造影検査で有意狭窄が無いことを確認されている．5年後に心不全急性増悪により当科に初診で緊急入院．その入院中の冠動脈造影検査で左前下行枝近位部の慢性完全閉塞病変を指摘され，ベアメタル・ステントを用いた経皮的冠動脈インターベンション（percutaneous coronary intervention；PCI）を受けている．以後，6年後と9年後に心不全入院を経験し，その翌年からは，頻回に入院を繰り返すようになった．心不全治療に難渋し，翌々年には高度の機能性僧帽弁逆流に対する僧帽弁形成術を施行，術後に徐拍性心房細動が持続したこともあり，心臓再同期治療を受けた．その後しばらくは入院なく経過良好であったが，数カ月後に手術後最初の心不全入院をきたしたためトルバプタンを導入したが，その2カ月後，3カ月後に心不全入院を繰り返した．入院後，ドブタミン3γ前後を持続静注していれば安定しているが，漸減を図ると低拍出症候群の症状が出現し，再度増量するということを繰り返した．ご自身は自宅退院を強く希望された．ドブタミン投与下では安定しており，急性期も脱していたが，カテコラミンの持続静注が必要な状態で転院を受け入れてくれる医療機関もなかなか見つからなかった．そこで，ご本人とご家族と相談し，ご本人の意向を尊重し，当時の状況での自宅退院を目指すこととした．カテコラミンの持続静注の状態で在宅診療を続けてくれる診療所を探し，万一に備えて，ご家族にもシリンジ・ポンプの操作法を当院で習得していただいた．担当訪問看護師にも熱心に協力してもらい，末梢ラインの管理などをお願いして，PICCカテーテル（peripherally inserted central catheter）からドブタミンとカルペリチドを持続静

注している状態で在宅診療へと移行した.

　退院時にはご自宅で看取っていただくということになっていたが，余命数日の病状になると自宅での看取りに対するご家族の不安が強くなり，最後の数日は入院することになったが，約3週間住み慣れた自宅でご家族と過ごすことができたことを，患者さんもご家族も非常に喜んでおられた．終末期心不全の不良な予後を変えることはできなかったが，一時的とはいえQOLは大きく改善できたと思う．この患者さんは，ご家族，在宅医，訪問看護師の大きな協力があって自宅退院できた特殊なケースであり，現在のわが国の臨床で同様のことを行うのは，多くの場合困難であろう．しかしながら，今後，高齢心不全患者が増加するなかで，心不全診療における地域連携が今まで以上に必要になることには疑う余地が無く，心不全患者の在宅診療の適応範囲は拡大していくであろう．

（2）若年者に生じた劇症型心筋炎による急性心不全症例

　劇症型心筋炎は急激な経過で機械的循環補助が必要になる点や急性期を凌げば病状回復が期待できることが多い点など，慢性心不全とはまったく異なる病態であるが，その急性期は，治療困難な心機能障害や致死的不整脈が問題となる重症心不全の病態である．症例は20歳代の研究職の女性．数日前から上気道炎の症状を認めていたが普通の風邪だと思っていた．ところが，嘔気を認めた後に突然意識を消失，救急搬送された他院での12誘導心電図で心室頻拍と診断された．心原性ショックの状態で，数回カルディオバージョンを試みても洞調律に復さず，当院へ転送された．ただちに心臓カテーテル室へ運び，気管内挿管を施行，PCPS・IABPを挿入し，CCU管理となった．急性腎前性腎不全に対して持続的血液濾過透析（continuous hemodiafiltration：CHDF）も行った．ペア血清によるウイルス抗体価測定の結果，コクサッキーB型ウイルスによる劇症型心筋炎と診断した．第2病日には基本調律が心室頻拍から洞調律へ復し，経過中一過性の完全房室ブロックも出現したが，その後，不整脈もみられなくなった．入院時の心エコー図では10％程度であった左室駆出率は徐々に回復し，血行動態も改善した．第6病日にはPCPSを，第7病日にはIABPとCHDFを離脱，第8病日には人工呼吸器も離脱し抜管した．リハビリテーション後，最終的には第46病日に独歩退院となり，その後，完全に社会復帰された．

　劇症型心筋炎は当院でも数例経験しているが，この症例でとくに印象に残っているのは，インテリジェンスが非常に高く，意識回復後はご自分の置かれた状況を冷静に理解して，治療にきわめて協力的であったことである．そのことが，治療を円滑に進めて回復を早め，良好な経過の一因となったという印象が強く，医師の力が及ばない患者自身の力や気持ちが病気の経過を大きく左右するということを改めて実感した症例であった．

さいごに

　冒頭でも述べたように，社会の高齢化とともに心不全患者は増加を続けており，循環器疾患の中でも心不全の臨床と研究は，今後も注力されるべき領域である．高齢心不全患者の増

加は社会全体で対処すべき問題であり，日本循環器学会と日本心不全学会では，一般の方々の心不全への理解を深めるため，「心臓が悪いために息切れやむくみが起こり，だんだん悪くなり生命を縮める病気」という平易な言葉による心不全の定義を提唱している．わが国の心不全診療が今後も正しい方向へ進むことができるよう，循環器病学の将来を担う若手の方々の大いなる活躍を期待したい．末筆となったが，本稿でご紹介した当院での症例の診療や臨床研究は，主治医として患者さんを担当し，実際のデータ収集から解析まで研究を推進してくれた当科のメンバー皆で行ったものであり，ここに深謝したい．

文　　献

1）Yancy CW, Jessup M, Bozkurt B, et al：2013 ACCF/AHA guideline for the management of heart failure: a report of the American College of Cardiology Foundation/American Heart Association Task Force on practice guidelines. Circulation 128：e240-e327, 2013.

2）日本循環器学会：急性・慢性心不全診療ガイドライン（2017年改訂版）．http://www.j-circ.or.jp/guideline/pdf/JCS2017_tsutsui_h.pdf

3）Waagstein F, Hjalmarson A, Varnauskas E, et al：Effect of chronic beta-adrenergic receptor blockade in congestive cardiomyopathy. Br Heart J 37：1022–1036, 1975.

4）CIBIS-Ⅱ investigators and committees：The cardiac insufficiency bisoprolol study Ⅱ（CIBIS-Ⅱ）; a randomised trial. Lancet 353：9-13, 1999.

5）Packer M, Coats AJ, Fowler MB, et al：Carvedilol Prospective Randomized Cumulative Survival Study Group. Effect of carvedilol on survival in severe chronic heart failure. N Engl J Med 344：1651-1658, 2001.

6）The CONSENSUS trial study group：Effects of enalapril on mortality in severe congestive heart failure; results of the cooperative North Scandinavian enalapril survival study（CONSENSUS）. N Engl J Med 316：1429-1435, 1987.

7）Pitt B, Poole-Wilson PA, Segal R, et al：Effect of losartan compared with captopril on mortality in patients with symptomatic heart failure; randomised trial-the losartan heart failure survival study ELITE Ⅱ. Lancet 355：1582-1587, 2000.

8）Pitt B, Zannad F, Remme WJ, et al：Randomized Aldactone Evaluation Study Investigators. The effect of spironolactone on morbidity and mortality in patients with severe heart failure. N Engl J Med 341：709-717, 1999.

9）Zannad F, McMurray JJ, Krum H, et al：EMPHASIS-HF study group. Eplerenone in patients with systolic heart failure and mild symptoms. N Engl J Med 364：11-21, 2011.

10）McMurray JJ, Packer M, Desai AS, et al：PARADIGM-HF investigators and committees. Angiotensin-neprilysin inhibition versus enalapril in heart failure. N Engl J Med 371：993-1004, 2014.

11）Swedberg K, Komajda M, Böhm M, et al：SHIFT investigators. Ivabradine and outcomes in chronic heart failure（SHIFT）: a randomised placebo-controlled study. Lancet 376：875-885, 2010.

12）Sciatti E, Lombardi C, Ravera A, et al：Nutritional Deficiency in Patients with Heart Failure. Nutrients 8. pii: E442, 2016. doi: 10.3390/nu8070442.

13）Cowie MR, Woehrle H, Wegscheider K, et al：Adaptive Servo-Ventilation for Central Sleep Apnea in Systolic Heart Failure. N Engl J Med 373：1095-1105, 2015.

14）Owan TE, Hodge DO, Herges RM, et al：Trends in Prevalence and Outcome of Heart Failure with Preserved Ejection Fraction. N Engl J Med 355：251-259, 2006.

15）Kitai T, Honda S, Okada Y, et al：Clinical outcomes in non-surgically managed patients with very severe versus severe aortic stenosis. Heart 97：2029-2032, 2011.

16）Murai R, Funakoshi S, Kaji S, et al：Outcomes of early surgery for infective endocarditis with moderate cerebral complications. J Thorac Cardiovasc Surg 153：831-840, 2017.

古川　裕

10 冠動脈カテーテル治療 up to date

はじめに

2017 年 12 月に開催された冠動脈インターベンション治療の学会である鎌倉ライブデモンストレーションに出席していたインターベンション・カルディオロジストの間でのもっぱらの話題は経遠位部橈骨動脈冠動脈インターベンション（distal trans-radial intervention；DTRI）であった．比較的イノベーションの展開が速い冠動脈治療の世界のなかでもこの DTRI は，そのインパクトは大きいもので，この分野で最先端を走る Dr. Ferdinand Kiemeneij や湘南鎌倉総合病院の齋藤滋先生にも次から次に質問が続いて止まらなかった．今回，私が執筆を任された「冠動脈カテーテル治療 up to date」では，この DTRI を話の中心に進めていきたいと思う．

1 Trans-Radial Coronary Intervention

現在の冠動脈カテーテル治療はその穿刺する動脈の違いにより，経大腿動脈冠動脈インターベンション（trans-femoral coronary intervention；TFI），経上腕動脈冠動脈インターベンション（trans-brachial coronary intervention；TBI），経橈骨動脈冠動脈インターベンション（trans-radial coronary intervention；TRI）に分類される（**図1**）．そして冠動脈カテーテル治療の 1st ステップは動脈穿刺であり，その穿刺部位によって，さまざまなメリットやデフェクトがあることも知っておかねばならない．かつては，ほぼすべての症例を TFI にて施行していた．大腿動脈は太いため，太いカテーテルも容易に挿入することができるからだ．しかしその最大の欠点は，出血が完全に止まるまで患者様は起き上がることすらできないということである．患者様は，数時間から 24 時間のベッド上での絶対安静を強いられる．また，この安静と大腿動脈の圧迫止血が引き金となって下肢静脈に血栓ができてしまい，安静解除とともに肺塞栓症というやっかいな合併症が起こることすらある．最近では大腿動脈からのカテーテル治療後の止血デバイスも開発されてはいるが，いずれもまだまだ不完全であり，かつ煩雑である．そしてコストも大きくかかる．そのさまざまな TFI のデフェクトを克服し進化を遂げてきたのが TRI である．TRI の第一症例はオランダ・アムステルダムにあるアムステルダム大学付属 OLVG 病院に当時勤務していた Dr. Ferdinand Kiemeneij によって 1992 年 8 月 14 日に行われ，この成果は，1993 年に彼自身により報告された[1]．その後，日本では 1995 年に湘南鎌倉総合病院の齋藤滋先生が開始し，日本人に対する TRI

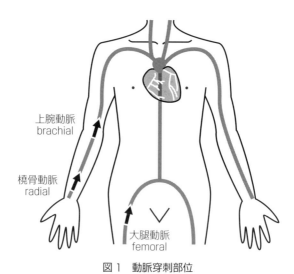

図1　動脈穿刺部位

の適用に関して，論文を発表，科学的な側面からも本邦におけるTRIの普及に努められてきた[2]．そのお二人の献身的な努力もあって，1997年には全PCI（percutaneous coronary intervention）の8.0％しか行われていなかったTRIが，現在で全PCI症例の80％程度で施行されていると推定され，今やTRIは本邦におけるPCIのスタンダード・ルートとなっている．その世界のPCIを席巻してきたTRIが26年の時を経て，DTRIに取ってかわられようとしているのである．そして今回もその先陣を切られているのはTRIのときと同様にDr. Kiemeneijと齋藤滋先生である．ご自分たちが25年以上かけて作り上げてきたメソッドをいとも簡単に脱ぎ捨て，新たなフィールドに果敢に挑戦されていくその圧倒的なスタイルこそ，この本のタイトルである「熱血」ではないかと私は思うし，若いやる気に溢れるカルディオロジストはどんどん刺激を受けてほしい．

2　Distal Trans-Radial Coronary Intervention

1）解　剖

　上腕動脈は肘関節末梢側で橈骨動脈と尺骨動脈の2本に分岐する．橈骨動脈は上腕動脈から分岐するとすぐに再び橈骨半回動脈を分岐し，上腕外側を進む．遠位になるに従い，浅層にあるため，従来のTRIにおいてはその浅い位置にある橈骨動脈を穿刺している（図2）．さらに橈骨動脈を追っていくと皮膚と筋膜のみに被われて腕橈骨筋の腱と橈側手根屈筋の間を通り，短母指伸筋腱，長母指伸筋腱，橈骨茎状突起とで形成される三角領域でついに手背に達する．ここがDTRIの穿刺部位だ（図2）．この三角州をsnuffbox（解剖学的嗅ぎたばこ窩）という（図3）．嗅ぎたばこという，火をつけずに粉末でにおいを楽しむタバコを置いた場所が名前の由来で，古い教科書には「昔ムカシ，欧羅巴で嗅ぎタバコを吸入するとき

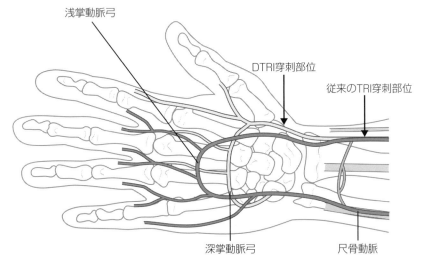

図2　橈骨動脈遠位部の解剖

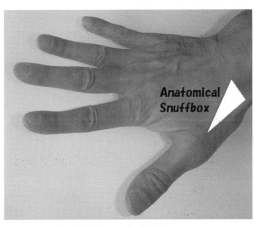

図3　Anatomical Snuffbox

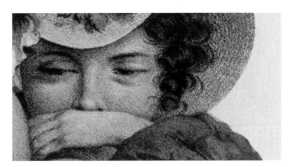

図4　嗅ぎたばこ
（L.Bouilly：Schnupfende Damen, satirisches Gemälde, 1824, Wikimedia Commons より）

にここを使っていた」というような解説もある（**図4**）．

2） DTRIの穿刺

（1）患者のポジション

　上腕を体側に平行にしたポジションで行う（上肢体側位）．また患者様にはリラックスしていただき，手首も緊張させず自然に伸ばしてもらう（**図5**）．過度の伸展や屈曲は橈骨動脈の触知を鈍くし穿刺が困難となる．かつてのオーソドックスなTRIは掌を上に向け，手首を伸展させ橈骨動脈を皮膚表面まで押し上げて穿刺をしていたが，この腕ポジションをキープするのは　肩痛のあるお年寄りにはやや苦痛を強いていた．そういう意味ではDTRI

の姿勢はフラットであるため，患者様はより楽に冠動脈インターベンションを受けることが可能になったとも言えよう．

（2）皮膚麻酔

オーソドックスなTRIと比較してDTRIは局所麻酔時の針穿刺による疼痛がやや強いように思える．これは一つの欠点だ．このため筆者は，TRI時より若干多めのリドカインを使用して麻酔を心がけている．ただしTFIと比較するとその量はごく少量であるために2.5ccの注射器に吸っておくだけで十分である．

（3）穿　刺

オーソドックスなTRIと比べて，DTRI時の橈骨動脈の存在する部位はかなり浅く，皮膚に近い．

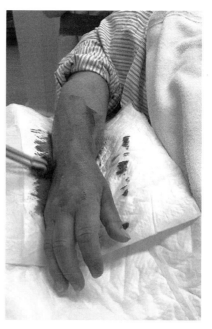

図5　DTRI時のポジション

このため穿刺針を挿入するとすぐに逆血を認める．ときに橈骨動脈前壁のみを貫いて内腔を捉えることが可能ではあるが，血管径がより細いことから多くは橈骨動脈後壁も貫き，串刺しとなる．このときは内套針を抜去してゆっくりと外套を引き抜いてくる．この引き抜いてくる速度はTRI時より，ずっとスローにそして注意深く行うことが大切である．なにしろ結合組織が少なく，血管径が細い．このため，折角内腔を捉えた外套をむざむざと引き抜いてしまうことが往々にしてあるためだ．

（4）シース挿入

外套より血液の逆流が認められたならば，ゆっくりとガイドワイヤーを挿入する．筆者はシースに同包されている通常のガイドワイヤーをそのまま使用している．抵抗を感じなければ，そのまま奥まで挿入する．この場合，とくに透視下での確認はしていない．ただし少しでも抵抗を感じたときはワイヤー先端が小枝に迷入している可能性があり，透視での確認を怠らないようにしている．ガイドワイヤーが確実に橈骨動脈内に挿入されたならば，穿刺口付近から橈骨動脈走行に沿って残りのリドカインを全量注入して橈骨動脈外膜より浸潤麻酔を行う．そして必ず橈骨動脈を痛めないように皮膚のみ小切開を加える．皮膚抵抗が少なくなり，患者様の痛みは減少し，その後シースを進めていくのも楽になるからだ．DTRI時，シース径は6Fr使用可能であると考える（図6）．現在のところ小柄な日本人女性でも，とくに合併症なくスムーズに6Frインターベンション治療を遂行している．ただし，今後このDTRIにおける至適シース径は厳格なリサーチにより，スパズムの発生率，遠隔期の橈骨動脈開存度などを参考にして決めていかなければいけない大切な問題だと思う．

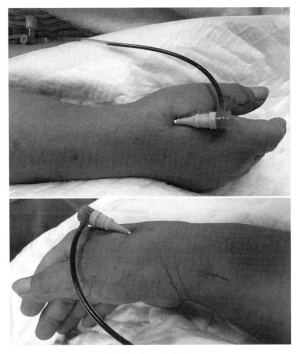

図6　シース挿入

(5) 止　血

　オーソドックスなTRI時の止血デバイスに関しては多数使用可能であり，使用したシース径とヘパリン量を考慮して止血時間を決定している．一方，DTRIに関しては，新しいメソッドということもあり，いまだDTRI専用の止血デバイスは開発されていない．このため筆者は従来のステプティP（ニチバン　圧迫止血用パッド付絆創膏）を使用している（図7）．従来のTRIにステプティPを使用すると橈骨動脈と共に尺骨動脈も圧迫してしまう危険性があったが，DTRIではステプティPで橈骨動脈のみの圧迫が可能である．以上よりあえてDTRI専用の止血デバイスを工夫することなく，シンプルにステプティPにて穿刺部位を押さえて，伸縮包帯にて全体を覆うように固定している．圧迫時間に関しては4Frシースであると，2時間で包帯を解き，4時間でステプティPを解除．6Frシースであると，4時間で包帯を解き，6時間でステプティPを解除としている．ステプティPのテープ部の粘着力が非常に強いため，長時間添付による皮膚障害が現在の問題である．ただし，DTRIは橈骨動脈がかなり浅いところを走行し，また周囲の支持組織が強固であることから，従来のTRIより圧迫が容易である．このため，われわれのカテラボでは，いったん用手圧迫にて止血を確認して，その後ステプティPを使用している．そうすることで従来の圧迫時間よりずっと短時間で完全止血が可能となっている．止血の容易さはDTRIの大きな長所の一つであると考える．また止血により，万が一snuffbox（解剖学的嗅ぎたばこ窩嗅ぎ）で橈骨

動脈が閉塞をきたしたとしても浅掌動脈弓を通して血流は維持される．このために虚血や血栓による障害は最小限に抑えられる．

　DTRI 時の止血の特徴を以下にまとめる．
　長所
　✓堅固な周囲組織による確実な圧迫止血
　✓止血時間の短縮
　✓近傍にメジャーな静脈がなく，圧迫による静脈うっ血の心配がない
　✓（スタンダードな TRI と比較して）止血中，手首の可動制限がより少ない
　✓（スタンダードな TRI と比較して）橈骨動脈閉塞率が低く，橈骨動脈を将来のフリー
　　　グラフト，シャント目的に残しておくことができる
　✓超肥満患者様においても snuffbox 部位では圧迫止血が容易である

　短所
　✓専用の止血デバイスが存在しない
　✓高身長の患者様にはカテーテルが短く冠動脈に到達しない可能性がある
　✓（スタンダードな TRI と比較して）橈骨動脈径が細い

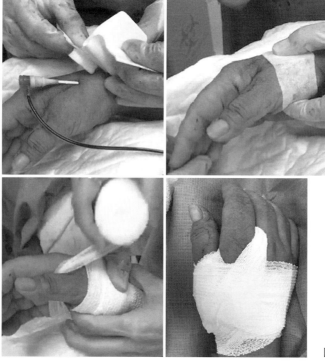

図7　止　血

(6) ldTRI (left distal Trans Radial Intervention) について

左手からのTRIにおいては，DTRIに多くのメリットがある[3]．患者様はより自然なポジションでカテーテル治療を受けることができるからだ（図8）．お腹に手をポンと載せるだけで穿刺を受けることができる．これは肩痛を持つ患者様や，肩可動域に制限がある患者様には福音である．また術者にとってもメリットは大きい．患者様の右側に位置したまま穿刺ができ，カテーテルが操作できるからである．もともと，左手からのTRIは，Subclavian Tortuosityがなく，Femoral Arery用のカテーテルが自然なルートで使用できることなどのメリットがある．このためルーチンで左手からのTRIを好まれる術者もおられた．そのような術者にとっては，ldTRIという新しいアプローチは，より快適で効果的な手技として受け入れられることになると考える．

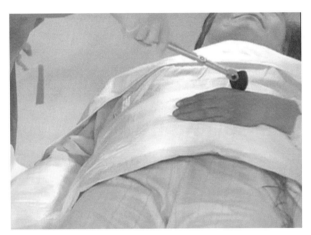

図8　ldTRI

(7) DTRIの将来

DTRIはPCIにおける数十年ぶりの新しいアプローチサイトの出現である．これから，DTRIに関してさまざまな臨床試験が施行されることであろう．橈骨動脈の閉塞率，スパズム，至適シースサイズ，圧迫時間，安静時間，合併症等々．専用の止血デバイスの開発も待たれている．果たしてこのDTRIが今後オーソドックスなTRIに取ってかわり，全世界を席巻するか否かはいまだ不明である．ただし，（執筆をしている今の時点では）少なくともRadialistと呼ばれるTRIを積極的に施行しているインターベンション・カルディオロジストは，このアプローチを積極的に採用し，そのほとんどの症例をDTRIにてPCI施行し始めているのである．（図9）．

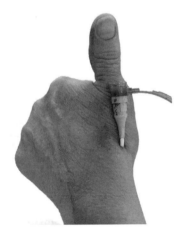

図9　DTRI

3 熱血の章 ―私の循環器学―

うちのドクターズクラーク

うちのドクターズクラーク（医師事務作業補助者，通称ミカちゃん，30歳代）は心臓が止まったことがある．それも3日間止まっていた（図10）．

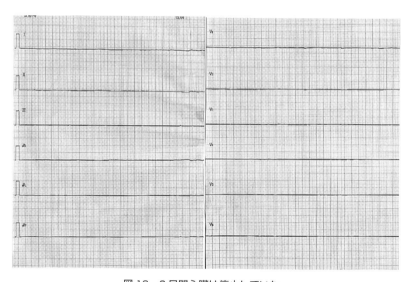

図10　3日間心臓は停止していた

ミカちゃんはチャーミングで健康的なお嬢さん（図11）．なにしろ楽天家．44日間ICUで過ごした彼女の首にはいまだ気管切開の跡がある．そして長期臥床での神経圧迫で足の指は拘縮していて，特注のシューズを履いている．それでも先日は，ニコニコ笑いながら「足の指が変形しまくっちゃってるんで，私スキップができないんです」と，みんなの前でピョンピョン跳んで笑いをとっていた．底抜けに明るい．

彼女が僕の外来に来たのは2011年の春だ．青っ垂れた顔して，姉ちゃんに手をひかれてフラフラとやってきた．収縮期血圧は60ちょっとしかなく，やたら抜け毛もひどくって，やせっぽちで，とてもおどおどしていた．こりゃあ，大変な患者様がやってきたぞと診療情報提供書を見てみると，なんと診断名が10個並んでいた．

1. 劇症型心筋炎（LVDd 61 mm, EF 38％）
2. 心不全（1による心原生ショック）
3. 完全房室ブロック
4. 恒久型ペースメーカー植え込み後
5. 心臓再同期療法後

6. 持続性心室性頻拍症
7. 重症肺炎，敗血症性ショック，多臓器不全
8. 長期臥床での神経圧迫による末梢神経障害
9. 薬剤による紅皮症
10. 好酸球増多症（カルベジロール DLST 陽性）

　さらにおくすり手帳を見ると，ACE 阻害剤だけでなんと 8T！！！，利尿剤は 3 種類も内服していた．まあこれじゃあ血圧が上がらないわけだ．めまいがひどくって，一日中寝ていると言っていた．その頃，僕は心臓カテーテル治療が楽しくって，外来は大っ嫌いだったから，こんな面倒臭い患者は，誰かほかの先生におしつけようと必死こいたんだけどこれがなかなかうまくいかなくって，結局僕が外来でフォローすることになった．

　腰を落ち着けて，熊本大学病院での入院経過をしっかり読んでみると，とにかく凄まじかった．
第 1 病日　完全房室ブロックにて体外式ペースメーカー
第 3 病日　恒久的ペースメーカー
第 6 病日　急性心筋炎との診断にて ICU 入室．IABP（intra-aortic balloon pumping）および PCPS（percutaneous cardiopulmonary support）開始
第 8 病日　心停止
第 11 病日　心室細動を認め再度ペーシングにて収縮を認めるようになる
第 13 病日　IABP および PCPS 離脱

　なんとか PCPS を離脱をしたものの，これからがまたひどかった．容赦ない合併症が彼女を襲ってきたのだ．成人呼吸促迫症候群，全身性炎症反応症候群を併発し，肝障害，腎障害がどんどん進行していき，DIC（disseminated intravascular coagulation）による多臓器不全が深刻な状態となった．このため CHDF（continuous hemodiafiltration）が開始され，気管切開も施行．さらに，弱り目に祟り目，血液培養から MRSA が検出されてしまった．抗菌薬として，バンコマイシンが始まったものの，不幸にもバンコマイシンによる全身性紅斑が出現．抗生剤を変更して，なんとか感染が収まってきたのが第 27 病日．ようやく第 33 病日に CHDF 離脱して，結局 ICU を退出したのは，なんと第 44 病日であった．

　この人が，とびっくりするほど目立たない，口数の少ない，ということを除けばごく普通に見えたお嬢さんだった．とんでもない経験を潜り抜け，とてつもない精神力で生き抜いてきた人というのは，そういう性格や運命の卵を抱いて生まれてくるものなのだろうか．それともごく普通の人も，時と環境のいたずらで，そういう過酷な事態でも頑張り切れるものなのか．僕にはよくわからないが，どうも圧倒的な不利な状況でも生き抜いてくる人は，実は

普通の人という気がする．日常の生活では垣間みえない，芯のところに不屈の精神力があれば，殊更に変った振りをすることもないように思えるからだ．

さて，その後のこの重症心筋症患者様の治療に関してお話を進めることにしよう．「外来は大嫌いだ」と公言してはばからなかった僕が，外来診療でこの患者様の人生の大きな部分を担っていくことになったのだ．

まずは低血圧と低心拍による末梢循環不全をなんとかしなければならなかった．楽しい盛りであるはずの20歳代の女性が，めまいとふらつきで家で寝てばかりでいいわけはないのだ．僕は，本人に「これじゃ，人生楽しくないでしょう．お薬を減らして，血圧を上げましょう」と，小生意気な口をきいて，定期受診のたびに内服薬を減量していった．結局，半年くらいでACE阻害剤は8錠から2錠になり，利尿剤も3剤から2剤に減らした．患者様の前では高飛車で自信満々だったけど，実は心不全が増悪しないかはかなり不安で，採血でBNPの値が出てくるたびにドキドキしていた．ただしその心配も杞憂に終わった．心不全はちっとも悪くならなかった．そればかりか徐々に血圧は上がり，活気が出てきた．脱毛もなくなって，生理不順も緩和した．なんといっても外来のたびに本人のQOLが上がっていくのがうれしかった．なにしろ「友達と買い物に行った」「姉ちゃんと旅行に行った」と本人の行動範囲がどんどん広がっていったのだ．これが外来の醍醐味だなあ，と外来診療の奥深さに気づかされた．

もちろん食欲も出てきてふっくらしてきた．ただし，この「食欲が出てきて太ってきた」のだけは，本人は不満げであったんだけど，こればかりは主治医の僕もどうしようもなかった．

社会に対して"やる気"も俄然出てきた．なんだかとても活気に溢れていたので，ある日，「治験費が余っているんだけど，僕らの外来のお手伝いをしてくれないか？」と誘ってみると，すぐにその話に乗ってきてくれて，毎日数時間だけ外来業務をサポートしてくれるようになった．そして本人，心機一転．医師事務作業補助技能認定試験に挑戦すると言い出した．田舎育ちで，ろくに勉強をしたことがなかった重症心筋炎後遺症患者が猛烈に勉強を始めた．

数カ月後，ますますふっくらとしてきた頬っぺたを真っ赤にして「先生，ファイト一発合格しました」と喜びを爆発してくれた．もちろん，循内スタッフ大喜びだ．外来が拍手で包まれた．

そうなればとんとん拍子に物事はいい方向に進んでいく．うちの病院の医事課に採用されて，公式に循環器内科のドクターズクラークとして働くことになったのだ．始めは，重症心筋炎後遺症って病名に恐れて，小さな声で簡単な仕事のみを頼んでいた循内のスタッフも最近ではあちらこちらで大きな声の「ミカちゃーん」「ミカさーん」と呼ぶ声を響かせる．まったくミカちゃんなしでは仕事が回らなくなってきた．ミカちゃんは，患者様からも絶大な信用がある．なんといっても，話をしている目の前の事務員は心臓が3日間止まっていたのだ．

心カテも受けたことだってある．CRT-D（両心室ペーシング機能付き植込み型除細動器）も挿入されている．大きな不安を持った患者様にとってはホントに心強い味方だ．外来でニコニコと悩みを聞いてくれて，適切なアドバイスをしてくれる．われわれ医師の薄っぺらい言葉など比較しようがない．

　もちろんハッピーなことばかりではない．いまだ依然として慢性心不全の状態でありBNPは三桁だ．短時間の心室頻拍発作もときどき起こっている．2, 3年に一度はICD（植込み型除細動器）が作動している．もちろん電気ショックがおちると，とても痛くて辛いらしい．ミカちゃんから相談を受けると主治医の僕は，他人事のように，
　「ICDが入っているから死なないよ」
　と，大概無責任な発言をすると，ミカちゃんは最近ますますふっくらとしてきた頬っぺたを真っ赤に膨らまし立腹して，
　「ICDの電気ショックって痛いんですよ．次，ショックが落ちるときは先生に抱きついて先生の心臓にも電流ながしてやる．一緒に電気ショックの地獄を味わうがいい！！」
　と，恐ろしいことを言う．看護師さんも事務員さんもみんなミカちゃんの味方だから，いつもの僕へのうっ憤を晴らすように，
　「ミカちゃん，今こそ松村先生に電気ショックの制裁を加えな！」
　なんて言って大笑いしている．その一方，優秀なドクターズクラークとしての側面も持つミカちゃんは自分の電子カルテをじっと眺めている．そしておもむろに顔を上げ，
　「松村先生，私のビソプロロールフマル酸塩を短期間でも少量増やしませんか」
　なんてことを言う．やれやれ，医者いらずだ．ちょっと面倒臭くなってきた．

　僕は人としてはあまり"熱血"なほうではないと思う．見た目と違って，割と地味な志向があって，回り道をしながらも確実な道を選ぶ．そして少しずつ努力をしてなんとか目標に近づく一発逆転の少ない人生を送っている．ただ，うちの働き者のドクターズクラークに関しては，ちょぴり"熱血"だったかなあと思う．結果オーライだが，他の医者に回さず，僕自身が責任を持って外来で見続けてきて正解だったような気がする．

　専門分野が細かく分かれ，自分の得意なフィールドの病気だけを治療して，複数の医師で管理して，患者様を管理するのが最近の総合病院としての外来治療の

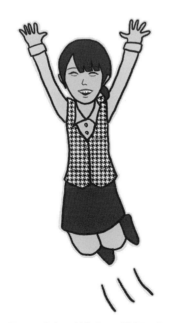

図11　うちのドクターズクラーク

あり方であろう．しかしながら，医師も患者様も所詮，人と人．ときにはちょっと熱血ぶって一歩，患者様の人生に踏み込んでいかなければいけないときもあっていいと思う．流行遅れかも知れないが．

（本稿には個人が同定できる内容が含まれているが，本書の趣旨を説明し，該当患者様の文章による同意・快諾を得て掲載している）

文　　献

1）Kiemeneij F, Laarman GJ：Percutaneous transradial artery approach for coronary stent implantation. Cathet Cardiovasc Diagn 30：173-178, 1993.
2）Saito S, Miyake S, Hosokawa G, et al：Transradial coronary intervention in Japanese patients. Catheter Cardiovasc Interv 46：37-41；discussion 42, 1999.
3）Kiemeneij F：Left distal transradial access in the anatomical snuffbox for coronary angiography（ldTRA）and interventions（ldTRI）. EuroIntervention 13（7）：851-857, 2017.

松村　敏幸

11 不整脈治療

はじめに

　不整脈治療は薬物，カテーテルアブレーション，ペースメーカや植込み型除細動などのデバイス治療が主たる手段であるが，医療機器の進歩に伴ってその選択肢は広がってきている．ただし，上記の単独治療のみでは対応が困難な症例も少なからず存在し，複数の治療を組み合わせた治療戦略を迫られることもある．本稿では，主にカテーテルアブレーション治療の最近の進歩について述べたい．

1 カテーテルアブレーション

1) カテーテルアブレーションの基礎

　期外収縮や頻脈性不整脈の機序は，主に自動能や撃発活動などの局所的な異常興奮で起こるものと，二重房室結節伝導路や副伝導路などの存在などの先天的要因や心筋障害の存在を基質として生じるリエントリー性不整脈がある．カテーテルアブレーションは，経静脈もしくは経大動脈的に心内あるいは血管内に挿入されたアブレーションカテーテル先端からの高周波通電によって生じる電子の振動熱を利用しており，熱伝導によって深部の組織温度が高まることで心筋の凝固壊死を引き起こし，同部位の自発的興奮性あるいは伝導性を消失もしくは修飾させることで不整脈の根治を目指す治療である．豚肉を用いて行った水槽実験写真を示す（図1）が，カテーテル先端からおおむね5mm程度の範囲が変色していることがわかる．ただし，実際の生体心ではカテーテルの心筋への接触圧（g）や通電エネルギー（W）の大小，通電時間，通電部位の血流などの影響を受けて焼灼範囲の大きさは異なる一方で，術中に実際に作成した焼灼巣の大きさを正確に評価することはできないという問題が存在する．

2) アブレーションカテーテルの進歩

　最近のアブレーションにおいては，カテーテル先端付近の小孔からヘパリン生食を流し続けることで焼灼による血栓付着を予防できるイリゲーションカテーテルが用いられることが多い．また，従来のカテーテルはとくに血流の悪い部位では低出力で容易に先端温度が50〜60℃程度の設定上限温度まで上昇してしまうために十分な焼灼効果を得られないことが多かったが，イリゲーションカテーテルでは自らの水流で先端温度を冷却する効果で40

153

11　不整脈治療

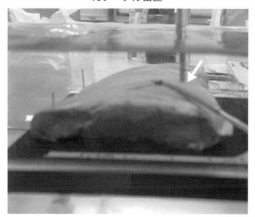
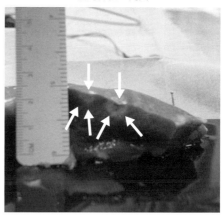

カテーテル留置　　　　　　　　　焼灼部位の割面

図1　高周波アブレーションの水槽実験
（左）カテーテルを垂直に留置した部位で通電．（右）2カ所通電後の割面．

〜45℃程度の上限温度の設定においても十分な出力を出せるために，どこでもおおむね設定した出力に応じた焼灼巣を作成することが期待できる．現在では3Dマッピングシステムにおいてカテーテル先端のベクトルと心筋への接触圧＝コンタクトフォースを表示することでより客観的にアブレーションを行うことができるようになっており，実際に心房細動に対するアブレーションでも術時間の短縮や治療成績向上に寄与していることが報告されている[1]．実際に心房細動症例でCARTO™（Biosense Webster, Inc., Diamond Bar, CA, USA）を用いてコンタクトフォースモニター下にアブレーションを行った症例を示す（図2）．左

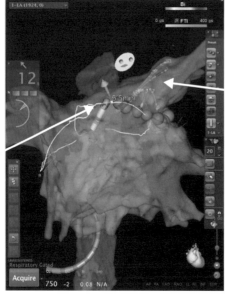
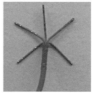

アブレーション
カテーテル

ペンタレイ

図2　コンタクトフォースガイドアブレーション
　カテーテル先端のベクトルと接触圧（g）が表示される．

肺静脈前壁側の天蓋部付近に留置されたアブレーションカテーテル先端が3Dマッピングシステム上に表示され，そのベクトルは左房筋に向かってほぼ垂直に12gの力でコンタクトしていることがわかる．カテーテル右側の5.5mmの表示は1点前の通電部位からの距離を示している．丸いタグはそれぞれ通電部位を示しているが，われわれは直径6mmの大きさに設定したタグがほぼ連続するように通電して肺静脈隔離を行っている．先ほど述べたように，術中に作成した実際の焼灼巣の定量評価はできないが，コンタクトフォース（g），通電時間（s），通電出力（W）を組み合わせて計算した指標を用いることによって自分が作りたい焼灼巣の大きさをある程度コントロールできるようにもなってきている．壁厚の異なる部位に応じて過剰な通電を行わずに治療できるテイラーメイドな通電設定を決められることも期待される[2]．

3） マッピングの進歩

発作性上室性頻拍（WPW症候群，房室結節リエントリー性頻拍）や通常型心房粗動においては，従来の心内心電図と透視画像の組み合わせだけでも95％以上の成功率が期待できる．一方，心臓術後症例，心筋梗塞や心筋症などに伴って起こる心房性，心室性不整脈においてもCARTO，Ensite NavX™（St. Jude Medical, St. Paul, MN, USA），Rhythmia™（Boston Scientific, Cambridge, MA, USA）などの3次元マッピングシステムを用いることによって，不整脈基質の存在や不整脈起源，リエントリー回路の可視化が可能となり，診断機能は飛躍的に向上している．心房頻拍症例において，CARTOシステムを用いて頻拍中に右心房をマッピングして作成した画像を示す（図3）．同システム上では赤→橙→黄→緑→

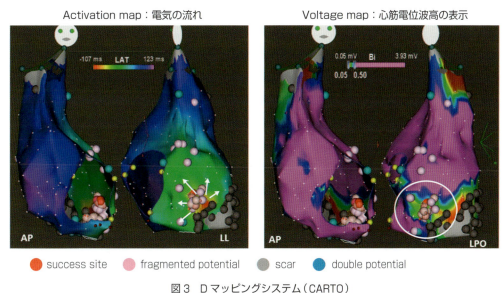

図3　Dマッピングシステム（CARTO）
　右心房起源心房頻拍のマッピング．（左）Activation map，（右）Voltage map．

青→藍→紫と虹色の順序で興奮伝播様式を示すことができる．局所の心内波高も同様の色の順序で低電位→高電位を，瘢痕領域は灰色で示すこともできる．左の Activation map では右房後中隔付近から巣状に興奮伝播する様式が示されているが，右の Voltage map では同部位は 0.5mV 以下の低電位領域となっており，電気生理学的所見と併せて傷害された心房筋を不整脈基質としたマイクロリエントリー性心房頻拍と診断した．同部位での通電で頻拍は停止し，以降誘発も不能となっている．このマッピングは従来，アブレーションカテーテルを心内で動かして 1 点 1 点の電位と位置情報を取得する必要があるために，心房あるいは心室全体の詳細なマッピングを行うには時間を要し，頻拍が途中で変化もしくは停止してしまうと診断が難しいという限界があった．一方，最近では 1 本のマッピングカテーテルについている複数の電極を用いて，多点同時マッピングを行うことができるようになっており，マッピングに要する時間は短縮され，なおかつ，より精度の高い診断が可能になってきている．図 2 の左上肺静脈内に留置されているカテーテルは Pentaray（Biosense Webster, Inc., Diamond Bar, CA, USA）であるが，5 本の柔らかいスプラインにそれぞれ 4 つずつ合計 20 極の電極がついており，心内をまんべんなくなぞるようにカテーテル操作することで安全に，かつ，すみやかに多点同時マッピングを行うことができる．ほかにも Rhythmia ではバルーン型の多電極カテーテルを用いることで，短時間で通常 1 万点以上の電位を取得でき詳細なマッピングが可能となっている[3]．

4）カテーテル操作の進歩

　カテーテルアブレーションは，多くの場合は右大腿静脈から挿入されたカテーテルを右心房，右心室，あるいは経心房中隔アプローチで左心房，左心室，ときに大腿動脈からのアプローチで大動脈弁上や左心室のマッピングを行う．したがって，ベッドサイドの右側で自らの被曝低減のために鉛のプロテクターを着用してカテーテルを手で操作する必要がある，ということを当たり前のように行ってきた．それに対して，アブレーションカテーテルを遠隔操作することができるマグネティックナビゲーションシステム（Niobe Ⅱ, Stereotaxis inc., St. Louis, MO, USA）が本邦でも稼働しており，当院では 2016 年 7 月の新病院開設時から国内 2 台目となる同システムを導入しているのでご紹介させていただく．

（1）マグネティックナビゲーションシステムの概要

　本システムではカテーテルベッドサイドの両側に設置した永久磁石の磁場の方向を，別室からの遠隔操作でコントロールすることで専用アブレーションカテーテルの 3 カ所に内蔵された磁石を引っ張って 1 度単位の角度でカテーテルを曲げる操作を可能にしている（図4）．カテーテルの進退については足元に置かれたモーターに鼠径部のシースから出たカテーテル近位部をはめ込み，1mm 単位で押したり引いたりすることが可能である．図 5 にマグネティックナビゲーションシステムの概要と操作中の風景を示す．術者は 58 インチの情報集積コントロール画面を前にして椅子に座り，手元のマウスあるいはテンキーを用いること

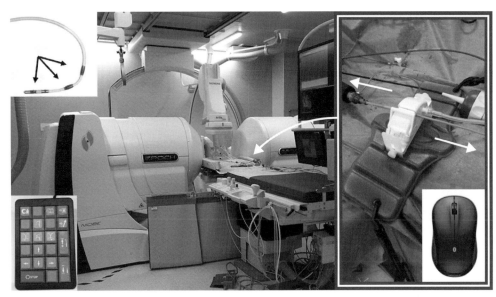

図4 マグネティックナビゲーションシステム
カテーテルには3カ所にマグネットが内蔵されている。右は足元のモーター。

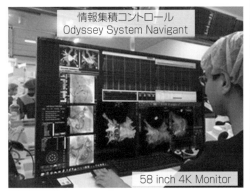

図5 マグネティックナビゲーションシステムの概要

でアブレーションカテーテルを別室から遠隔操作することができるので透視に伴う術者被曝の心配はない。鉛のプロテクターは不要となり，空調の効いた部屋で操作できるので汗もかかない。したがって，長期的には術者の疲労や腰痛などの肉体的負担の軽減を図れるものと思われる。また，カテーテルは柔軟性に優れていることから操作に伴う心穿孔はまず起こらないと考えられており，ほぼ非透視下でのカテーテル操作が可能で患者に対する被曝低減効果も期待される[4]。本システムは，一般的にこれまでもマニュアル操作でアブレーション

を行われてきた心房細動や心室頻拍に対しても同様に有用であるが，最も威力を発揮するのは，通常のマニュアル操作では心臓へのアクセスおよびカテーテル操作が困難な下大静脈欠損症やMustard/Senning術後症例などの成人先天性心疾患症例に伴う不整脈であると思われる[5]．

（2）実際に有用であった症例

当院では2017年11月現在，124例に対してマグネティックナビゲーションシステムを用いたアブレーションを施行したが，そのうち通常のアクセスでは治療困難と考えられた症例は，①右胸心に下大静脈－奇静脈結合を認めた心房細動症例に対して経大動脈経由で肺静脈隔離を行った一例，②完全大血管転位症に対するMustard手術後に伴う心房頻拍に対して大動脈－右室－右房と経由して右上肺静脈付近の巣状心房頻拍に対してアブレーションを行った一例，③房室中隔欠損症術後および下大静脈－奇静脈結合を認め，奇静脈－上大静脈経由で右房の術後関連心房頻拍に対してアブレーションを行った一例，の3症例でいずれも合併症はなく，再発で2回目を要した症例はあるものの良好な結果を得ることができている．

図6に③の症例を示す．下大静脈欠損で左大腿静脈－奇静脈－上大静脈まで可変式ロングシースを留置して，右房にマグネティックナビゲーションシステム用のアブレーションカテーテルを留置した．左は透視画像でアブレーションカテーテルのほかに，右腋窩静脈から右房自由壁，右内頚静脈から冠静脈内にマッピングカテーテルを留置している．右は術前に撮像した3D造影CT画像であるが，奇静脈が上大静脈に合流して右房に至る過程がよくわかる．本症例は誘発された心房頻拍中にマグネティックナビゲーションを用いてActivation

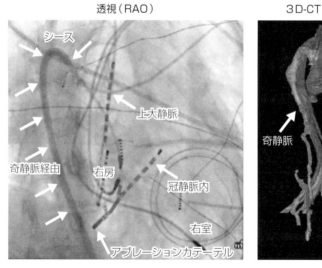

図6　房室中隔欠損症術後心房頻拍，下大静脈－奇静脈結合症例
奇静脈経由で可変式ロングシースからアブレーションカテーテルを挿入．

map を作成し，通常型心房粗動および右房自由壁の術後瘢痕が関与した心房頻拍の診断で
それぞれアブレーションに成功した．術時間 230 分，総透視時間 9 分（0.029 Gy）であっ
たが，透視時間の大半はシースやカテーテル留置に要した時間であり，マグネティックナ
ビゲーション稼働下でのマッピング開始からアブレーション終了までの透視時間は 0.4 分
（0.001 Gy）であった．なお，もともと洞不全症候群に対して DDD ペースメーカが植え込ま
れているが，マグネティックナビゲーション作動中の磁場強度は 0.08～0.1 テスラであり，
ペースメーカを MRI モードや非同期モードなどに設定変更することで本システムの使用は
安全に可能である．

5） ハイブリッド治療

　近年，心房細動に対するカテーテルアブレーションが積極的に行われるようになり，前述
のようなマッピング機器やアブレーション機器の進歩に伴って治療成績も向上している．

　通常は高周波カテーテルアブレーションやクライオバルーン，またはホットバルーンを用
いた肺静脈隔離術を基本的治療とし，症例に応じて肺静脈隔離に加えて非肺静脈起源期外収
縮に対するアブレーション，上大静脈隔離術，心房内線状焼灼，心房内分裂電位を指標とし
た焼灼，自律神経節に対する焼灼[6]や，低電位領域に対する焼灼[7]，マッピングで心房細動
の維持に関与する rotor を同定して焼灼する手法[8]も試みられている．一方，持続性心房細
動症例に対して肺静脈隔離に線状焼灼や分裂電位に対するアブレーションを追加しても治療
成績は変わらないという報告[9]もあって治療戦略についてはいまだに混沌としており，どの
手法を選択するかは各施設の判断に委ねられている．また，たとえば非肺静脈起源に対する
焼灼では起源の同定と焼灼ができなければ再発が多く[10]，肺静脈や上大静脈隔離後の再伝
導，線状焼灼や分裂電位アブレーション後の心房頻拍での再発，あるいは加齢に伴って生じ
ると考えられる新たな不整脈基質による再発など，薬物治療の併用や複数セッションのアブ
レーションを要する症例も少なからず存在する．

　実際にカテーテルアブレーションとデバイス治療および薬物治療のハイブリッド治療が有
用であった一例を示す．症例は 60 歳代の男性で原因不明の脳梗塞の既往があり，複数回の
前兆を伴わない失神発作を繰り返していた．経過中にホルター心電図で発作性心房細動が認
められたが，心房細動停止時のポーズは 2 秒未満であり，脳梗塞後のてんかん発作や心血管
性失神の可能性を含めて明らかな失神の原因は不明であった．入院でのモニター管理下では
5 秒程度のごく短時間の発作性心房頻拍（180 回 / 分）の際に一致してふらつき症状の訴えが
あり，頻脈性不整脈による血圧低下が失神の原因である可能性も否定できなかった．本症例
に対してまずカテーテルアブレーションを試みた（**図 7 左**）．先述のペンタレイカテーテル
を用いた左房の voltage map を洞調律中に取得して左房および肺静脈を再構築しているが，
明らかな低電位領域（<0.5 mV）を認めていない．続いてマグネティックナビゲーションシ
ステムを用いて左右の肺静脈隔離術を行い，その後に上大静脈起源期外収縮が認められた
ために上大静脈隔離術も追加した．本症例は脳梗塞および失神の原因が不明であったことか

159

11 不整脈治療

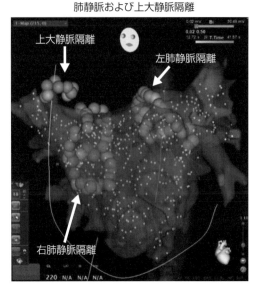
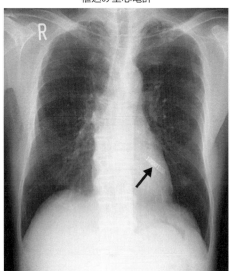

図7 発作性心房細動と複数回の失神既往例
（左）丸印は通電部位を示す．（右）矢印は皮下に植込まれた植込み型心電計を示す．

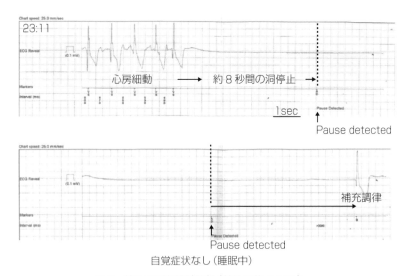

自覚症状なし（睡眠中）

図8 植込み型心電計記録（植込み後8日目）

ら，前胸部皮下に植込み型心電計 Reveal LINQ™（Medtronic Inc, Minneapolis, USA）を植込んで（図7右）退院としたが，植込み8日目に心房細動の早期再発と考えられる頻拍の停止時に約8秒の洞停止を認めていた（図8）．就寝中のイベント記録で自覚症状はなかったが，条件付きMRI対応DDDペースメーカを植込んだ後にピルジカイニド100 mg/日を開始し，

その後の1年間の経過では，自覚症状および植込み型心電計とペースメーカ記録上で心房細動・心房頻拍の再発を認めず，失神発作も認めていない．

　本症例ではアブレーション前には顕著な洞停止は認めなかったが，術前から明らかな洞不全症候群Ⅲ型を認める症例ではアブレーションを先に行うか，ペースメーカと薬物治療を優先させるかは議論の分かれるところである．徐脈頻脈症候群に対して先にアブレーションを行うことで88例中81例においてペースメーカ植込みを回避できたという報告[11]があり，アブレーションを第一選択とすることは非常に有用な選択肢であると考えられるが，再発時に失神リスクの懸念があることや，高齢者でフレイルや認知症などの理由でアブレーションの適応になりにくい症例も多いと思われる．当院では，上記のような高齢者や抗不整脈薬を内服していない状況で洞停止に伴う失神歴を有する徐脈頻脈症候群に対してはペースメーカ植込みを優先，ほかはアブレーションを第一選択としてお勧めすることが多い．

おわりに

　カテーテルアブレーションの進歩は目覚ましいが，心房細動のみならず心室頻拍や心室細動などの難治性不整脈のすべてが解決される訳ではない．デバイス治療においては従来のペースメーカや植込み型除細動器（implantable cardioverter defibrillator；ICD）に加えて，皮下植込み型除細動器（subcutaneous implantable cardioverter defibrillator；S-ICD）やリードレスペースメーカの植込みが可能となり，薬物治療においても従来の抗不整脈薬に加えてiPS細胞を用いた新たな創薬への可能性も報告[12]されている．今後，治療の選択肢がさらに増えていくことが予想されるが，単一治療のみでは不整脈の根治が難しい症例においては，疾患背景に応じて最適な治療の組み合わせを検討することが重要と思われる．

11 不整脈治療

2 熱血の章 —私の循環器学—

　不整脈領域の日常診療のなかで遭遇する症例の多くは，前述のような薬物治療，カテーテルアブレーション，ペースメーカなどのデバイス治療を組み合わせて行うことで，根治，あるいは自覚症状やQOL，生命予後の改善という目標は到達可能である．一方，一般的な方法ではどうしても治療が困難な症例に出会うこともあり，その結果は生命予後不良に直結することもあって非常に悩まなければならないこともある．個人的経験の中で印象深い症例の一例（兵庫県立姫路循環器病センターでの症例）を提示する．

　症例は10歳代の男性で拡張型心筋症症例である．左室駆出率20％程度で持続性心室頻拍による心肺蘇生歴があり，他院を含めて過去3回，左室心内膜からのアブレーション歴があるが，その後も植込み型除細動器（ICD）のショック作動を繰り返す頻回作動があり，心窩部からの穿刺アプローチによる心外膜アブレーション[13)-14)]を行った（図9）．本症例では左室心内膜側の側壁領域にごく限局した範囲のみで低電位（<1.5V）を認めていたが，左室心外膜側のマッピングではその対側領域の広範囲にわたって低電位領域および障害された心筋の伝導を示唆するfractionated potentialや遅延電位（late potential：LP）を認めた．横隔神経が走行する付近をペーシングで確認して避けながら異常電位を順次焼灼したが誘発不能となるには至らず，薬物治療のさらなる強化も含めて経過観察を行うことで，頻回作動は回避されるようになった．しかしながら約2年後に再び頻回作動で入院となり，次の治療戦略を考えざるをえなくなった．①5回目のアブレーション，②開胸による心外膜マッピングおよびアブレーションなどが候補に挙がるが，4回目と同じ手技ではおそらく横隔神経近傍の心外膜アブレーションが不十分に終わることや，若年者で将来的な心移植検討も念頭においていたことから開胸アブレーションも侵襲性が大きくて効果も読めない点から躊躇され，胸腔鏡下左交感神経切除術を行った（図10）．術前には局所麻酔による左星状神経節ブロックを行って血行動態にはとくに悪影響は及ぼさないことを確認し，術中には左星状神経節は下1/3程度の切除とすることで術後のHorner兆候の軽減を図り，Th4までを切除した．術後，一過性に左眼瞼下垂を認めたが数日で消失し，ほかに合併症は認めなかった．臨床経過表を示す（図11）が，術後は半年以上ICD作動なく経過し，その後一度作動はあったが抗頻拍ペーシング1回で停止しており，心室頻拍ストームからの離脱および再発抑制には非常に有効な治療であったと考えられた．本治療はＱＴ延長症候群やカテコラミン感受性多形性心室頻拍など主に交感神経優位な状況で致死性不整脈を生じやすい症例に対しての有効性が以前から知られていたが，器質的心疾患を伴う薬剤抵抗性心室性不整脈症例に対しても有効で心機能にも悪影響を与えないことが報告されている[15)]．

　実はこの症例で胸腔鏡下交感神経切除術という本邦ではあまり一般的ではない治療を選択した理由は，以前に20歳代女性でICDの頻回作動を繰り返すカテコラミン感受性多形性心室頻拍に対して両側交感神経切除術を施行して著効した症例[16)]の経験があったからである．

162

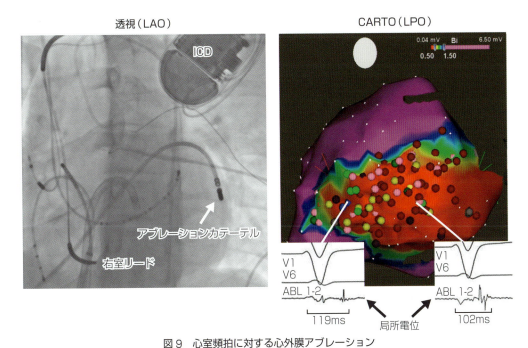

図9 心室頻拍に対する心外膜アブレーション
左:アブレーションカテーテルは心嚢内に留置されている. 右:左室心外膜 voltage map.

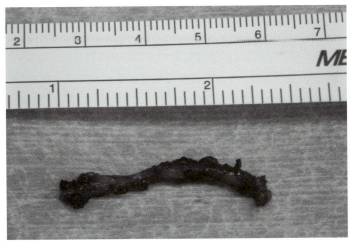

図10 胸腔鏡下交感神経切除術
左星状神経節の下側1/3-Th4を切除.

　その症例は4年半以上にわたってフォロー中であるが，現在まで頻脈性心房頻拍に対する誤作動1回を除いては心室頻拍・細動に対するICD作動は認めずに経過しており，自己満足かもしれないが本治療に踏み切って本当によかったと思っている.
　このような自分自身およびその周囲では前例のない治療を行う場合，症例報告や論文が

11　不整脈治療

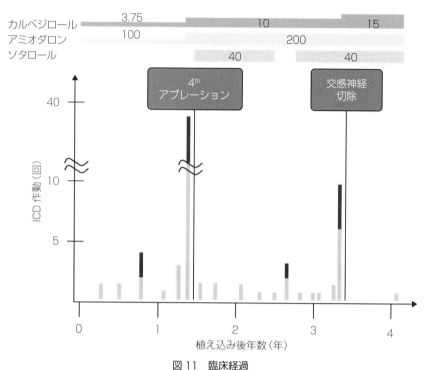

図11　臨床経過
縦棒はICD作動回数．そのうち黒塗りは電気ショック作動回数を示す．

頼りになるわけではあるが，実際に目の前の症例に対して行っていいのだろうか，望んだような効果があるのだろうか，合併症や後遺症は大丈夫なのだろうかと判断に悩むこととなる．そのような状況において最終的に決心をつけるには，「できることはやったらいいやないか」，「迷ったらしろ」，「手術してもらえるか知り合いに聞いてみるよ」などと他科の先生方やスタッフも含めた病院の気風ともいうべきものとの協力体制，そしてこれまでお世話になった諸先輩方から困った際に教わってきた言葉に背中を押されたように思えたことが非常に大きかったと思われる．そして，「大丈夫かな」という独り言に，大丈夫かわからないから答えに窮している若手医師の正直な姿に若干惑わされながらも，最後は「まあ，大丈夫じゃないかな．なるようにしかならないよ」と，今思えばあまり根拠のない安心感を与えてくれた同期の存在がなければ踏み切れなかったように思う．やはり最終的に頼りになるのは人と人の繋がりであり，一人でできることはたかが知れているとあらためて実感した．

2016年7月からは加古川中央市民病院開院およびマグネティックナビゲーションシステム導入に際して研修医時代からの恩師のもとで働かせていただくこととなり，自分の中では新たな不整脈領域に足を踏み入れることとなった．つねに前向きな上司の先生方や頼もしい若手医師，やる気と向学心に満ちた技師さんや看護師さんをはじめとする病院スタッフの協力に感謝しながら，十分に期待に添えているかどうかは若干不安がないでもないが日々の診

療に臨ませていただいている．難しい不整脈に対して特殊な手段を用いて治療を行うことで病状を改善させることができれば非常に大きい達成感を得ることはできるが，臨床においては必ずしもうまくいくことばかりでないのも事実である．とくに重篤な合併症の経験症例はいつまでも忘れることはできない．これからを支える若手医師の先生方も自分が経験したことのない治療で挑まなければならないような難しい症例に遭遇するかもしれない．謙虚に，かつ，ある程度は自信を持って症例に向きあえるようになるためには，ありふれた不整脈に対して一般的な治療を安全に行うことができるように心掛けて実践する日々の研鑽の積み重ねこそが最も重要であると考える．

　謝辞：本稿の執筆依頼をしていただいた神戸労災病院副院長 井上信孝先生に深くお礼申し上げます．

文　　献

1) Shurrab M, Di Biase, Briceno DF et al : Impact of Contact Force Technology on Atrial Fibrillation Ablation: A Meta-Analysis. J Am Heart Assoc 4 : e00246, 2015.

2) Nakagawa H, Jackman WM : The Role of Contact Force in Atrial fibrillation ablation. J Atr Fibrillation 7 : 78-84, 2014.

3) Nakagawa H, Ikeda A, Sharma T et al : Rapid high resolution electroanatomical mapping: evaluation of a new system in a canine atrial linear lesion model. Circ Arrhythm Electrophysiol 5 : 417-424, 2012.

4) Adragao PP, Cavaco D, Ferreira AM et al : Safety and Long-term Outcomes of Catheter Ablation of Atrial Fibrillation Using Magnetic Navigation System versus Manual Conventional Ablation: A Propensity-Score Analysis. J Cardiovasc Electrophyısiol 7 : S11-16, 2016.

5) Roy K, Gomez-Pulido F, Ernst S : Remote Magnetic Navigation for Catheter Ablation in Patients With Congenital Herat Disease: A Review. J Cardiovasc Electrophyisiol 27 : S45-56, 2016.

6) カテーテルアブレーションの適応と手技に関するガイドライン．循環器病の適応と手技に関するガイドライン（2010-2011 年度合同研究班報告）．

7) Yamaguchi T, Tsuchiya T, Nakahara S, et al : Efficacy of Left Atrial Voltage-Based Catheter Ablation of Persistent Atrial Fibrillation. J Cardiovasc Electrophysiol 27 : 1055-1063, 2016.

8) Seitz J, Bars C, Théodore G, et al : AF ablation guided by spatiotemporal electrogram dispersion without pulmonary vein isolation: a wholly patient-tailored approach. J Am Coll Cardiol 69 : 303-321, 2017.

9) Verma A, Jiang C, Betts TR, et al : Approaches to Catheter Ablation for Perisitent Atrial Fibrillation. N Engl J Med 372 : 1812-1822, 2015.

10) Inoue K, Kurotobi T, Kimura R, et al : Trigger-based mechanism of the persistence of atrial fibrillation and its impact on the efficacy of catheter ablation. Circ Arrhythm Electrophysiol 5 : 295-301, 2012.

11) Hayashi K, Fukunaga M, Yamaji K, et al : Impact of Catheter Ablation for Paroxysmal Atrial Fibrillation in Sick Sinus Syndrome. Circ J 80 : 887-894, 2016.

12) Kawatou M, Masumoto H, Fukushima H, et al : Modelling Torsade de Pointes arrhythmias in vitro in 3D human iPS cell-engineered heart tissue. Nat Commun 8 : 1078, 2017.

13) Sosa E, Scanavacca M, d'Avila A, et al : A new technique to perform epicardial mapping in the electrophysiology labolatory. J Cardiovasc Electrophysiol 7 : 531-536, 1996.

14) Teranishi J, Okajima K, Kiuchi K., et al : Anatomical consideration for safe pericardiocentensis assessed by three-dimensional computed tomography: Should an anterior or posterior approach be

11 不整脈治療

used? J Arrhythm 30：491-495, 2014.
15）Vaseghi M, Gima J, Kannan Christopher, et al：Cardiac sympathetic denervation in patients with refractory ventricular arrhythmias or electrical storm: Intermediate and long-term follow-up. Heart Rhythm 11：360-366, 2014.
16）Okajima K, Kiuchi K, Yokoi K, et al：Efficacy of bilateral thoracoscopic sympathectomy in a patient with catecholaminergic polymorphic ventricular tachycardia. J Arrhythm 32：62:66, 2016.

岡嶋　克則

12 静脈血栓塞栓症

はじめに

静脈血栓塞栓症（venous thromboembolism；VTE）は静脈の血栓・塞栓による病態であり，深部静脈血栓症（deep vein thrombosis；DVT）と，肺血栓塞栓症（pulmonary thromboembolism；PTE）が含まれる．血栓には，止血のための生理的な「止血血栓」と，時に血管を閉塞して重大な疾病に至らしめる「病的血栓」がある．VTE は心筋梗塞や脳梗塞など動脈硬化を基盤として発症する動脈血栓と発症機序が異なり，DVT は上肢，腸管膜静脈，脳静脈にも形成されることがあるが，主に下肢に起こり，PTE は DVT を合併していることが多い．本稿では，主に下肢 DVT と PTE について詳述する．

1 VTE の歴史

キリスト（Jesus Christ）の死因仮説に，磔による外傷やショック，DIC（播種性血管内凝固）や心破裂と並んで，先天性凝固異常や磔による血流障害や血管損傷によると考えられる PTE もあるが議論の余地がある．古代ギリシャやローマ，アラビアの医師たちは注意深い観察で，肝不全や腎不全による両側性の下肢浮腫や，下肢静脈瘤の記載を残しているが，DVT を思わせるものはない．明らかに DVT と思われる疾患が出てくるのは，15 世紀に描かれた聖人ルイス（St. Louis）の奇跡の一つとして片側浮腫を伴う右下肢の小切開を示した図譜が最初である（図1）．19 世紀に Virchow の三徴（後述）により VTE の病態理解が進み，20 世紀に入り抗凝固薬の発見とその進歩により VTE 治療は飛躍的に発展してきた[1]．

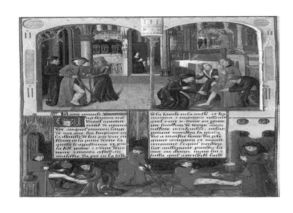

図1　DVT の最初の記載（1271 年）
聖人ルイスの奇跡の一つ，DVT から回復した 13 世紀の男の話．
（de Saint Pathus G. La vie et les Miracles de Saint Louis. フランス国立図書館，1330-1350）．（Galanaud JP, et al, 2013[1]より）

12　静脈血栓塞栓症

2　VTE の疫学

　VTE は欧米に多い疾患とされるが，わが国においても生活様式の欧米化，高齢者の増加，本疾患に対する認識および各種診断法の向上に伴い，近年増加しているといわれる．欧米のVTE 発症率は年間 10 万人当たり 100〜200 人，死亡は 69.7 人と推計され，死亡の 34％は突然死であり生前に PTE 診断がなされたのは 7％に過ぎないといわれる[2]．わが国の疫学調査では，PTE 発症率は 1996 年から 2011 年で 4.6 倍に増加し，2011 年の報告では年間 10万人当たり 12.6 人，血液凝固異常の人種差，年齢構成など修正は必要であるものの，わが国の VTE 発症率は欧米の 1/10 程度である．ただ近年の急激な増加は，各種診断法の進歩による従来は見逃されていたような比較的軽症の無症候性 VTE を正確に診断できるようになったことが大きいと考えられており，2004 年に VTE 予防ガイドラインが発表されて以降，医療機関の VTE に対する認識の向上，VTE 発症高リスク群に対する予防・早期診断がなされているためか，重症 PTE や周術期含めた院内発症 PTE の比率が低下，主に軽症例が増加している[3][4]．

3　VTE の特徴

　下肢静脈に生じる血栓には血栓性静脈炎と DVT の 2 つのタイプがある．血栓性静脈炎の罹患血管は表在静脈で，炎症が先行し二次的に血栓ができる．主に下腿の表在静脈に沿って有痛性の索状硬結が触知でき，腫脹と発赤を伴う．同じ静脈に繰り返すと徐々に板状に硬化し，皮膚は色素沈着を呈する．また，慢性静脈還流不全を惹起して下腿潰瘍の原因となる．まれに限局された範囲内で遊走する表在静脈の炎症性硬結をきたす遊走性静脈炎もある．原因として静脈瘤，外傷，カテーテル留置や検査などがあるが原因不明も多い．ただ PTE を起こすことはまれであり，抗凝固療法は基本的には不要で，治療は疼痛・腫脹の症状緩和と深部静脈への血栓進展の予防である．一方，DVT の罹患血管は深部静脈で，血栓が先行し二次的に炎症を伴う．典型例では片足腫脹を認めるが，下肢腫脹を伴わないこともある．原因として長期臥床，がん，手術，先天性・後天性凝固異常などがあるが，明らかな原因がない（unprovoked）こともある．

　下肢深部静脈は大腿部静脈（腸骨，大腿，膝窩）と下腿静脈に分けられ，下腿静脈は足底からの血流を受ける下腿三静脈（前脛骨，後脛骨，腓骨）と筋内静脈（ヒラメ筋，腓腹筋）からなる．大腿部静脈と下腿静脈はそれぞれ解剖学的特徴が異なり，大腿部静脈は静脈弁がほとんど存在せず太い構造から血流停滞は起こりにくい．しかし一度血栓が形成され閉塞する（閉塞血栓）と，末梢側に血行障害が生じやすく，下肢の浮腫や発赤，疼痛などの臨床症状が出現しやすい．一方，下腿静脈は一対の静脈が動脈を挟み込むように走行，血流を一定方向に保つために多数の静脈弁を有する．複数本存在し互いに吻合するため，血栓ができても

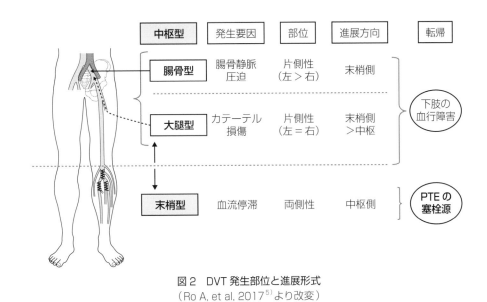

図2 DVT発生部位と進展形式
（Ro A, et al, 2017[5]より改変）

血流障害による症状が出にくい．ただ血栓の治癒過程で静脈弁破壊を伴うと血流停滞が持続し，血栓後症候群を合併することがある[5]．

また，血栓症の部位によって膝窩静脈から中枢側の中枢型（近位型）と，末梢側の末梢型（遠位型，下腿型）に分類される．中枢型DVTは腸骨型，大腿型に分けられ，腸骨型は腸骨静脈圧迫（iliac compression），大腿型はカテーテル損傷などをきっかけに形成される．中枢型で発症した血栓は中枢側が閉塞されるため主に末梢側に血栓が進展する．一方，末梢型は血流停滞が血栓形成の主体であり，血栓の初発部位は多くがヒラメ筋内静脈である．静脈還流に沿って中枢側に血栓が進展，とくに血栓の中枢側は血管壁に固定されていないことがあり（フリーフロート血栓），大きな塞栓源となる可能性がある．また吻合静脈が存在するため血行障害による症状が出にくく，PTE予防の観点から末梢型も重要である（図2）[5]．

4 VTEの危険因子

1) 生理的な凝固と線溶

外傷などによる血管損傷部位からの出血を防ぐために，生体は速やかにその部位に止血血栓を形成する．内皮下組織の損傷部位への血小板の粘着・凝集による血小板血栓（白色血栓）の形成と凝固因子の活性化によるフィブリン血栓（赤色血栓）の形成過程がある．血小板血栓は一次止血，フィブリン血栓は二次止血とも呼ばれ，両者の反応は互いに呼応し，血小板血栓では十分な止血に至らず，血小板膜リン脂質を凝固反応の場としてカスケード反応が起こり，最終的に強固なフィブリン血栓が形成され止血が完了する．凝固カスケードには，血

12 静脈血栓塞栓症

管損傷部位に露出した組織因子(tissue factor；TF)が引き金となり活性化第Ⅶ因子(FVⅡa)と複合体を形成する「外因系凝固反応」と，陰性荷電物質が引き金となる「内因系凝固反応」があり，どちらの経路もⅦa・TF複合体が第X因子(FX)を活性化する共通経路に入り，活性化第X因子(FXa)はプロトロンビンからトロンビンを生成，トロンビンはフィブリノーゲンをフィブリンに変換すると同時に凝固反応にポジティブフィードバックをかけ，大量のトロンビンが生成される．最終的には，活性化第XⅢ因子(FXⅢa)によりフィブリン同士が架橋結合し，強固なフィブリン血栓が形成される．

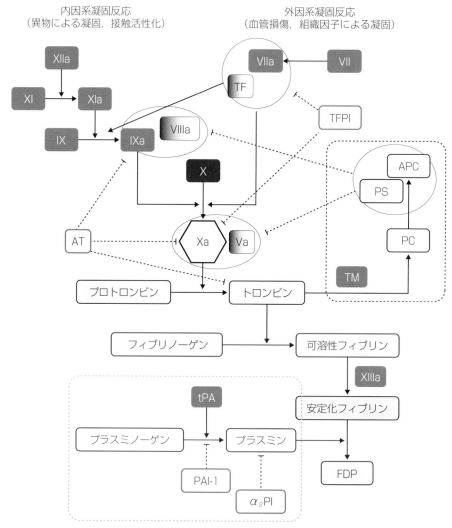

図3　凝固・線溶系とその制御
TFPI：組織因子経路インヒビター，TM：トロンボモジュリン
α_2PI：プラスミンインヒビター，APC：活性化プロテインC
(Badimon L, et al, 2012[6]より改変)

一方，血栓形成を阻止する凝固阻止機構ならびに形成された血栓を溶解する線溶機構も存在する．凝固阻止機構には，凝固反応の中心的役割を果たすトロンビンやFXaを阻害するアンチトロンビン（AT）制御系，FVIIa・TF複合体およびFXaを阻害し，外因系凝固反応の初期段階で抑制する組織因子経路インヒビター（tissue factor pathway inhibitor；TFPI）制御系，トロンビンがトロンボモジュリンと複合体を形成しプロテインC（PC）を活性化，プロテインS（PS）を補因子としてFVIIIaとFVaを不活化し凝固阻止作用を発揮するPC-PS制御系が存在する．線溶機構では，線溶酵素プラスミンによって不溶性のフィブリンが可溶性のペプチド断片（fibrin degradation products；FDP）へと分解され，血管内皮細胞が分泌する組織型プラスミノーゲン活性化酵素（tissue-type plasminogen activator；tPA）によってプラスミノーゲンからプラスミンとなることが重要である．またPAI-1（plasminogen activator inhibitor-1）やα2-アンチプラスミン（プラスミンインヒビター）により，形成された血栓が過剰に溶解しないように，線溶機構は巧みに制御されている（**図3**）[6]．

2）　Virchow の三徴

　VTE発症には何らかの危険因子が関与するが，基本的な考え方はVirchowの三徴である血液凝固能亢進，血管内皮障害，血流の停滞の各因子を先天的・後天的あるいは環境因子として，単一あるいは複数の危険因子を合わせ持つことで発症する（**表1**）[7]．

（1）血液凝固能亢進

　凝固因子の活性化あるいは凝固阻止・線溶因子の活性低下により血栓傾向となる．先天性凝固異常としては，AT，PC，PSなどの凝固阻止因子の欠乏症があり，若年性VTEを繰り返し発症する．後天性凝固異常としては，高齢，脱水，手術などがあり，がんもVTEを合併しやすく，がん細胞がTFやTF含有マイクロパーティクルなどの凝固促進物質を有していることがその要因の一つと考えられている．妊娠中はFVIIIなどの凝固因子が増加し，かつ凝固阻止因子であるPS活性が低下し血栓傾向をきたす．若年女性のVTE発症の危険因子として，経口避妊薬やLEP（低用量エストロゲン・プロゲステロン配合剤）使用も忘れてはならない．また各種血球の活性化や相互作用によっても血栓形成が促進される．血管内皮障害部位に集積した好中球は，好中球細胞外トラップ（neutrophil extracellular traps；NETs）を放出し，マクロファージを活性化してTFを発現させフィブリン血栓を促進する[8]．

　一方，抗リン脂質抗体症候群（antiphospholipid syndrome；APS）は，抗リン脂質抗体（antiphospholipid antibody；aPL）に関連して起こる動静脈血栓症あるいは習慣性流産・子宮内胎児死亡などの妊娠合併症を主症状とする全身性自己免疫疾患で，後天性凝固異常のなかで最も頻度が高い疾患である．aPLは血中に存在し細胞膜の陰性リン脂質に結合する性質をもつリン脂質結合蛋白に対する自己抗体の総称である．基礎疾患を持たない原発性APS

12 静脈血栓塞栓症

表1 VTE の主な危険因子

	後天性因子	先天性因子
血流停滞	長期臥床 肥満 妊娠 心肺疾患(うっ血性心不全，慢性肺性心など) 全身麻酔 下肢麻痺，脊椎損傷 下肢ギプス包帯固定 加齢 下肢静脈瘤 長時間座位(旅行，災害時) 先天性 iliac band，web，腸骨動脈による iliac compression	
血管内皮障害	各種手術 外傷，骨折 中心静脈カテーテル留置 カテーテル検査・治療 血管炎，抗リン脂質抗体症候群，膠原病 喫煙 高ホモシステイン血症 VTE の既往	高ホモシステイン血症
血液凝固能亢進	悪性腫瘍 妊娠・産後 各種手術，外傷，骨折 熱傷 薬物(経口避妊薬，エストロゲン製剤など) 感染症 ネフローゼ症候群 炎症性腸疾患 骨髄増殖性疾患，多血症 発作性夜間血色素尿症 抗リン脂質抗体症候群 脱水	アンチトロンビン欠乏症 PC 欠乏症 PS 欠乏症 プラスミノーゲン異常症 異常フィブリノーゲン血症 組織プラスミノーゲン活性化因子インヒビター増加 トロンボモジュリン異常 活性化 PC 抵抗性(第 V 因子 Leiden*) プロトロンビン遺伝子変異(G20210A*) * 日本人には認められていない

(日本循環器学会：肺血栓塞栓症および深部静脈血栓症の診断，治療，予防に関するガイドライン(2017年改訂版)．http://www.j-circ.or.jp/guideline/pdf/JCS2017_ito_h.pdf，p7 より(2019 年 1 月閲覧))

と全身性エリテマトーデス(systemic lupus erythematosus；SLE)などに伴う続発性 APS に分類され，女性に多く発症し平均発症年齢は 30～40 歳前後である．VTE は下肢 DVT が多く，動脈血栓は脳梗塞や一過性脳虚血発作の発症が多い．一方，妊娠合併症としては習慣性流産・不育症，妊娠高血圧症候群などがある．血栓症治療後の二次予防を行わなかった場合，2 年以内に約 80％で再発がみられるといわれる．

(2)血管内皮障害

血管内皮細胞は血管拡張作用，血小板凝集抑制作用，凝固阻止作用，線溶促進作用など多彩な抗血栓作用を有している．しかし血管内皮障害を来すような手術，外傷，骨折あるいは

カテーテル留置や検査，静脈の炎症などでは，これらの抗血栓作用が障害され血栓傾向をきたす．

（3）血流の停滞

一般に DVT は，血流が停滞する静脈弁内側のポケット部分に最も形成されやすい．血流の停滞で低酸素状態となり血管内皮細胞が活性化，接着因子や von Willebrand 因子が発現し，白血球や血小板の血管内皮への結合が促進する．結合した単球は TF を発現し外因系凝固反応を活性化し血栓形成を促進する．原因として，長期臥床，長時間座位，下肢麻痺，肥満，妊娠などがある．

3）　がんと VTE

がんは血栓症の危険因子であり，がん患者は非がん患者と比較し VTE 発症率が 4〜8 倍高い[9)10)]．また日本人を対象とした VTE の臨床研究によると，最も多い原因はがんと報告

表 2　がん患者における VTE 危険因子

患者関連因子
・VTE の既往
・高齢
・併存疾患（肥満，感染症，腎疾患，肺疾患，動脈血栓塞栓症）
・血栓性素因（先天性・後天性凝固異常）
・不動
・入院中
・白血球数増多＞11,000/μL 血小板数増多＞35 万 /μL
・D ダイマー高値
・可溶性 P- セレクチン高値

がん関連因子
・がんの原発部位（膵臓，胃，脳，肺，生殖器，腎，血液系）
・組織型（腺がん，ムチン産生腫瘍）
・診断から最初の 3 〜 6 カ月
・転移の存在

治療関連因子
・化学療法／ホルモン療法（とくにタモキシフェン）
・血管新生阻害薬（サリドマイド，レナリドミド，ベバシズマブ）
・手術
・放射線治療
・輸血
・中心静脈カテーテル

（Ay C, et al, 2017[13)]より改変）

されている[4]．がん患者全体の約18％がVTEを発症し，がん患者の死因としてVTEはがん死に次ぐ二番目に多い[11]．したがってVTE合併がん患者は，VTE合併のないがん患者に比べて明らかに予後も生存率も悪い．がん患者におけるVTEリスク因子には，患者関連因子として高齢，併存疾患，VTEの既往などがあり，血小板数や白血球数増多，血中Dダイマーや可溶性P-セレクチンはVTE発症リスクのバイオマーカーとして知られている．がん関連因子としてがんの原発部位，診断から最初の3～6カ月，転移の存在などがある．原発部位として膵臓，胃，脳で，組織型として腺がんにおいてVTE発症率が高くなり，進行がんや転移例も高くなる．また治療関連因子として手術，化学療法（シスプラチンなど），ホルモン療法（とくにタモキシフェン），血管新生阻害薬（サリドマイド，レナリドミド，ベバシズマブ），放射線療法，輸血，中心静脈カテーテル留置などがある（**表2**）[12)13)]．

　また，がんに伴う血液凝固亢進により血栓・塞栓症を生じる病態はTrousseau（トルーソー）症候群として知られる[14]．腺がんによって産生されるムチンが白血球や血小板産生を再活性化させ，本症を発症する可能性が指摘されている．本症は難治性で，ヘパリンは症状を改善させうるが，ワルファリンは無効と考えられている．

5　VTEの診断アルゴリズム

　2018年に改訂されたわが国のガイドライン（JCS：日本循環器学会）を中心に[7]，2014年のESC（European Society of Cardiology；欧州心臓病学会）[2]，2016年のACCP（American College of Chest Physicians；米国胸部疾患学会）[15]のVTEに関する診断・治療ガイドラインを踏まえて概説する．

1）DVT

　診断に関して，まず患者背景・危険因子について把握することが重要である．これらの危険因子や身体所見を点数化し，各種検査を行う前にDVTの可能性を臨床的に評価する．DVTの身体所見として浮腫の有無，浮腫の性状と部位，皮膚の色調変化，静脈の拡張や静脈瘤の存在，触診での腫瘤や圧痛の有無などを観察し，下肢の周径を測定することも客観的データとなる．足関節の背屈で腓腹筋に疼痛を生じるHomans徴候や，下腿をカフ圧迫すると低圧でも疼痛を生じるLowenberg徴候は有名だが，実際には偽陽性が多い．DVTの臨床的可能性の評価に用いられる代表的なものとしてWellsスコアがある（**表3**）[16]．Wellsスコアの項目には，活動性のがん，寡動，最近の手術の3つの危険因子も含まれており，そのほかに下肢の腫脹・疼痛などの症状や身体所見が含まれる．またDダイマーはフィブリン分解産物として二次線溶が亢進している際に上昇し，Dダイマー高値であればDVTが疑われる．しかしがんやDIC，感染症，炎症，外傷，手術などでも上昇し特異度は低い．一方で陰性的中率は100％に近いため，臨床的可能性が低くDダイマーが正常であればDVTは否定でき，除外診断として有用である[17]．しかし慢性期になり，血栓が器質化するとD

表3　DVT 臨床予測ツール（Wells スコア）

項目	スコア
活動性のがん	+1
麻痺あるいは最近のギプス装着	+1
ベット安静＞3 日または手術後＜4 週	+1
深部静脈触診で疼痛	+1
下肢全体の腫脹	+1
下腿直径差＞3cm	+1
患肢の pitting edema	+1
患肢の表面静脈拡張	+1
診断が DVT らしくない	−2

−2〜0 点：低リスク，1〜2：中等度リスク，3 点以上：高リスク（Wells PS, et al, 2006[16]）より引用）
Wells スコア≦1 かつ D ダイマー陰性例では，DVT の可能性がほぼ否定可能（1.2％）．（Geersing GJ, et al, 2014[17]）より）

ダイマーも低下するため注意を要する．D ダイマー検査法には ELISA 法と Latex 凝集法の試薬があり，基準値も試薬により異なり，＜500ng/mL あるいは＜1μg/mL を基準値とするものが多い．D ダイマーは加齢でも上昇するとされ，VTE の診断では D ダイマーのカットオフ値は年齢が上がるにつれ上昇し，50 歳以上では年齢 x 10ng/mL としたほうが診断率を落とさずに無駄な画像診断を避けることができるといわれる[7]　図4 に当院での DVT 診断プロトコールを示す．

12 静脈血栓塞栓症

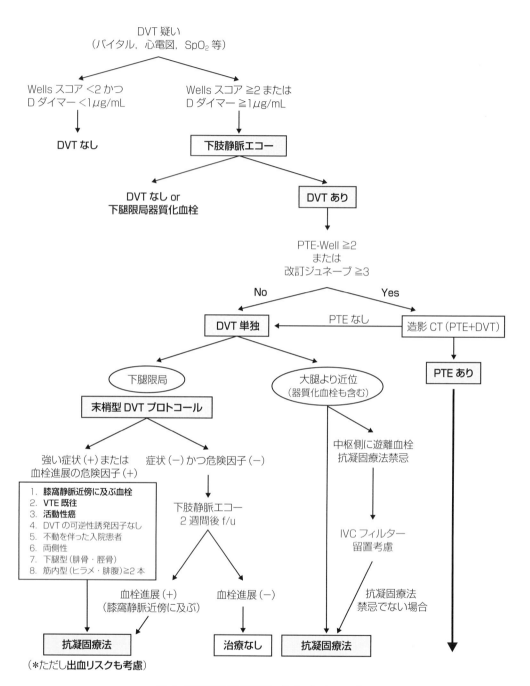

図4 当院でのDVT診断・治療プロトコール
（JCS/ACCP/ESCガイドラインをもとに筆者作成）

2) PTE

　各ガイドラインをもとに作成した当院でのPTEの診断・治療プロトコールを図5に示す．PTEを疑い造影CTを行うかどうかを検討する際には，DVTと同様にPTE-Wellsスコアや改訂ジュネーブ・スコアなどを用いてPTEの臨床的可能性を評価する（表4）[18)19)]．VTEの既往，最近の手術や活動性のがんなどの背景因子や病歴，および頻脈，血痰，DVTの徴候といった身体所見をチェックしスコア化する．

　PTE診断後は生命存続に危ういか否かを評価する．つまり血圧低下あるいはショック状態の場合，即座に血栓溶解療法などによる再灌流療法を行う必要がある．一方，血圧が保たれている場合は，PTEの重症度リスク評価（simplified Pulmonary Embolism Severity Index；sPESI）を用い，sPESI 0点では30日死亡リスクは低く外来治療も可能である（表5）[20)]．

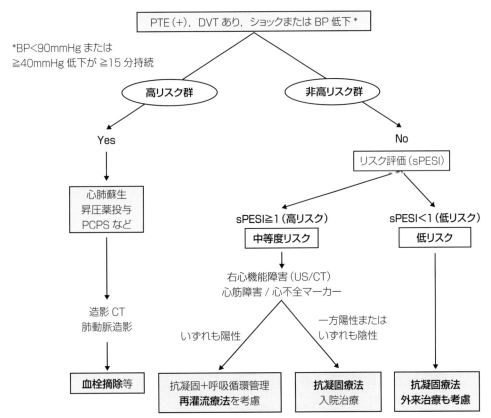

図5　当院でのPTE診断・治療プロトコール
（JCS/ACCP/ESCガイドラインをもとに筆者作成）

12　静脈血栓塞栓症

表 4　PTE 臨床予測ツール

PTE-Wells スコア		改訂ジュネーブスコア	
項目	スコア	項目	スコア
臨床的に DVT の症状あり	+3	66 歳以上	+1
診断が PTE らしい	+3	PTE あるいは DVT の既往	+3
PTE か DVT の既往あり	+1.5	1 カ月以内の手術，骨折	+2
心拍＞100 回／分	+1.5	活動性のがん	+2
4 週以内の手術，または 3 日以上の固定	+1.5	一側の下肢痛	+3
喀血	+1	血痰	+2
がん（6 カ月以内の治療または緩和医療）	+1	心拍数（75〜94bpm）	+3
		心拍数（95bpm 以上）	+5
		深部静脈拍動を伴う痛みと浮腫	+4

PTE-Wells スコアは，＜2 点：低リスク群，2〜6 点：中等リスク群，＞6 点：高リスク群

（Wells PS, et al, 2000[18]より）

改訂ジュネーブスコアは，0〜3：臨床的可能性低い，4〜10：中等度，11 以上：高い

（Le Gal G, et al, 2006[19]より）

表 5　PTE 重症度スコア（Simplified Pulmonary Embolism Severity Index；sPESI）

項目	点数
年齢 >80 歳	1
がん	1
慢性心・肺疾患の既往	1
心拍数≧110bpm	1
収縮期血圧 <100mmHg	1
SpO_2<90%	1

分類	30 日死亡率（95% CI）	スコア
低リスク	1.0%（0.0%〜2.1%）	0 点
高リスク	10.9%（8.5%〜13.2%）	1 点以上

1 点以上は入院加療，0 点であれば外来治療は可能.（Jimenez D, et al, 2010[20]より）

3）各検査での診断ポイント

（1）心電図

頻度が高いとされるのは右側前胸部誘導（V_{1-3}）での陰性 T 波で，その他 $S_1Q_{III}T_{III}$，右脚ブロック，非特異的な ST-T 変化，洞性頻脈，肺性 P 波などがみられることがある．

（2）胸部レントゲン

肺動脈主幹部の拡張と急峻な狭小化（knucle sign）と肺動脈閉塞による末梢血管影の減

少・血流低下領域の透過性亢進（Westermark's sign），右室および右室流出路の拡大を示す左3・4号突出，主肺動脈拡大を示す左2号突出，右房拡大を示す右2号突出などの所見がみられる．また肺梗塞を伴う場合は肺門部に向かってやや凸の浸潤影（Hampton's hump）がみられることがある．

（3）下肢静脈エコー

非侵襲的で有用な検査であり，エコープローブによる圧迫所見（血栓が存在する静脈では圧排されない）とカラードプラ法による血流所見が用いられる．新鮮血栓は低輝度・均一なエコーであり，血栓が血管内に充満して静脈径が動脈径より大きい．一方，時間が経過すると血栓は高輝度で内部エコーが不均一となる．エコーでの観察ポイントは，血栓の有無，血栓の性状・広がり，血栓中枢側の浮遊性の有無である．検査法には下肢全体を観察するwhole-leg ultrasound と鼠径部と膝窩部のみ観察する 2 points ultrasound があり，時間的制約や労力に応じて使い分ける[21]．

（4）経胸壁心エコー

右室内腔の拡大や，心尖部の壁運動は保たれるが右室自由壁運動が障害される McConnell 徴候，心室中隔の平坦化や奇異性運動，三尖弁逆流の流速から求めた右房－右室間の圧較差などで定量的に右心負荷を評価できる．ただ PTE の確定診断はできず，右心負荷がない場合でも PTE を否定できるわけではない．

（5）造影 CT

造影剤アレルギーや腎障害がなければ，PTE 診断の gold standard である．また下肢まで含めた広範囲静脈相撮影により，DVT 検出も比較的容易である．最近開発された dual source CT による肺潅流 CT（dual energy perfusion CT）では肺実質のヨード造影剤分布により肺潅流量（lung perfusion blood volume）に類似した画像データが得られ，造影 CT の有用性はさらに広がっている．

（6）肺換気・血流シンチグラフィー

肺換気シンチグラフィーで異常所見がない部位に，肺血流シンチグラフィーで楔形の欠損像を示す，いわゆる換気血流ミスマッチ所見が認められる．

（7）肺動脈造影

造影欠損（filling defect）や血流途絶（cut-off sign）といった所見がみられ，PTE 確定診断における gold standard であったが，侵襲度が高く，CT の診断精度向上により用いられることが少なくなっている．

12　静脈血栓塞栓症

6　VTE の治療

　DVT，PTE ともに治療の基本は抗凝固療法であり，活動性出血などの禁忌がなければ使用される．腸骨・大腿静脈から下腿に及ぶような広範な DVT では抗凝固療法に加え，早期血栓溶解と静脈弁機能温存を期待して，血栓溶解療法やカテーテル治療が選択されることがある．また PTE では血行動態が不安定な高リスク群かどうかをまず判断し，高リスク群に対しては昇圧剤投与や，循環虚脱例には経皮的心肺補助装置（percutaneous cardiopulmonary support；PCPS）使用も考慮し，循環動態維持に努めながら血栓溶解療法やカテーテル治療，外科的血栓摘除術などの再灌流療法を行う．一方，非高リスク群に対しては sPESI に準じて，抗凝固療法に加えて再灌流療法を考慮する（図5）．

1）　抗凝固療法

（1）急性期治療

　直接作用型経口抗凝固薬（direct oral anticoagulant；DOAC）やフォンダパリヌクス承認前は，わが国では欧米諸国と異なり低分子ヘパリンが治療薬として使用できないこともあり，未分画ヘパリンの静脈投与が一般的で，急性 PTE が疑われた時点で未分画ヘパリンを 80 単位 /kg または 5,000 単位を静脈内投与する．とくに至適投与量が決まるまで頻回の採血が必要なため原則入院にて治療が行われてきた．VTE 初期治療に用いる未分画ヘパリン持続静注では，活性化部分トロンボプラスチン時間（activated partial thromboplastin time；aPTT）を 6 時間ごとに測定し，すみやかに治療域（コントロール値の 1.5～2.5 倍）になるよう用量調節が行われる[2)7)]．ただ aPTT が治療域以下（aPTT<1.5倍）であった場合，治療域到達群と比較し有意に VTE 再発率が高かったことが報告されている[4)]．一方 FXa を選択的に阻害するフォンダパリヌクスは採血による用量調節が不要で，半減期が長いため患者の体重に応じた投薬量を 1 日 1 回皮下注射するだけでよい．ただ確立した中和薬がなく出血が危惧される症例には使いにくく，未分画ヘパリンが選択されるケースが多い．

　ヘパリンによる合併症にヘパリン起因性血小板減少症（heparin-induced thrombocytopenia；HIT）がある．HIT には，未分画ヘパリンの血小板直接刺激により一過性の血小板数減少が引き起こされる I 型と，血小板第 4 因子とヘパリンの複合体に対する自己抗体（HIT 抗体）に起因し，血小板活性化により動静脈血栓を生じる II 型に分類される．I 型は未分画ヘパリン投与患者の約 10% にみられ，投与 2～3 日後に 10～30% の血小板減少が認められるが，臨床症状や血栓の合併はなく，血小板数は自然に回復する．一方，II 型は未分画ヘパリン投与患者の 0.5～5% にみられ，血小板減少を認めるが出血合併症はまれで，ヘパリン投与 5～14 日後に発症するとされる[7)]．ヘパリン中止が不可欠であり，わが国ではアルガトロバンでの代替療法が必要であるが，ヘパリン中止後しばらくしてから発症することもあり注意を要する[22)]．

180

表6　各ガイドラインにおける抗凝固療法の推奨継続期間

危険因子	JCS 2017 改訂版[7]	ACCP 2016[15]	ESC 2014[2]
一過性	３カ月	３カ月	３カ月
特発性	少なくとも３カ月（リスク・ベネフィットを勘案）	出血低〜中リスク：延長治療（2B）	少なくとも３カ月 出血低リスクでは延長治療を考慮
		出血高リスク：３カ月（1B）	
活動性がん	より長期間を考慮	LMWHによる延長治療を推奨	３〜６カ月のLMWH考慮 永続治療も考慮
再発性	より長期間を考慮	出血低〜中リスク：延長治療（2B）	特発性の再発性VTE：永続治療を推奨
		出血高リスク：３カ月（2B）	

JCS: 日本循環器学会，ACCP: 米国胸部疾患学会，ESC: 欧州心臓病学会，LMWH: 低分子ヘパリン
（Konstantinides SV, et al, 2014[2]，JCS, 2017[7]，Kearon C, et al, 2016[15]より）

（２）慢性期治療

　未分画ヘパリンやフォンダパリヌクスによる初期治療期に，慢性期の再発予防目的も視野にワーファリンを併用（ブリッジング），その後切り替えて継続投与することが行われてきた[7]．ワーファリン推奨治療域であるプロトロンビン時間国際標準比（prothrombin time-international normalized ratio；PT-INR）が1.5〜2.5にコントロールされたことを確認後，未分画ヘパリンやフォンダパリヌクスを中止する．ワーファリンが治療域にコントロールされるまでに少なくとも４〜５日を要すること，投与開始時には凝固因子のみならずPC・PSなどの凝固阻止因子の生成も阻害されるため，一時的に過凝固になる可能性があり，ワーファリン単剤での治療開始は避けなければならない．そのような中，即効性を有し，血液検査による投薬量調節を必要としないDOAC登場により治療戦略が著しく変化し，とくにDVT症例は外来治療が行いやすくなっている．ワーファリンと異なり，食事制限が不要で他剤との相互作用が比較的少ないのも利点で，2018年のJCSガイドライン（2017改訂版）でも，DOACの推奨度が上がっている[7]．

　一方，抗凝固療法の継続期間に関して各ガイドラインでは，危険因子が可逆的である場合は３カ月，特発性VTEや血栓性素因を有する場合は少なくとも３カ月，それ以降はリスク・ベネフィットを勘案して決定するとされる．またがん患者や再発を来した患者ではより長期間投与が推奨されている（表6）[2)7)15]．

2）血栓溶解療法

　PTEに対する血栓溶解療法は抗凝固療法単独に比較し，より早期に肺動脈内血栓を溶解し血行動態を改善させるため，血行動態が不安定な広範なPTEに対して行われる．わが国

でPTE治療に使用可能なのはt-PA（プラスミノーゲンアクチベータ）であるモンテプラーゼのみである．ただ出血性合併症が高まるため，出血傾向や術直後の症例では使用できず，高齢者への使用は注意を要する．また血行動態が安定しているが心エコーで右心負荷所見を認める中等度リスク以下のPTE症例に対し，画一的な血栓溶解療法は行うべきでなく，抗凝固療法のみで治療開始するのが妥当であり，JCS 2017改訂版でも循環動態の悪化したPTEに適応とその使用が限定的となっている[7]．

3）　カテーテル治療

カテーテルを用いて血栓を吸引，破砕，局所的に血栓溶解して血流を再開させる治療法である．急性PTEへのカテーテル治療（Catheter-directed treatment：CDT）は，循環虚脱やショックを呈するような広範な急性PTEで，とくに出血リスクが高く，他の合併症で外科的血栓摘除術が困難症例に用いるのが適当と思われる．一方，腸骨大腿静脈や下大静脈へ及ぶ急性の広範DVTに対しては，抗凝固療法に加えてカテーテルを用いてより高濃度の血栓溶解薬を血栓部位に直接投与するCDTに注目が集まっている．CDTでは抗凝固療法単独に比べて，高い血栓溶解効果と静脈弁温存とその機能維持で血栓後症候群の発症抑制に有用であることが示唆されている．CDTのよい適応は，腸骨大腿静脈領域のDVT，症状発現から14日未満，良好な身体機能，1年以上の生命予後，低出血リスク症例とされる[7]．

4）　外科的血栓摘除術

DVTに対する外科治療の適応は，発症後1週間以内で急激な下肢腫脹と激しい疼痛，およびチアノーゼを呈する有痛性青股腫（主要な下肢静脈と側副血行路が血栓閉塞されたときにみられる）を呈する症例であるが，術後再発が多いこともあり適応症例は限られる．PTEでは内科的治療に反応せずショック状態が遷延あるいは悪化する症例，心停止や循環虚脱をきたしPCPS導入症例，血行動態が不安定な広範なPTEで抗凝固療法，血栓溶解療法の禁忌症例が適応である．術前状態が比較的安定していれば手術成績は良好で，肺動脈本幹に血栓を認め，右心負荷所見がある場合には外科治療を推奨する意見もあるが，基礎疾患，術前状態，施設での経験などで手術適応を決定すべきであり，重症PTEの救命には集学的アプローチが必要である．

5）　下大静脈フィルター

骨盤内以下の静脈血栓が遊離してPTEを生じるのを予防するためのものであり，原則として下大静脈の腎静脈合流部レベルより末梢側に留置する．絶対的適応は抗凝固療法禁忌例であり，血栓溶解療法や外科的血栓摘除術などの侵襲的治療介入例や近位部DVTの大量血栓例，出血性合併症や抗凝固継続困難が予想される症例などに対する予防的留置の相対的適応は，各ガイドライン間でも温度差がある．永久留置型から抜去可能な回収可能型フィルター登場もあり，致死的PTE予防の観点から，相対的適応患者に回収可能型フィルターを使用

することは臨床上妥当な治療戦略である．ただ長期留置に伴う抗凝固継続やデバイス破損，下大静脈穿孔などの合併症を念頭に，確実に回収を行うことが重要であり，JCS 2017改訂版では適応症例が限定的であることと，フィルターの早期抜去が追記されている[7]．

7　VTE治療におけるDOACの可能性と課題

　わが国でもDOACがVTE治療薬として使用可能となり，治療戦略のパラダイムシフトが起こっている．ワーファリン開始時にはヘパリンなど併用（ブリッジング）が必要であったが，用量調節が不要で効果発現が4時間以内と即効性のあるDOACでは，エドキサバンはヘパリンなどを用いた初期治療の後に投与する（スイッチング）が，リバーロキサバンやアピキサバンは初期から単剤治療（シングルドラッグアプローチ）が可能である（**図6**）[23]．

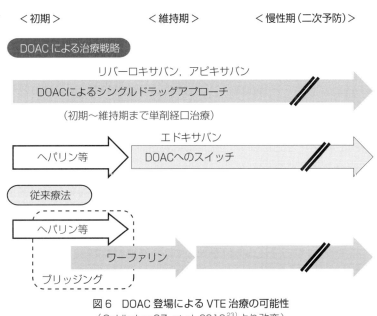

図6　DOAC登場によるVTE治療の可能性
（Goldhaber SZ, et al, 2012[23]より改変）

1）急性期治療

　VTE初期治療においてDOAC3剤間で用量用法が異なっている（**表7**）[2)17]．リバーロキサバンとアピキサバンは維持用量の倍量を投与する高用量投与期間が設けられている（リバーロキサバン3週間，アピキサバン1週間）が，一方，エドキサバンは未分画ヘパリンやフォンダパリヌクスを用いた適切な初期治療後に投与開始が必要であるが，DOAC3剤のうちエドキサバンのみ減量基準が設けられている．どのDOACも高度腎障害患者への投薬は禁忌であり，妊婦への安全性は確立されておらず，また投薬中は授乳を回避すべきである．

12 静脈血栓塞栓症

表7　VTE 治療における各 DOAC の特徴

	リバーロキサバン	アピキサバン	エドキサバン
初期投与量	15mg×2 回	10mg×2 回	60 or 30mg×1 回
投与期間	3 週間	1 週間	
維持投与量	15mg×1 回	5mg×2 回	60 or 30mg ×1 回
減量基準	なし	なし	腎機能 / 体重 / 併用薬剤
ヘパリン前投与	不要	不要	要（Bolus 4 時間後 から内服開始）
適応疾患	1. 非弁膜症性心房細動よる脳卒中及び全身性塞栓症の発症抑制 2. VTE 治療および再発抑制		
			3. 整形手術における VTE 発症抑制
投与禁忌	Ccr 30 未満		Ccr 15 未満
血中半減期	5〜13 時間	6〜8 時間	5 時間

（各薬剤添付文書をもとに作成）

　DVT 症例で抗凝固療法治療下では，安静と歩行での PTE 発生率に差がないことが示され[24]，DOAC の登場で多くの DVT 症例は，外来での治療開始が行いやすくなっている．また PTE 症例などでも DOAC 使用で入院期間短縮につながる可能性がある．一方，有症候性 PTE 症例や遊離血栓を有する DVT 症例などは，今まで通り入院治療すべきであり，血行動態が不安定な PTE 症例または血栓溶解薬使用や外科的血栓摘除術が必要な PTE 症例に対する DOAC の有効性・安全性は確立していない[2)7)15)]．血行動態が安定している PTE 症例の中で DOAC によるシングルドラッグアプローチがどのような症例に適しているかなど，臨床経験を重ねて使い分けを考えていく必要がある．

2）　慢性期治療

　ガイドライン推奨期間の抗凝固療法後，血栓残存やがん患者，血栓性素因を有する症例では，VTE 再発が懸念され，とくに誘因がはっきりしない特発性 VTE は 5 年で約 30％の再発率といわれる[25]．わが国の疫学研究でも，ワーファリン継続中の症候性 VTE の再発は 1 年間に 100 人当たり 2.8 人であったが，ワーファリン中止後には 1 年間に 100 人当たり 8.1 人もの再発が認められている[3]．一方，ワーファリンを投与している限り一定頻度で出血性合併症に遭遇するため，安易なワーファリン長期投与は勧められず，VTE 発症 3 カ月後以降のワーファリン投与は，個々の症例の血栓・出血リスクを十分勘案して，継続投与の可否を判断しなければならない．安全性に優れる DOAC では，再発率が高い unprovoked VTE などにおいて，より長期の使用が可能となりうる．ただ，いずれの DOAC も効果のモニタリングができない，中和剤がないなど，高齢者・低体重・腎障害・抗血小板薬併用など出血

リスクの高い症例への投与には十分注意を払う必要があり，またガイドラインでも明確でない再発リスクの高い症例へのより長期投与に関してもいつまで継続すべきかなど，解決すべき課題も多い．

3） がん患者の VTE 治療

がん患者に VTE が合併しやすい一方，VTE に対する抗凝固療法中の出血リスクは非がん患者に比較しがん患者で多く，がん患者の VTE 治療には，抗血栓力の有効性と出血性合併症の少ない安全性を兼ね備えた薬剤が求められる．がん合併 VTE に対する抗凝固療法として，低分子ヘパリンの予後改善効果が示され[26]，欧米のガイドラインではがん合併 VTE 患者への低分子ヘパリンの使用が推奨されている．しかしわが国では VTE 治療に対する低分子ヘパリン使用は認められておらず，今まではがん患者の VTE 再発予防に対してワーファリンしか使用できず，抗がん剤治療時の併用薬や血小板増減によりその投与量調節に難渋することをしばしば経験する．DOAC が低分子ヘパリンと同様にがん患者に対して有用であるとの報告が出つつあるが[27)-29]，少なくともがん合併 VTE 症例に対してもワーファリンより出血性合併症が少ないことから使用しやすく[30]，今後予後改善効果含め，データ蓄積がなされることで DOAC のがん合併 VTE への有用性も期待される．

8 VTE の予防

2004 年に VTE 予防ガイドラインが作成され[31]，周術期の VTE 予防が飛躍的に普及した．VTE のリスクレベルは，手術，年齢，がんや血栓性素因などの有無により 4 段階（低・中・高・最高リスク）に分類され，低リスクでは積極的な運動，中リスクは理学的予防法，高リスクは抗凝固療法あるいは間欠的空気圧迫法（intermittent pneumatic compression；IPC），最高リスクは理学的予防法と抗凝固療法の併用が推奨されている．VTE リスクだけでなく出血リスクも考慮しながら，個々の症例に最適な予防法を総合評価して決定する．予防の基本は Virchow の三徴を改善することであり，血流停滞予防で早期離床と下肢の理学的予防法，脱水による血液濃縮予防には十分な補液，そして積極的な予防的抗凝固療法である[7]．

1） 理学的予防法

早期離床と運動は VTE 予防の基本であり，下腿の筋ポンプ作用による下腿静脈の血流増加を目的に，足関節の背底屈運動やマッサージ（足首から膝にかけて）を行う．理学的予防法には弾性ストッキング（elastic stocking；ES）と IPC があり，炎症や手術侵襲による凝固亢進状態が軽減するまで使用し，IPC は ES よりも予防効果は大きいとされる．ただ腓骨神経麻痺や褥瘡，下肢の血行障害などの合併症には注意が必要である．一方，ES による重大な合併症は少なく，患者により症状の改善がみられる場合が多いが，血栓後症候群予防のために画一的に全員に着用させることは推奨されていない[7]．

12　静脈血栓塞栓症

2）　予防的抗凝固療法

　従来の未分画ヘパリンに加え低分子ヘパリン，フォンダパリヌクス，さらに整形外科手術ではDOAC（エドキサバン）も保険適用となっている．

3）　内科系疾患におけるVTE予防

　わが国では医療安全上の観点から手術患者におけるVTE予防が注目されてきたが，現状は外来患者を含めた非手術患者がVTE発症症例の大半を占め，今後は長期臥床やがん患者など，リスクの高い内科系疾患に対するVTE予防を普及させる必要がある．

9　VTEの合併症

　慢性血栓塞栓性肺高血圧症（chronic thromboembolic pulmonary hypertension；CTEPH）と血栓後症候群（postthrombotic syndrome；PTS）がある．

1）　CTEPH

　器質化した血栓による多数の肺動脈狭窄または閉塞のために肺血管抵抗が上昇し，肺高血圧症（安静時平均肺動脈圧 ≧ 25mmHg）を呈する疾患で，急性PTE後2〜4％でみられ予後不良である．治療として，薬物療法，外科的治療，カテーテル治療があり，薬物療法の中にさらなる血栓形成を予防する抗凝固療法があるが，その有益性を示す臨床データはない．肺高血圧症に対する肺血管拡張薬の第一選択は可溶性グアニル酸シクラーゼ刺激剤（リオシグアト）であるが，エンドセリン受容体拮抗薬やホスホジエステラーゼ5阻害薬，プロスタサイクリン受容体作動薬など予後を改善しうる薬物が次々に開発されている．外科的治療としての肺動脈血栓内膜摘除術（pulmonary endarterectomy；PEA）は最も歴史がありエビデンスを有するが，手技が難しく周術期死亡率は2〜7％と高率で[32]，また病変が外科的に到達不可能な末梢にある症例や，高齢者や開胸手術歴などのハイリスク症例は適応外となることが多い．カテーテル治療としてのバルーン肺動脈拡張術（balloon pulmonary angioplasty；BPA）は，血栓内膜摘除術が適応とならない症例に対して行われ，短期的には肺動脈圧が低下し，血行動態と運動耐容能の改善が認められている．CTEPHを早期に診断するのは容易ではなく，肺高血圧症を呈さないものの肺動脈内の器質化血栓のために労作時呼吸困難を呈する慢性肺血栓症（chronic thromboembolic disease；CTED）という病態も近年注目されている．

2）　PTS

　病態生理はDVT発症に続発し，静脈弁破壊による静脈逆流および静脈閉塞に伴う歩行時静脈圧上昇である[33]．典型的な症状は立位や運動時に悪化する浮腫や疼痛で，進行するとうっ滞性皮膚潰瘍を呈する．抗凝固療法を行ったDVT症例の25〜46％に発生するといわれ，

186

DVT再発や，中枢型DVTは発症リスクが高いとされる．PTSの診断には，症状および理学的所見を点数化するVillaltaスコアが用いられる（図7）[34]．中枢型DVTへのカテーテル血栓溶解療法が，PTS発症を低下させる可能性があるが[35]，いったん症状が確立すると治療困難となることが多い．

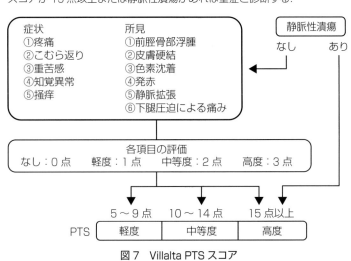

図7　Villalta PTSスコア
（Kahn SR, et al, 2009[34]）をもとに作成）

12　静脈血栓塞栓症

10 熱血の章 —私の循環器学—

　診断プロセスには直感的思考の System 1 と分析的思考である System 2 の意識的な使い分けが診断能力を洗練させるといわれる（**表8**）[36]．System 1 は，ヒューリスティックやクリニカルパールみたいなものを使いスナップショット的に診断することで，迅速・効率的である一方，認知バイアスに影響される恐れがある．対照的に System 2 は，フレームワークやアルゴリズムなど網羅的に診断推論し，分析的・科学的ではあるが，時間がかかり，時には非効率的で負荷も大きいなどのデメリットがある．また診断推論においては，6つのバイアスに注意すべきと言われるが（**表9**）[36]，VTE 診断において，この認知バイアスに捕らわれたために，診断確定に時間がかかりヒアリハットな症例を経験したため紹介する．

　症例は50歳代男性，生来健康で，健康診断でも異常を指摘されたことがない．来院3日前に前胸部痛を自覚，以降胸部不快，労作時息切れを自覚するため前医受診．心電図上 V_{1-3} で陰性 T 波を認め，虚血性心疾患も否定できないため紹介受診となった．来院時血圧132/86mmHg，脈拍89/分，整，SpO_2 96%（room air），体温36.6℃，身体所見上は心雑音，

表8　直感的・分析的思考の診断プロセスの特徴

直感的思考 System1	⇄	分析的思考 System2
ヒューリスティック クリニカルパール	例	フレームワーク アルゴリズム
スナップショット診断	特　徴	網羅的診断推論
迅速，効率的	メリット	分析的，科学的
認知バイアスに影響される	デメリット	時間がかかる 非効率的 負荷が大きい
熟練者	頻用者	初心者

（徳田安春，2015[36]より改変）

表9　診断推論の6つの認知バイアス

Anchoring Bias	最初に考えた診断に固執する
Availability Bias	最近遭遇した類似症例と同じ疾患を考える
Confirmation Bias	診断仮説に適合したデータは受け入れるが，不適合なデータは無視する
Hassle Bias	楽に処理できるように考える
Overconfidence Bias	前医や指導医の意見に盲目的に従う
Rule Bias	絶対的に正しいとは限らないルールを過信する

（徳田安春，2015[36]より改変）

異常呼吸音は聴取せず，頸静脈怒張や下腿浮腫なし．心電図は V_{1-3} で陰性 T 波，胸部レントゲンは心拡大なく，肺野に異常陰影なし，また経胸壁心エコーでは左室に壁運動異常なく，有意な弁膜異常なし．血液検査でもトロポニン T 陰性など有意な異常所見は「一見」みられなかった．そこで不安定狭心症は否定できないこともあり，モニター心電図監視で経過観察入院としたところ，入院後シャワー浴中に呼吸苦訴えあり，心電図上 II，III，aVF，V_{4-6} で ST 低下を認め（図 8-1），準緊急で冠動脈造影検査を行ったが冠動脈に有意狭窄なく，胸部症状の原因として冠動脈攣縮や消化器疾患を疑い，Ca 拮抗剤投与と上部消化管内視鏡検査を予定していた．入院第 3 病日に再度呼吸苦と SpO_2 低下，排尿中に失神認め，造影 CT 施行したところ，左右主幹肺動脈内に造影欠損，左大腿静脈内に遊離血栓を疑う所見を認め（図 8-2），急性 PTE+DVT の診断で外科的血栓摘除術を行った．

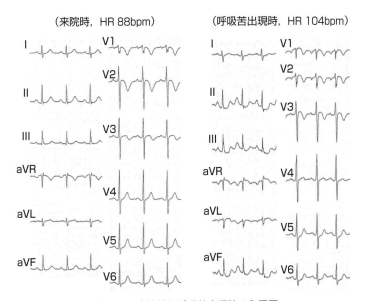

図 8-1　来院時と呼吸苦出現時の心電図

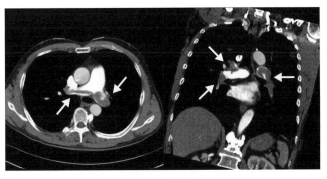

図 8-2　造影 CT
左右主幹肺動脈内に造影欠損認める（矢印）

本症例では，実は入院時採血でD-ダイマー11.8と高値を認めていたが，診断仮説に適合したデータは受け入れるが不適合なデータは無視してしまう「Confirmation Bias」，虚血性心疾患も否定できないという前医からの情報による「Overconfidence Bias」，経胸壁心エコーで右心負荷所見がみられないなどの「Rule Bias」によりミスリードされたことで，診断確定に時間を要してしまったのである．VTE診断において最も重要なことは，まずはVTEを疑うことである[7]．一方，診断エラーを最小限にするためには，認知バイアスを理解し，多くの経験を積み重ね，過去の経験症例や診断エラーの振り返りをすることが大事であると思われる．

おわりに

VTE診療はDOACの登場で新ステージを迎えている．VTE予防ガイドラインが作成されて以降，VTE予防への対策が普及しただけでなく，震災などに伴い発症するVTEへの啓発活動などにより，医療従事者だけでなく一般人にも広く認知されるようになった今こそ，VTE診療の適正化・標準化が急務である．また高齢者，がん患者といった出血リスクを有した症例も多く，血栓・出血リスクを鑑みて個々の症例に最適な治療法・薬剤を選択することが重要である．さらに他の疾患に付随して発症する症例が多いことから，全人的医療の立場で診療にあたることが，これからのVTE診療に求められると思われる．

文　　献

1）Galanaud JP, Laroche JP, Righini M：The history and historical treatments of deep vein thrombosis. J Thromb Haemost 11：402-411, 2013.

2）Konstantinides SV, Torbicki A, Agnelli G, et al：2014 ESC guidelines on the diagnosis and management of acute pulmonary embolism. Eur Heart J 35：3033-3069, 2014.

3）Nakamura M, Yamada N, Ito M：Current management of venous thromboembolism in Japan: Current epidemiology and advances in anticoagulant therapy. J Cardiol 66：451-459, 2015.

4）Nakamura M, Miyata T, Ozeki Y, et al：Current venous thromboembolism management and outcomes in Japan. Circ J 78：708-717, 2014.

5）Ro A, Kageyama N, Mukai T：Pathophysiology of Venous Thromboembolism with Respect to the Anatomical Features of the Deep Veins of Lower Limbs: A Review. Ann Vasc Dis 10（2）：99-106, 2017.

6）Badimon L, Padró T, Vilahur G：Atherosclerosis, platelets and thrombosis in acute ischaemic heart disease. Eur Heart J Acute Cardiovasc Care. 1（1）：60-74, 2012.

7）日本循環器学会：肺血栓塞栓症および深部静脈血栓症の診断，治療，予防に関するガイドライン（2017年改訂版）. Guidelines for Diagnosis, Treatment and Prevention of Pulmonary Thromboembolism and Deep. Vein Thrombosis（JCS 2017）. http://www.j-circ.or.jp/guideline/pdf/JCS2017_ito_h.pdf

8）Warnatsch A, Ioannou M, Wang Q, et al：Inflammation. Neutrophil extracellular traps license macrophages for cytokine production in atherosclerosis. Science 349：316-320, 2015.

9）Heit JA, Silverstein MD, Mohr DN, et al：Risk factors for deep vein thrombosis and pulmonary embolism: a populationbased case-control study. Arch Intern Med 160：809-815, 2000.

10）Cronin-Fenton DP, Søndergaard F, Pedersen LA, et al：Hospitalisation for venous thromboembolism in cancer patients and the general population: a population-based cohort study in Denmark, 1997-2006. Br J Cancer 103：947-953, 2010.

11) Khorana AA：Venous thromboembolism and prognosis in cancer. Thromb Res 125：490-493, 2010.

12) Lyman GH, Khorana AA, Falanga A, et al：American Society of Clinical Oncology guideline: recommendations for venous thromboembolism prophylaxis and treatment in patients with cancer. J Clin Oncol 25：5490-5505, 2007.

13) Ay C, Pabinger I, Cohen AT：Cancer-associated venous thromboemobolism：Burden, mechanisms, and management. Thromb Haemost 117：219-230, 2017.

14) Varki A：Trousseau's syndrome: multiple definitions and multiple mechanisms. Blood 110：1723-1729, 2007.

15) Kearon C, Akl EA, Ornelas J, et al：Antithrombotic Therapy for VTE Disease: CHEST Guideline and Expert Panel Report. Chest 149：315-352, 2016.

16) Wells PS, Owen C, Doucette S, et al：Does this patient have deep vein thrombosis? JAMA 295：199-207, 2006.

17) Geersing GJ, Zuithoff NP, Kearon C, et al：Exclusion of deep vein thrombosis using the Wells rule in clinically important subgroups: individual patient data meta-analysis. BMJ 348：g1340, 2014.

18) Wells PS, Anderson DR, Rodger M, et al：Derivation of a simple clinical model to categorize patients probability of pulmonary embolism: increasing the models utility with the SimpliRED D-dimer. Thromb Haemost 83：416-420, 2000.

19) Le Gal G, Righini M, Roy PM, et al：Prediction of pulmonary embolism in the emergency department: the revised Geneva score. Ann Intern Med 144：165-171, 2006.

20) Jimenez D, Aujesky D, Moores L, et al：Simplification of the pulmonary embolism severity index for prognostication in patients with acute symptomatic pulmonary embolism. Arch Intern Med 170：1383-1389, 2010.

21) Bates SM, Jaeschke R, Stevens SM, et al：Diagnosis of DVT: Antithrombotic Therapy and Prevention of Thrombosis, 9th ed: American College of Chest Physicians Evidence-Based Clinical Practice Guidelines. Chest 141（2 Suppl.）：e351S-418S, 2012.

22) Warkentin TE, Kelton JG：Delayed-onset heparin induced thrombocytopenia and thrombosis. Ann Intern Med 135：502-506, 2001.

23) Goldhaber SZ, Bounameaux H：Pulmonary embolism and deep vein thrombosis. Lancet. 379（9828）：1835-1846, 2012.

24) Aissaoui N, Martins E, Mouly S, et al：A meta-analysis of bed rest versus early ambulation in the management of pulmonary embolism, deep vein thrombosis, or both. Int J Cardiol 137：37-41, 2009.

25) Prandoni P, Noventa F, Ghirarduzzi A, et al：The risk of recurrent venous thromboembolism after discontinuing anticoagulation in patients with acute proximal deep vein thrombosis or pulmonary embolism. A prospective cohort study in 1626 patients. Haematologica 92：199-205, 2007.

26) Lee AY, Rickles FR, Julian JA, et al：Randomized comparison of low molecular weight heparin and coumarin derivatives on the survival of patients with cancer and venous thromboembolism. J Clin Oncol 23：2123-2129, 2005.

27) Raskob GE, van Es N, Verhamme P, et al：Edoxaban for the Treatment of Cancer-Associated Venous Thromboembolism. N Engl J Med 378：615-624, 2018.

28) Young AM, Marshall A, Thirlwall J, et al：Comparison of an Oral Factor Xa Inhibitor With Low Molecular Weight Heparin in Patients With Cancer With Venous Thromboembolism: Results of a Randomized Trial（SELECT-D）. J Clin Oncol 36（20）：2017-2023, 2018.

29) Khorana AA, Noble S, Lee AYY, et al：Role of direct oral anticoagulants in the treatment of cancer-associated venous thromboembolism: guidance from the SSC of the ISTH. J Thromb Haemost 16（9）：1891-1894, 2018.

30) van Es N, Coppens M, Schulman S, et al：Direct oral anticoagulants compared with vitamin K antagonists for acute venous thromboembolism: evidence from phase 3 trials. Blood 124：1968-1975, 2014.

31) 肺血栓塞栓症／深部静脈血栓症（静脈血栓塞栓症）予防ガイドライン作成委員会：肺血栓塞栓症／深部静脈血栓症（静脈血栓塞栓症）予防ガイドライン．Medical Front International Ltd. 2014.

12 静脈血栓塞栓症

32）Madani MM, Auger WR, Pretorius V, et al：Pulmonary endarterectomy：recent changes in a single institution's experience of more than 2,700 patients. Ann Thorac Surg. 94: 97-103, 2012.

33）Kahn SR：The post-thrombotic syndrome: progress and pitfalls. Br J Haematol 134：357-365, 2006.

34）Kahn SR, Partsch H, Vedantham S, et al：Subcommittee on Control of Anticoagulation of the Scientific and Standardization Committee of the International Society on Thrombosis and Haemostasis. Definition of post-thrombotic syndrome of the leg for use in clinical investigations: a recommendation for standardization. J Thromb Haemost 7：879-883, 2009.

35）Enden T, Klow NE, Sandvik L, et al：Catheter-directed thrombolysis vs. anticoagulant therapy alone in deep vein thrombosis: results of an open randomized, controlled trial reporting on short-term patency. J Thromb Haemost 7：1268-1275, 2009.

36）徳田安春：Dr. 徳田の診断推論講座. pp2-7, 日本医事新報社, 東京, 2015.

乙井　一典

13 肺高血圧症の最近の知見

はじめに

肺高血圧症に対する診療は循環器内科においてこの20年間で最も大きな変革をきたした領域の一つと言える．さまざまな治療薬が開発されたことに加え，疾患認知が向上し，早期診断・早期治療導入が可能となった結果，患者の生命予後が著しく改善したためである．本稿では，まず肺高血圧症に関して概説し，後半で近年治療法の進歩とともに疾患概念が変わりつつある肺動脈性肺高血圧症（pulmonary arterial hypertension；PAH）と慢性血栓塞栓性肺高血圧症（chronic thromboembolic pulmonary hypertension；CTEPH）に焦点を絞って概説する．

1 肺高血圧症の定義と臨床分類

肺高血圧症は，安静時の右心カテーテル検査で肺動脈圧の平均値が25mmHg以上と定義される[1]．（※1）

現在，肺高血圧症は表1に示すように病因や病態が類似し治療法の共通点に基づいた5つの群に分類されている[2]．

2 肺高血圧症の診断

肺高血圧症の診断手順を図1に示す[1]．症状，病歴，身体所見から肺高血圧症が疑われる場合は心エコー検査によるスクリーニングを行う．三尖弁逆流ピーク血流速から推定される肺動脈収縮期圧がスクリーニングに有用である．しかし，推定肺動脈圧は，過小あるいは過大評価の可能性があるため，推定肺動脈圧のみにとらわれず，肺高血圧症の存在を示唆する所見などに留意して総合的に判断することが重要である[3]．

心エコー図で肺高血圧症の可能性が高い場合は，肺高血圧症の原因として高頻度である左心系疾患，肺疾患を考慮して，血液検査，胸部X線，血液ガス，肺機能検査，胸部高分解能CTなどを行う．また，換気－血流シンチグラムや胸部造影CTでCTEPHの検索を行う．

肺高血圧症の確定診断目的で右心カテーテル検査を実施し，血行動態を評価する．安静時

※1 2018年3月にニースで開催された第6回PHワールドシンポジウムでは，平均肺動脈圧＞20mmHgで肺高血圧と定義するということが提案された．

表1 再改訂版肺高血圧症臨床分類（ニース分類［2013年］）

第1群　肺動脈性肺高血圧症（PAH）

1.1　特発性PAH
1.2　遺伝性PAH
　1.2.1　BMPR2
　1.2.2　ALK1, ENG, SMAD9, CAV1, KCNK3
　1.2.3　不明
1.3　薬物・毒物誘発性PAH
1.4　各種疾患に伴うPAH
　1.4.1　結合組織病
　1.4.2　HIV感染症
　1.4.3　門脈圧亢進症
　1.4.4　先天性心疾患
　1.4.5　住血吸虫症

第1'群　肺静脈閉塞性疾患（PVOD）および／または肺毛細血管腫症（PCH）

第1''群　新生児遷延性肺高血圧症（PPHN）

第2群　左心性心疾患に伴う肺高血圧症

2.1　左室収縮不全
2.2　左室拡張不全
2.3　弁膜疾患
2.4　先天性／後天性の左心流入路／流出路閉塞および先天性心筋症

第3群　肺疾患および／または低酸素血症に伴う肺高血圧症

3.1　慢性閉塞性肺疾患
3.2　間質性肺疾患
3.3　拘束性と閉塞性の混合障害を伴う他の肺疾患
3.4　睡眠呼吸障害
3.5　肺胞低換気障害
3.6　高所における慢性曝露
3.7　発育障害

第4群　慢性血栓塞栓性肺高血圧症（CTEPH）

第5群　詳細不明な多因子のメカニズムに伴う肺高血圧症

5.1　血液疾患：慢性溶血性貧血，骨髄増殖性疾患，脾摘出
5.2　全身性疾患：サルコイドーシス，肺組織球増殖症，リンパ脈管筋腫症
5.3　代謝性疾患：糖尿病，ゴーシェ病，甲状腺疾患
5.4　その他：腫瘍塞栓，線維性縦隔炎，慢性腎不全，区域性肺高血圧症

（Simonneau G, et al. 2013[2] より）

（日本循環器学会：肺高血圧症治療ガイドライン（2017年改訂版）．
http://www.j-circ.or.jp/guideline/pdf/JCS2017_fukuda_h.pdf. p9
より（2018年4月閲覧））

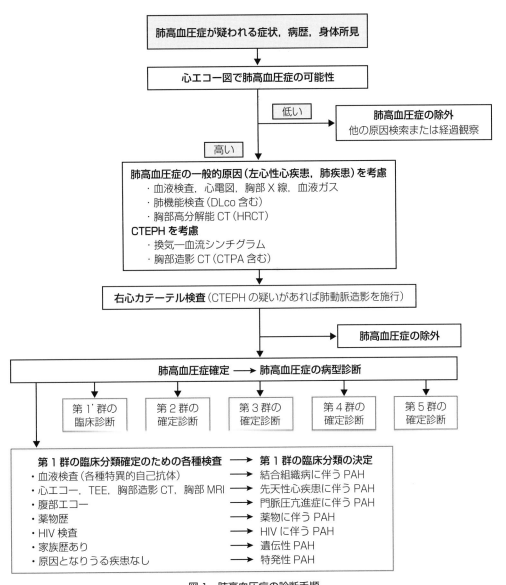

図1 肺高血圧症の診断手順
(日本循環器学会:肺高血圧症治療ガイドライン(2017年改訂版). http://www.j-circ.or.jp/guideline/pdf/JCS2017_fukuda_h.pdf, p19より(2018年4月閲覧))

の平均肺動脈圧が25mmHg以上で肺高血圧症の確定診断に至る.CTEPHが疑われる場合には右心カテーテル検査時に肺動脈造影を施行する.

次に肺高血圧症の病型診断を行う.心エコー検査,肺機能検査や胸部高分解能CTより第2群,第3群の肺高血圧症の確定診断を行う.第1群の肺動脈性肺高血圧症に関しては,基礎疾患の検索をさらに進め,臨床分類を確定する.

13　肺高血圧症の最近の知見

3 肺動脈性肺高血圧症

1) 特発性肺動脈性肺高血圧症
(idiopathic pulmonary arterial hypertension ; IPAH)
遺伝性肺動脈性肺高血圧症
(heritable pulmonary arterial hypertension ; HPAH)

（1）疫学・予後・成因

　IPAH および HPAH は発症頻度が 100 万人に 1〜2 名と非常にまれな疾患であり，治療薬が存在しなかった時代は，診断からの平均生存期間が 2.8 年，5 年生存率が 42.5%ときわめて予後不良の疾患であった．複数の治療薬が開発・臨床応用されて以来，生命予後は著しく改善した．近年の日本の多施設後ろ向き研究では，1 年生存率が 97.9%，3 年生存率が 92.1%，5 年生存率が 85.8%であり，諸外国と比較しても良好な結果を得ている[4]．

　IPAH の成因については，血管作動物質の異常，成長因子や増殖因子の異常を含め多くの因子の関与が考えられているが，不明な点も多い．また，IPAH/HPAH では，BMP 受容体 /TGF-β 経路の遺伝子の異常が一定の頻度で見られており，病態への形成に関与していると考えられるが，遺伝子変異を有している場合でも肺高血圧症の発症率は約 20%と低く，この経路の異常のみで成因を説明することはできない．BMP 受容体 /TGF-β 経路の機能異常に加えてさらに別の要因が加わって発症するという multiple hit theory が想定されている[1）3)]．

（2）重症度評価

　IPAH/HPAH の診断が確定すれば重症度の評価を行い予後のリスク分類を行う．このリスク分類に従って，治療方針が決定される．予後規定因子として，症状，運動耐容能，バイオマーカー，血行動態指標を総合的に評価する．このうち血行動態指標に関しては，肺動脈圧よりむしろ平均右房圧，心係数，混合静脈血酸素飽和度（SvO_2）が有用とされている．

（3）治　療

　IPAH/HPAH の診断が確定すれば，一般的対応と支持療法を必要に応じて実施する．特異的薬物療法を実施するのに先立ち IPAH/HPAH に対しては右心カテーテル検査時に急性肺血管拡張試験をすることが推奨されている．陽性例の場合，Ca 拮抗薬によって臨床症状ならびに長期予後が良好であるとされるため，Ca 拮抗薬の投与を検討する．海外での報告と比較してわが国では陽性例は少ないとされているものの，陽性例でCa拮抗薬が有効であったことを示したわが国の例も報告されているため，実施することが推奨される．

　急性肺血管拡張反応試験の陰性例には肺血管拡張薬を使用する．肺血管拡張薬はいわゆ

196

表 2　IPAH/HPAH における肺血管拡張薬（重症度別）に関する推奨とエビデンスレベル（過去の報告のまとめ）

推奨クラス	エビデンスレベル	NYHA/WHO 機能分類 I 度	NYHA/WHO 機能分類 II 度	NYHA/WHO 機能分類 III 度	NYHA/WHO 機能分類 IV 度
I	A or B	—	ERApo PDE5 阻害薬 po sGC 刺激薬 po セレキシパグ po	ERApo PDE5 阻害薬 po sGC 刺激薬 po エポプロステノール iv トレプロスティニル sc イロプロスト吸入 セレキシパグ po	エポプロステノール iv
IIa	C	—	—	初期併用療法 トレプロスティニル iv	初期併用療法
	B	—	—	ベラプロスト po	—
IIb	C	ベラプロスト po ERA (アンブリセンタン) po sGC 刺激剤 po セレキシパグ po	ベラプロスト po イロプロスト吸入	—	ベラプロスト po ERA (アンブリセンタンを除く) po PDE5 阻害薬 po イロプロスト吸入 トレプロスティニル sc/iv

ERA：マシテンタン、アンブリセンタン、ボセンタン
PDE5 阻害薬：タダラフィル、シルデナフィル
sGC 刺激薬：リオシグアト
po：経口、iv：静注、sc：皮下注

（日本循環器学会：肺高血圧症治療ガイドライン（2017 年改訂版）．
http://www.j-circ.or.jp/guideline/pdf/JCS 2017_fukuda_h.pdf．p26
より（2018 年 4 月閲覧））

る3系統の情報伝達経路に介入する薬剤が使用されている．すなわち，プロスタサイクリン経路に作用するプロスタサイクリンとその誘導体およびプロスタサイクリン受容体作動薬，エンドセリン経路に介入するエンドセリン受容体拮抗薬（endothelin receptor antagonist；ERA），およびNO-グアニル酸シクラーゼ-cGMP経路に介入するホスホジエステラーゼ5（phosphodiesterase type-5；PDE5）阻害薬とグアニル酸シクラーゼ刺激薬である．

治療薬は重症度に基づいたリスク分類に従い選択される（**表2**）．低リスクおよび中リスク軽症の場合は，表2から内服あるいは吸入薬を単剤もしくは併用で使用する．中リスク重症の症例では，プロスタグランジン製剤の皮下注もしくは静注を含めた初期併用療法を行う．高リスクではプロスタグランジン製剤の静注を優先させた初期併用療法を行う．治療に対する反応が不十分な場合は肺移植を検討する．

治療の評価法については欧米とわが国では意見の一致をみていない．欧米では予後規定因子を総合的に評価し，安定して満足できる改善を認めることを目標としている．一方，わが国では肺血行動態（平均肺動脈圧）の改善・正常化を目指して治療薬の積極的な増量・併用を行われることが多い．

ただし，肺血行動態の正常化を目指した積極的な治療はIPAH/HPAHの未治療患者に対するものであり，これがすべてのPAHに適応されるものではないことに留意が必要である．たとえば，同じIPAH/HPAHであっても治療経過や病期によっては同様のアプローチは困難な場合もあり，またCTD-PAH（connective tissue disease-PAH）やCHD-PAH（congenital heart disease-PAH）では病因や病態に応じて工夫が必要になる場合もある．近年予後が改善したとはいえ，不適切な治療の場合，依然として致死的な疾患であることを踏まえ，治療方針の決定には十分な経験を持った専門施設で行われることが望ましい．

2）薬物・毒物誘発性肺動脈性肺高血圧症

PAHを誘発する薬物・毒物が同定されている．近年，わが国で漢方薬の青黛を使用した潰瘍性大腸炎患者にPAHが発症したという報告が複数ある．厚生労働省から注意喚起されており，潰瘍性大腸炎患者にPAHを発症した場合には薬剤服用歴に留意する必要がある[5]．

これらの薬剤・毒物によって誘発されたPAHのうちには，投与中止によって可逆性の病態を示すものもあるため，病歴聴取の際には注意を要する．薬剤中止によっても改善しない場合には肺血管拡張薬による治療を要する．

3）結合組織病に伴う肺動脈性肺高血圧症（CTD-PAH）

全身性強皮症（systemic sclerosis, scleroderma；SSc），混合性結合組織病（mixed connective tissue disease；MCTD），全身性エリテマトーデス（systemic lupus erythematosus；SLE）などの結合組織病（connective tissue disease；CTD）の症例で2～10％に肺高血圧症を合併する．この肺高血圧症はPAHのみならず，左心疾患に伴う第2群の肺高血圧症，間質性肺炎などの肺疾患に伴う第3群の肺高血圧症，CTEPHや肺動脈炎に

伴う第4群の肺高血圧症，PVOD（pulmonary veno-occlusive disease）など多彩な臨床病態の可能性があり，さらにはこれらの混合病態の場合もある．最大の治療効果を得るためには，まず正確な病態の評価が必須である．

CTD-PAH に対する治療は，支持療法ならびに肺血管拡張療法ともに IPAH/HPAH の治療指針に準じて行う．また，MCTD，SLE およびシェーグレン症候群に伴う PAH に対しては免疫抑制療法が有効な場合があり，その適応に関して膠原病専門医との連携が必要なこともある．SSc に伴う肺高血圧症では混合病態をきたしている場合があり，病態によっては肺血管拡張薬により肺水腫などを引き起こす可能性があることから，薬剤の選択にあたっては慎重な対応が必要である．

4） その他

上記以外で PAH および類似の病態を示すものとして，門脈圧亢進症に伴う肺動脈性肺高血圧症（portopulmonary hypertension：PoPH），先天性心疾患に伴う肺動脈性肺高血圧症，HIV 感染症に伴う PAH，肺静脈閉塞性疾患（PVOD）および／または肺毛細血管腫症（pulmonary capillary hemangiomatosis：PCH）がある．誌面の都合でここでは詳細を省くが，肺高血圧症の診療においてこれらの病態の理解は必須であるため，ガイドラインを含む他稿を参照されたい[1)3)]．

4 慢性血栓塞栓性肺高血圧症（CTEPH）

1） 疫学・成因

2015 年末の時点で CTEPH による特定医療費受給者証を所持している人は全国で 2,829 人である[6)]．海外の報告では，急性肺血栓塞栓症の 3.8％が慢性化したという報告があり，急性肺血栓塞栓症の症例は，CTEPH に移行する可能性を念頭において診療にあたる必要がある．

わが国における CTEPH は欧米と比較して女性に多く，欧米ではきわめて頻度の低いヒト白血球抗原（human leucocyte antigen：HLA）と相関していることが特徴的である．したがって，わが国 CTEPH の一部は，欧米の症例とは発生機序が異なる可能性があることが示唆されている．

2） CTEPH の診断

CTEPH は，図1に示す肺高血圧症の診断手順に従って病型分類を行い，肺高血圧症の存在と他の疾患の除外によって診断される．その際，換気－血流シンチグラム，胸部造影 Multi-detector CT の所見が重要となる（**図2**）．

CTEPH と鑑別すべき疾患として，原発性肺動脈肉腫，末梢型肺動脈狭窄症，高安病に伴う肺動脈炎，ベーチェット病に伴う血管炎が挙げられる．それぞれ病態および治療アプロー

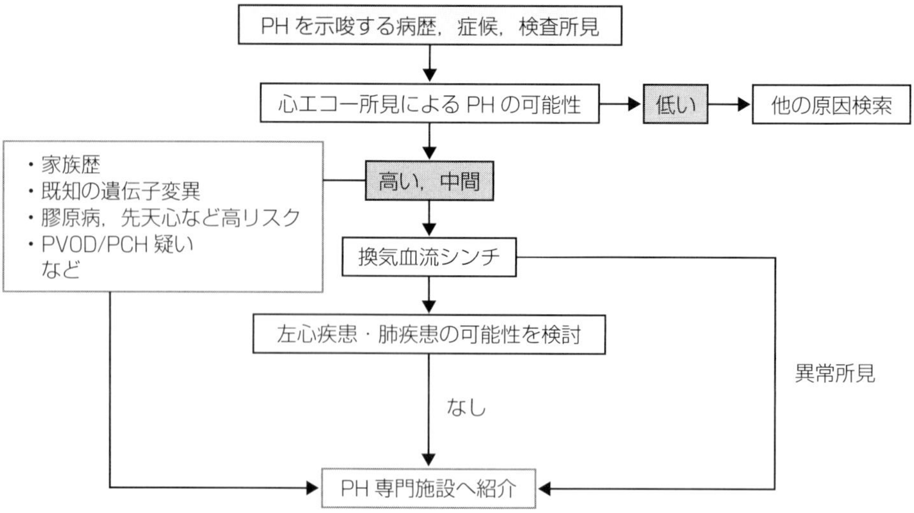

13 肺高血圧症の最近の知見

図2 肺高血圧症の診断手順

チは CTEPH とは大きく異なるため正確な診断を要する．詳細については他稿を参照されたい[1][3]．

肺高血圧症は病態によって治療効果が異なるが，その中にあってとくに CTEPH は治療によって根治をも望める病態であり，最大限の治療効果を得るためには正確な診断と重症度の評価がきわめて重要である．

3） CTEPH の治療

CTEPH の治療手順を図3に示す．CTEPH の診断のためにすでに十分な期間の抗凝固療法が行われているが，CTEPH の確定診断がついた後も引き続き抗凝固療法を行う．さらに必要に応じて酸素療法などの支持療法を行う．

その後の治療法として，現在，外科的治療（肺動脈血栓内膜摘除術　pulmonary thromboendoarterectory；PEA），バルーン肺動脈形成術（balloon pulmonary angioplasty；BPA），内科的治療（肺血管拡張薬）の3つの選択肢がある．現時点で有効性のエビデンスが十分に確立されているのは PEA であるため，まずは PEA の適応を検討する．PEA の適応がない，もしくは PEA を実施したが肺高血圧症が残存する場合，BPA の適応を検討する．BPA の適応がない，もしくは BPA 後も肺高血圧が残存する場合は，可溶性グアニル酸シクラーゼ刺激薬であるリオシグアトによる血管拡張療法を実施し，そのうえで重症例について肺移植を検討する．

PEA または BPA の適応を検討することは，CTEPH の治療に習熟した施設で実施されるべきである．PEA と BPA の適応は，肺動脈病変の局在や形態のみで判断されるものではなく，年齢や合併する他臓器疾患を含めた患者背景も重要な要因となるため，内科医，外科医，

放射線科医などから構成される集学的な CTEPH チームのもとで検討されることが望ましい.

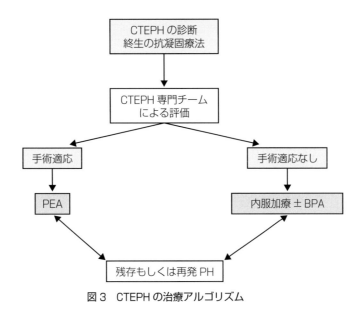

図3　CTEPH の治療アルゴリズム

5 熱血の章 ―私の循環器学―

1）印象に残った症例

症例：10歳代前半　女性

現病歴：7歳時に労作時の呼吸困難と意識消失発作で発症．8歳時に小児科で精査の結果，平均肺動脈が39mmHgのIPAHと診断．以降，利尿剤，ベラプロスト，ボセンタン，シルデナフィルで加療されていた．自覚症状は安定していたが（WHO FcⅡ），13歳時に実施した右心カテーテル検査で平均肺動脈圧が49mmHgと上昇していたため，エポプロステノール導入目的で循環器内科に転科となった．

臨床経過：入院後，ただちにエポプロステノールを導入．肺動脈圧の低下を指標に漸増したが，110ng/kg/minまで増量するも肺動脈圧の低下を認めなかった．導入開始約2年後（15歳），エポプロステノールが138ng/kg/minで加療中に安静時呼吸苦を訴え，WHO FcⅣで来院．精査の結果，平均肺動脈圧79mmHg，両心不全，肺うっ血と診断．カテコラミンサポート下に利尿剤の追加・増量を行うと同時に生体肺移植の準備を進めた．心不全のコントロールに伴い，カテコラミンから離脱し，状態は安定したため外来フォローとなった．その後，ボセンタンをマシテンタンに変更し，17歳の時点で平均肺動脈圧32mmHg，WHO FcⅡで安定した状態を保っている．

メッセージ

本症例を経験したのは，筆者の施設で重症のIPAH症例に対し静注プロスタグランジン製剤を含めた初期併用療法で良好な経過をたどった症例を複数例経験し，肺高血圧診療に少しばかりの自信らしきものを持ったときであった．しかし，今になって振り返ると反省点が多い症例である．どの領域にも共通することであるが，肺高血圧診療も慣れた頃こそ，さらに慎重に対応すべきことを再認識させられた．自戒を込めて，以下に本症例から学んだメッセージを記載する．

（1）肺血管拡張薬の使用にあたっては，急激な血行状態の悪化の可能性を念頭において診療にあたることが重要である

IPAH/HPAHの高リスク症例では，静注プロスタグランジン製剤を含む初期併用療法が推奨されており，静注プロスタグランジン製剤を導入後，できるだけ短期間に増量することで血行動態を短期間のうちに改善し，良好な生命予後を期待できるとされている[7]．しかし，本症例のようにすでに内服薬で長期の治療歴がある場合は肺動脈のリモデリングが進行している場合があり，静注プロスタグランジン製剤の使用法には工夫が必要な場合がある．本症例では，導入後の増量は通常の2倍の時間をかけて慎重に行った．導入は成功したため外来で増量を続けていたが，血行動態は期待したほど改善せず，逆に両心不全の重篤な状態に陥

り緊急で生体肺移植の検討をするまでに至った．反省すべき点として，画像診断を詳細に検討すると肺水腫をきたす前に状態の悪化を察知できたはずであることが挙げられる．幸い，治療が奏功して血行動態の改善を達成することができたからよかったが，大きな教訓を得た症例である．

（2）小児・若年で発症した IPAH/HPAH の病態は成人発症例と異なる病態を示すことがある

小児，若年者は右心機能が良好であるため，高い肺動脈圧でも右心不全をきたすことなく過ごすことがある．そのため，右心不全をきたした際，つまり自覚症状を訴えた際には，肺動脈病変はかなり進行していると考えるべきである．日常の診療では自覚症状のみに依存するのではなく，他覚所見を詳細に検討する必要がある．

（3）患者背景をしっかり把握して診療にあたるべきである

本例が増悪した一つの原因として，高校入学に伴い生活リズムが変わり，十分な安静度を保てなくなった可能性が挙げられる．肺高血圧症の診療に限られるわけではないが，静注プロスタグランジン製剤を使用するほどの肺高血圧症症例に対しては，つねに状態の急変の可能性を考え，患者背景を踏まえたきめ細やかなフォローが重要である．そのためには，医師のみの対応では限界があり，看護師，薬剤師，理学療法士を含めた多職種によるチームでサポートすることが重要である．

（4）希少疾患に対する診療の特殊性を理解する必要がある

肺高血圧症特異的な薬物開発によって，これまで致死的・難治性疾患であった PAH の予後が劇的に改善した．しかし，正しい診断と適切な治療薬の選択を誤ると依然として予後不良の疾患であることを忘れるべきではない．治療導入の遅れや誤った治療で致死的な経過をたどることもある．希少疾患でもあり，専門医のもとで管理すべき疾患である．診断や治療に迷いを生じた場合は，症例経験の豊かな先生や専門施設に相談することを躊躇すべきではない．また，肺高血圧症は希少疾患であるがゆえに自ら経験できる症例数は限られている．学会や研究会などで肺高血圧症の症例検討会の機会があれば積極的に参加して，知識を共有したい．とくに診断の誤りや治療が奏功しなかった症例などからは学ぶべき点が多い．また，ディスカッションを通じて構築できた人的交流は症例の相談や転院の際に有用である．

2） 研究生活のエピソード

筆者は内科・循環器内科の臨床研修を修了した後，1990 年に大学院博士課程に進学し，エンドセリンが発見された筑波大学薬理学講座で基礎研究の途に入った．当時はエンドセリンが発見された 2 年後であり，エンドセリンの生理学的，病態生理学的機能を明らかにしようという基礎研究が全世界で展開されていた．筆者は，その後約 7 年間にわたり，メンター

である柳沢正史先生の異動に伴い京都大学，米国テキサス大学サウスウエスタンメディカルセンターと研究の場は変わりながらもエンドセリンに関する基礎研究に没頭する日々を送っていた．

その間に世界中の製薬会社でエンドセリン受容体拮抗薬の開発が順調に進行し，いくつかの有望な薬剤が登場した[8]-[10]．高血圧，心不全などを対象とした前臨床試験でエンドセリン受容体拮抗薬の有効性を示す，きわめて有望な結果が次々に発表され，多くの臨床研究が計画・実施された．しかし，残念なことに臨床治験では既存の治療を上回る効果を証明できず，高血圧，急性心不全，慢性心不全でエンドセリン受容体拮抗薬が臨床応用に進むことはなかった．そもそも筆者がエンドセリンの基礎研究に興味を持ったのは，将来，循環器疾患の病態解明や診断・治療の開発に貢献できるのではないかと期待したためであったので，エンドセリン受容体拮抗薬がメジャーな循環器領域で臨床応用に至らなかったことで大変失望したことを覚えている．

あるとき，エンドセリン受容体拮抗薬の臨床試験で有望な結果が示されたというニュースが飛び込んできた．対象疾患は肺高血圧症であった．しかし，筆者にとってこれはあまりエキサイティングなニュースとは思えなかった．というのは，当時の筆者の限られた臨床経験からは，肺高血圧症はきわめてまれで通常の循環器内科診療でまずお目にかかることはない疾患だと思っていたからである．しかし，留学から帰国して循環器内科の診療トレーニング中にエポプロステノールを使用している患者や当時オフ・ラベルでシルデナフィルを使用している肺高血圧症患者を診療する機会があり，肺高血圧症の症例は自分が思っていたほどまれではないことに気づいた．さらに，エンドセリン受容体拮抗薬であるボセンタンの肺高血圧症に対する臨床使用が承認されるというタイミングとも相まって，肺高血圧症の診療に興味を持って取り組むことになった．

筆者の施設である神戸大学は東に国立循環器病研究センター，西に岡山医療センターという肺高血圧症に関してわが国を代表する2大専門施設の間に位置しており，それらの施設で肺高血圧症の診断・治療に関するトレーニングを受ける機会を得られるとともに日々の診療においても貴重な助言やアドバイスを得ることができるというきわめて恵まれた環境であった．

さらに神戸大学の循環器内科では，多職種のスタッフや若い先生方が肺高血圧症に興味を持って診療に積極的に取り組み，チームとして新たな診療体制を構築することができた．また，膠原病内科，呼吸器内科，心臓血管外科などの多大な協力のもと神戸大学での肺高血圧診療においては有機的な連携が実現した．新たな薬剤が次々に臨床応用され，治療方針がドラマチックに変化し，目覚ましい臨床効果や疾患概念の変革を目の当たりにできるとても面白い時期を過ごすことができた．

これらの診療に従事していると日々多くの疑問が湧いてくる．現在使用可能な肺血管拡張薬の間に有効性の違いはあるのか？　一旦リモデリングを起こした肺動脈を正常の状態に戻すことはできるのか？　そもそも肺動脈病変が形成される分子機序はなんなのか？　これら

の疑問には臨床現場で症例と対峙して初めて生まれてくるものも少なくなく，なかには臨床医にしか出せない研究のアイディアも数多くある．このような臨床課題を分子遺伝学や細胞生物学の手法を駆使して解明することは基礎研究の醍醐味である．現在，筆者の研究室には多くの熱い思いを持った若い仲間たちが肺高血圧症の臨床課題に迫る大発見を夢見て昼夜を問わず基礎研究に取り組んでおり，近い将来，その成果を世界に発信できることを期待したい．

さいごに

長い臨床医としての人生の一時期に基礎研究に取り組むのも悪くはない．

自ら取り組んできた基礎研究の成果が臨床に応用され，臨床医として肺高血圧症という難病に苦しむ患者さんやご家族の役に立つことができるのは大変幸運なことである．ところが，基礎研究において，研究成果が将来自分の期待した通りに進むとは限らない．むしろ基礎研究の成果が臨床に直結することはまれかもしれない．

しかし，興味のあるテーマに基礎研究に没頭することは将来の臨床医としての生き方に無駄になることは絶対にない．仮説を立て，課題を抽出し，解決策を模索するというアプローチは日々の臨床においても重要なものだからである．長い臨床医としての一生において，若い時期にたとえ限られた時間でも基礎研究に没頭する時間があってもよいのではないかということを，若いドクターや学生へのメッセージとしてこの稿を終えたい．

文　献

1）日本循環器学会：肺高血圧症治療ガイドライン（2017 年改訂版）．http://www.j-circ.or.jp/guideline/pdf/JCS2017_fukuda_h.pdf

2）Simonneau, G., Gatzoulis, M. A., Adatia, I. et al：Updated clinical classification of pulmonary hypertension. J Am Coll Cardiol 62：D34-41, 2013.

3）Galie, N., Humbert, M., Vachiery, J. L. et al：2015 ESC/ERS Guidelines for the diagnosis and treatment of pulmonary hypertension: The Joint Task Force for the Diagnosis and Treatment of Pulmonary Hypertension of the European Society of Cardiology（ESC）and the European Respiratory Society（ERS）: Endorsed by: Association for European Paediatric and Congenital Cardiology（AEPC）, International Society for Heart and Lung Transplantation（ISHLT）. Eur Heart J 37：67-119, 2016.

4）Ogawa A, Satoh T, Tamura Y, et. Al：Survival of Japanese Patients With Idiopathic/Heritable Pulmonary Arterial Hypertension. Am J Cardiol. 119：1479-1484, 2017.

5）厚生労働省 医薬・生活衛生局監視指導麻薬対策課，医薬・生活衛 生局生活衛生食品安全部監視安全課：植物由来製品による健康被害（疑い）について（平成 28 年 12 月 27 日）．http://www.mhlw. go.jp/file/06-Seisakujouhou-11130500-Shokuhinanzen- bu/0000147453.pdf

6）厚生労働科学研究費補助金　難治性疾患等政策研究事業「呼吸不全に関する調査研究」班による調査結果．http://irdph.jp/cteph/index.php

7）Tokunaga N, Ogawa A, Ito H, Matsubara H：Rapid and high-dose titration of epoprostenol improves pulmonary hemodynamics and clinical outcomes in patients with idiopathic and heritable pulmonary arterial hypertension. J Cardiol. 68：542-547, 2016.

8）Miyagawa K, Emoto N：Current state of endothelin receptor antagonism in hypertension and pulmonary hypertension. Ther Adv Cardiovasc Dis. 8：202-216, 2014.

13　肺高血圧症の最近の知見

9）Vignon-Zellweger N, Heiden S, Miyauchi T, et al：Endothelin and endothelin receptors in the renal and cardiovascular systems. Life Sci. 91：490-500, 2012.

10）Vignon-Zellweger N, Heiden S, Emoto N：Renal function and blood pressure: molecular insights into the biology of endothelin-1. Contrib Nephrol 172：18-34, 2011.

江本　憲昭

14 災害と循環器疾患

はじめに

災害，とくに地震は循環器疾患の発症と増悪に密接な関係を有している．地震国であるわが国は近年，阪神・淡路大震災，新潟中越地震，東日本大震災・原発事故，熊本地震を経験した．地震と循環器疾患との関連は震源地，発生時間，地震後の津波，季節などのさまざまな状況により画一的ではなく，それぞれの地震で特徴を示していた[1]．これらの震災を経て，今までわかっていなかった災害と循環器疾患との関連や災害における循環器疾患への対応が明らかになってきている．

本稿では，近年の地震と循環器疾患との観点，各震災の概略および東日本大震災・原発事故における福島での第一線の医療現場の実際を中心に災害と循環器疾患について述べてみたい．

1 地震と循環器疾患

1) 虚血性心疾患

急性心筋梗塞（acute myocardial infarction；AMI）/ 急性冠症候群（acute coronary syndrome；ACS）の発症増加は阪神・淡路大震災（1995年1月17日5時46分発生）および東日本大震災（2011年3月11日14時46分発生）の急性期でみられ，海外では1994年1月17日早朝に発災したノースリッジ地震で報告されている[2)-4)]．2007年3月25日9時45分に発生した能登地震でもACSの発症増加が報告されている[5]．東日本大震災では宮城県と福島県ではAMI/ACSの発症に違いがある．震源地により近い仙台市・多賀城市・石巻市などの人口過密地帯のある宮城県ではAMI/ACSが発災翌日から3週間ほどの間で増加していたが[3]，震源地よりやや離れ人口密度の低い福島県ではAMI/ACSの発症は震災直後から4カ月間で例年と比べて増加していない[6]．このことは，震度，環境や人口密度の違いによる交感神経系を介するストレスの違いなどによるものと思われる．福島県で震源により近い相馬市・南相馬市では震災直後の津波による瞬時の多数の死者によりAMI/ACSの有意な発症に至っていない．

AMIを含むACSの病態について触れるが，冠動脈の血栓形成による閉塞にはプラーク破綻とプラークびらんがあり，通常7～8割は不安定プラークが破綻し，その破綻部位で急速に血栓が形成されAMI/ACSが発症する[7)-10)]．不安定プラークの破綻の引き金には交感神

207

経亢進による血圧上昇や心拍数増加，冠血管攣縮，血栓傾向などがあり，その背景には環境変化やストレス，気温低下，喫煙などがある[11)-13)]．阪神・淡路大震災，能登地震，ノースリッジ地震の発生時間は早朝から午前であり交感神経刺激がきたしやすい時間帯であったと思われる．また，ACS 発症の遷延化には震災による家屋の完全崩壊率，震災後の医療機関の状況や避難環境などが関係している[3)11)14)]．

　冠攣縮性狭心症は心外膜側の冠動脈が一過性に異常に収縮したために生じる狭心症であり，本邦の泰江らにより初めてその病態が明らかになった[15)]．Prinzmetal らが提唱した ST 上昇を伴う異型狭心症（variant angina）は冠攣縮性狭心症の一つと考えられる[16)]．欧米人に比べて日本人での発症率が高く，発作は夜間から早朝・午前中安静時に多く，運動許容能の著明な日内変動，すなわち早朝には軽度の労作により発作が誘発される．重要な因子として喫煙などの生活習慣，ストレス，遺伝的な背景が関与している．冠攣縮は，ACS の発症にも重要な役割を果たしており，冠攣縮による冠動脈プラークの破綻に関与している[17)18)]．冠攣縮性狭心症は震災後の AMI/ACS 発症の引き金になっていることが示唆されるが，東日本大震災では震災後に冠攣縮性狭心症患者の攣縮性が高まっていることが示され，患者の血液検体を精査し，冠攣縮性亢進の機序の一つにストレスを含めたさまざまな因子による Rho キナーゼ活性の上昇を示す研究成果が報告されている[19)]．

2） 致死性不整脈

　海外では 2008 年 5 月 12 日 14 時 28 分に発生した四川大地震で心室細動（ventricular fibrillation；Vf）・心室頻拍（ventricular tachycardia；VT）の発症増加が報告され[20)]，1994 年の早朝に発生したノースリッジ地震でも AMI/ACS を背景に心臓突然死が増加した[4)]．東日本大震災では植込み型除細動器（implantable cardioverter defibrillator；ICD）植込み患者や植込み型除細動器付心臓再同期療法（cardiac resynchronization therapy defibrillator；CRT-D）中の心不全患者で Vf を含む心室性不整脈の出現増加が報告された[21)]．

3） クラッシュ症候群

　クラッシュ症候群による高 K 血症，急性腎障害を介した突然死は直下型地震である阪神・淡路大震災でその存在が注目され，その後海外では四川地震でもみられ，家屋崩壊が甚大な際の圧死とともに報告された[22)23)]．阪神・淡路大震災では救出された人が数時間後に症状が急に悪化し Vf に至り死亡した例を多数認めた．

　クラッシュ症候群は，家屋崩壊によりがれきなど重いものに腰や四肢が長時間挟まれ，その後圧迫から解放されたときに起こる．その病態は圧迫部位の虚血障害と圧迫解除後の虚血再灌流障害である[24)]．筋肉が圧迫されると，筋肉細胞は障害・壊死を起こし，カリウム，ミオグロビン，乳酸などが放出される．救助後に圧迫されていた部分が解放されると，これらの物質が全身に循環し再灌流障害によりミオグロビンによる急性腎障害が惹起し，高 K 血症による致死性不整脈により死に至る場合が多い．一命を取り留めたとしても，その後，

腎不全で死亡する場合もある.

　災害において2時間以上がれきの下敷き状態になったときにはクラッシュ症候群を想定する.その際,埋もれている人を無理に救出することが最善の策とは言えない場合もあり,阪神・淡路大震災の経験より,埋もれている人を救出し治療する「がれきの外の医療」から,医師・看護師,救急隊員ががれきの中に入り救助活動と同時に治療する「がれきの下の医療」という考え方に変化しつつあり,DMAT(Disaster Medical Assistance Team)チームの活躍が期待されている.

■4)■ 深部静脈血栓症・肺塞栓

　静脈系の血流うっ滞や長期臥床などによって発症する深部静脈血栓症(deep vein thrombosis；DVT)から進展する肺塞栓症(pulmonary embolism；PE)は,重症の際には心タンポナーデ,緊張性気胸とともに閉塞性ショックをきたす疾患である.エコノミークラス症候群とも呼ばれ,名のごとく,ごく限られた空間で同じ姿勢でいるためDVT/PEが発症する.医療機関や在宅では長期臥床がその発症の原因になる.新潟中越地震(2004年10月23日17時56分発生)で,初めて震災とDVT/PEとの関連が示された[25)26)].また,車中泊に加えて避難所においても高率にDVTが認められた[27)].東日本大震災では,車中泊とトイレを我慢することがDVTの危険因子であることが示されている[28)].熊本地震(2016年4月14日21時26分前震,2016年4月16日1時25分本震)では経口避妊薬服用者の車中泊によるPE例が報告され[29)],医療機関,関連学会,行政が一体になった大掛かりなDVT検診活動(熊本地震血栓塞栓症予防プロジェクト：Kumato Earthquakes Thrombosis and Embolism Protection Project；KEEP project)が展開された[30)].震災後の車中泊や避難所生活においては高頻度にDVT/PEが発生しやすいため,その検診体制と予防の確立,そして迅速な治療が望まれる.

■5)■ たこつぼ心筋症

　たこつぼ心筋症は1990年にわが国の佐藤らによって初めて報告された[31)].その後,"transient left ventricular apical ballooning syndrome", "ampulla cardiomyopathy", "stress cardiomyopathy", "broken heart syndrome"などのさまざまな名前で報告され,2004年に"Mayo criteria"として診断基準が提唱された[32)].わが国では2007年に診断ガイドラインが作成された[33)].その臨床的な特徴からその病態は明らかになりつつあり,日常的につねにACSとの鑑別が必要になる.高齢女性に多く,なんらかのストレスが誘引になることがしばしばである.カテコラミンがその病態に深く関与し,低下した心機能は短期間で回復するが再発例もある.ACSとの鑑別は以下のとおりである.①ストレス暴露後に発症する.②心電図にてV1～V6のST上昇を認めるが,V1～V3よりV4～V6でのST上昇が優位で鏡像変化を認めない.③心エコーで左室心尖部の壁運動低下を認めるが心基部の壁運動は保たれている.④心筋逸脱酵素の上昇はACSと比較し軽度である.ただ,ACSを含めて冠動

209

脈疾患を否定することが必要であるため，冠動脈造影・CTで確定診断をつけることが重要となる[34)-36)].

新潟中越地震で初めて震災とたこつぼ心筋症との関連が示された[37)38)]．新潟中越地区を中心にした主要8施設で震災前4週間のたこつぼ心筋症例は1例であったのに対して，震災後3週間では25例のたこつぼ心筋症が発症している．25例中24例は高齢女性であった．そのうち11例は地震直後から6時間以内に発症し，10例がNYHA（New York Heart Association）Ⅲ度以上の重症心不全であったが，死亡例はなく全例心機能は改善し良好な経過をとっている．

東日本大震災ではたこつぼ心筋症の有意な増加はみられなかった[39)]．新潟中越地震は直下型で家屋の倒壊による災害で，その環境変化とストレスが発症に関与していたのに対し，海溝型地震の東日本大震災では津波による犠牲者がきわめて多かったことが有意な増加に至らなかった可能性がある．

６）　心不全

今までの大震災で報告されなかった心不全と震災との関連が東日本大震災・原発事故で初めて明らかになった[3)39)40)]．東日本大震災ではAMI/ACSの発症は地域により違っていたが，心不全発症の増加は宮城，福島，岩手のいずれの被災地でも発災直後から数カ月にわたり認められた．

福島県立医科大学循環器内科の報告では発災3月11日〜9月10日と前年同期間とで非代償性急性心不全の入院患者を比較検討した．震災前年は54症例であったが，震災後は84症例で有意に増加していた．その詳細な分析として，震災前年に比較し震災年の患者の特徴は，より高齢，収縮期血圧の上昇，新規心不全の増加，薬剤内服の中断，肺炎などの感染症の増加，eGFRの低下，心エコーでの下大静脈の拡張が示された[40)]．また，東北大学循環器内科の報告では，ICDもしくはCRT-D植込み心不全患者の心不全増悪による入院は，震災前と比べて震災後3カ月間増加していた[21)]．

心不全発症増加の背景として，雪がちらつく寒冷の気候に加えて，本震に引き続いて発生した余震のストレスにより交感神経緊張状態となり血圧上昇，脈拍増加，睡眠障害が震災後急性期の心不全の大きな要因となった．急性期には津波による海水の誤嚥のための誤嚥性肺炎が契機になった心不全もみられた[3)41)]．その後，避難生活による環境変化および睡眠障害に加えて，ガソリン不足に伴う物流輸送の支障による薬剤欠乏・不足，食糧事情や住居の劣悪化，保存食摂取による塩分の過多摂取などが心不全発症の増加と増悪の因子になっている．また，避難生活の長期化に伴う運動不足と過食が心不全増加と増悪に拍車をかけた（図1）．また，高血圧の増悪の観点から，食塩摂取の増加に加えて，諸環境因子の劣悪化による交感神経の活性化は食塩感受性を増大させることが示され，悪循環のサイクルに至ったと考えられる[42)43)]．さらに，避難所を含めた高齢者の肺炎増加も心不全増加の一因になっている[3)44)]．

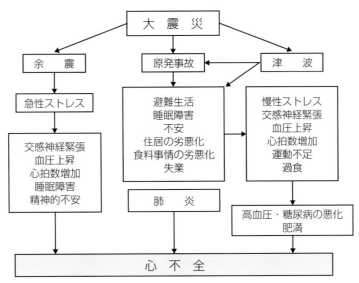

図1 東日本大震災・原発事故における循環器疾患(心不全)発症の機序

2 各震災と循環器疾患

1) 阪神・淡路大震災

　1995年1月17日午前5時46分,淡路島から六甲にかけて走る野島断層付近を震源とした都市直下型の阪神・淡路大震災が発生し,直下型地震による家屋倒壊と火災が特徴であった.早朝に発生したため就寝中の方が多く建物の倒壊や家具などの下敷きによる外傷性窒息・圧死,クラッシュ症候群,そして,火災により合計6,402名の死者数に及んだ.地震そのものの直接死以外の関連死は919名(14.3%)であり,1996年1月までの615名の災害弔慰金追加認定者を対象とした震災関連死の原因は心疾患28.8%,脳疾患9.1%,肺炎26.2%,その他の呼吸器疾患8.8%,既往症の悪化21.0%であった[45)46)].

　急性心筋梗塞の発症に関して,兵庫県立淡路病院のデータによると発災直後から1カ月の発症は過去3年間の数値と比べて増加していたとの報告であった[2)].さらに,調査範囲を兵庫・大阪・京都の3府県に拡大すると急性心筋梗塞による死亡率の有意な増加は震災後約2カ月間認められた[47)].また,自治体ごとに震度と急性心筋梗塞の死亡率を検証すると,震度4,5,6以上での急性心筋梗塞の死亡率は震災2週間後で震度の強さと相関していたが,1カ月後にはその関連性は消失していた.一方,脳梗塞の死亡率に関しては,震度との関連はまったく認められなかった.この急性心筋梗塞の死亡率に関するデータに関しては,震災および震災後に病態に影響を及ぼす体調や身の周りの環境変化などに加えて,震災後に機能喪失・低下した診療体制による影響の可能性も否定できない[45)47)].

　AMI/ACS発症機序についてさらに言及すると,破綻するプラークは脂質コアが大きく,

線維性被膜は薄く，炎症細胞浸潤と血管新生に富んでいる[8)-10)]．細胞外マトリックス分解酵素の活性亢進により平滑筋細胞の細胞死や細胞外マトリックスの減少により被膜が菲薄化する．被膜が破綻すると血液がプラーク内に流入し，プラーク内で強発現している組織因子が血液と直接接することにより凝固系が急激に活性化されトロンビン活性化，フィブリン血栓形成に至る．同時に被膜破綻により，内皮細胞が破壊され内皮下組織のコラーゲンと von Willebrand Factor（vWF）が結合，vWF は血小板の GPIb と結合し内皮下組織への血小板の粘着が起こり，そして，血小板 GPⅡb/Ⅲa と血漿フィブリノゲンを介する凝集が起き血小板血栓が生成される．阪神・淡路大震災後のストレス，環境変化により凝固能および線溶系の亢進が示され，さらに，血小板の粘着および high shear stress 時の凝集にも関与する vWF が増加していたことも報告されている[12)]．

2) 新潟中越地震

2004 年 10 月 23 日 17 時 56 分発生したマグニチュード 6.8 の直下型地震で，15 名の死者数，負傷者数は 2,345 名であった．DVT から進展する PE は心タンポナーデ，緊張性気胸とともに閉塞性ショックをきたす疾患であるが，新潟中越地震で初めて震災と DVT/PE との関係が明らかになった[25)26)]．車中泊が主で，少なくとも 7 名が車中泊による PE の死亡者であった．後述する熊本地震でも車中泊による DVT/PE が多く発生している．災害時の車中泊避難の際には，DVT/PE が高頻度で発症する．また，前述のように新潟中越地震では初めて震災とたこつぼ心筋症との関連も示されている[37)38)]．

3) 東日本大震災・原発事故における福島での実際

2011 年 3 月 11 日 14 時 46 分宮城県沖を震源とするマグニチュード 9.0 という最大級の東日本大震災が発災し，地震の直後に津波が押し寄せた．死者数は 15,894 人（宮城県 9,541 人，岩手県 4,673 人，福島県 1,613 人，茨城県 24 人，千葉県 21 人，東京都 7 人，栃木県 4 人，神奈川県 4 人，青森県 3 人，山形県 2 人，群馬県 1 人，北海道 1 人）に及び，2016 年 2 月 10 日時点での行方不明者 2,562 人であった．震災関連死者数は 2018 年 3 月 31 日にて 3,676 人であり，震災直後の避難者数は約 40 万人を超え，現在でも約 5 万 5,000 人近くが避難生活を送っている．

福島県中通りに位置する福島市で勤務していた筆者自身，職場で死の恐怖がよぎったほどの激震であった．心臓カテーテルメンバーは患者さんとカテ台を必死に抑えながら患者さんを護った．当施設では雪が舞うなか全職員が一丸となり隣接する小学校，市役所支所（ともに指定災害避難所）に患者さんを避難させ全員無事であった．宮城県や沿岸地域と違い，福島市における救急搬送件数，通常の外来患者数は地震当日から 3 月末まで増えることはなかった．なお，当施設は災害時福島県北透析医療拠点施設であるため，震災後急性期に福島市内および避難地域からの透析患者が増加した．

地震直後，福島県双葉郡大熊町の東京電力福島第一原子力発電所では地震と津波により，

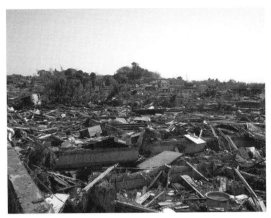 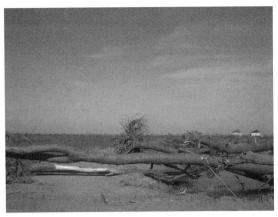

図2A：平成23年3月16日相馬市原釜地区　がれきの山（公立相馬総合病院循環器科 佐藤雅彦先生よりご提供）　　図2B：平成23年3月16日すべてがなくなってしまった相馬市松川浦地区の沿岸（公立相馬総合病院循環器科 佐藤雅彦先生よりご提供）

原子炉の冷却機能が失われ，炉心溶融（メルトダウン）が起こり，国際原子力事象評価尺度において最悪のレベル7（深刻な事故）に分類される原子力事故が発生した．3月12日東京電力福島第一原子力発電所の1号機原子炉建屋で水素爆発が起こり，同発電所から半径20km範囲内の住民が避難する事態となった．14日3号機原子炉建屋で水素爆発，15日4号機原子炉建屋が水素爆発し同発電所から半径20～30キロ圏の住民も避難となった．発災翌日から行政主導により，地域の住民は避難し始めた．筆者の友人は原子力発電所から5.5kmの大熊町で開業していたが，翌日，帰還不能になるとは夢にも思わず，詳しい理由も告げられずにバスに乗せられ避難となり，大熊町での医院を含めすべての生活基盤を失った．4月22日政府は半径20km圏内を警戒地域に設定し原則立ち入り禁止にした．5月12日，東京電力は正式にメルトダウンを認めた．余りにも遅い感があった．

福島県の太平洋沿岸に位置する人口約37,800人の相馬市ではどうであったか．地域の拠点病院である公立相馬総合病院（一般病床214名，常勤医22名）では，病院の看板が傾き，かなりの建物の損壊もあった．地震・津波により相馬市の街並み，とくに沿岸地域は一変し，沿岸の一部の地域は商店街，住宅地，田畑，松林などすべて消失した（図2）．津波後，公立相馬総合病院に心肺停止者を含め患者さんが搬送され，外来業務を停止し全職員で救急搬送患者の対応にあたった．津波による一挙の死亡により，同病院では地震当日およびその後の救急搬送数は予想ほどではなかった．震災から同年6月30日時点での相馬市の死亡者数は448名で，そのうち津波による溺死は364名で81.3%を占め，地震そのものによると思われる圧死は26名（5.8%）であった．この点，阪神淡路大震災とは様相をまったく異にしている[48]．福島第一原子力発電所事故による半径20km以内の住民避難の事態となったこともあり，震災直後2週間の外来数は一時的に増加したものの，その後，公立相馬総合病院の救急搬送や外来数が増加することはなく減少に転じた．

県内および県外に避難された方々の避難所・仮設住宅生活が始まり，生活環境と食糧事情の変化は循環器疾患の発症と増悪に直結していった（図1）．さらに，震災・原発事故による新たな側面として，福島県，とくに相双地域の医師・看護師の喪失は循環器疾患のみならず医療全体に及び地域生活に大きな打撃を与え，その状況は現在もさほど好転せずに続いている．

東日本大震災によってもたらされたものは，地震・余震，津波，原発事故，風評被害の四重苦であった．地震・余震による急性ストレスにより交感神経緊張による血圧・心拍数の増加，睡眠障害，精神的不安が心不全の発症および増悪に繋がった．津波により多くの人命が失われ，同時に，津波の甚大な住居損壊および福島第一原子力発電所の原発事故による避難生活は，地域の人々に住居および食糧事情の劣悪化，睡眠障害，慢性ストレス，運動不足，過食など，さまざまな面で今まで経験したことのない変化をもたらした．塩分摂取過多，高い喫煙率に加え，肥満の増悪は，高血圧，糖尿病，メタボリック症候群の悪化と増加をもたらしている[49)-51)]．平成28年の統計では福島県のメタボリック症候群率は全国第2位で，BMIは女性全国第1位，男性第2位になっている．震災後の生活環境と生活習慣の劣悪化の結果と考えられ，このことが震災後の心不全発症の増加および心不全増悪の大きな背景因子になっている（図1）．

東日本大震災後の急性心筋梗塞発症率には報告により差はあるものの，心不全の増加はすべての報告で一致している[3)39)40)]．その当時，筆者が勤務していた施設でも震災後6カ月間の心不全入院患者数は発災前の平均値より約20％増加している．

ここで東京電力福島第一原子力発電所半径20km圏内から避難された心不全の症例を提示する．症例は震災の10年前に拡張型心筋症（dilated cardiomyopathy：DCM）と診断された80歳代前半の女性で，外来治療にて管理され入院歴は1度もない．表1に示すように震災翌日から4月3日まで県内外を転々と6カ所に避難し，6月15日に7カ所目の福島市の仮設住宅に落ち着いた．震災は慢性心不全患者さんに生活環境変化をふくめた想定外の人生の変化をもたらした．仮設住宅は六畳二間で家族4人が生活し自宅から比べて劣悪の環境であった．

同年7月下旬より体動時の動悸・息切れが出現し8月10日に当科受診し待合室にて呼吸困難となった．胸部XP・CTにて心拡大，肺うっ血，右側優位の胸水貯留，心エコーにてEF 30%弱の diffuse severe hypokinesis，TRPG 64.3mmHg，呼吸性変動をほとんど認めないIVC拡張，および採血にてBNP 1978.1pg/mLの所見で急性心不全の診断で入院となった．利尿剤，カテコラミン製剤，PDE3阻害薬などの点滴加療にて一時軽快するも再増悪した．点滴治療の再開，内服薬の調整により改善し，EF 20%台の心機能で独歩にて退院した．その後，在宅酸素療法（home oxygen therapy：HOT），陽圧換気療法 を追加している（図3）．このように，3カ月間で7カ所を転々とした避難生活により慢性心不全増悪に至り，約3カ月間の入院生活を強いられた．約2年間は外来通院にて普通に生活され，その後1年間で3回の心不全増悪，低心拍出量症候群（low output syndrome：LOS）で入院され，80歳代半

表1　ある DCM 患者さんの震災翌日からの避難経過

①浪江町	2011.3.12
②船引町	2011.3.12
③いわき市好間	2011.3.13
④山形県米沢市	2011.3.20
⑤福島市北部	2011.3.27
⑥福島市南西部	2011.4.3
⑦福島市東部	2011.6.15

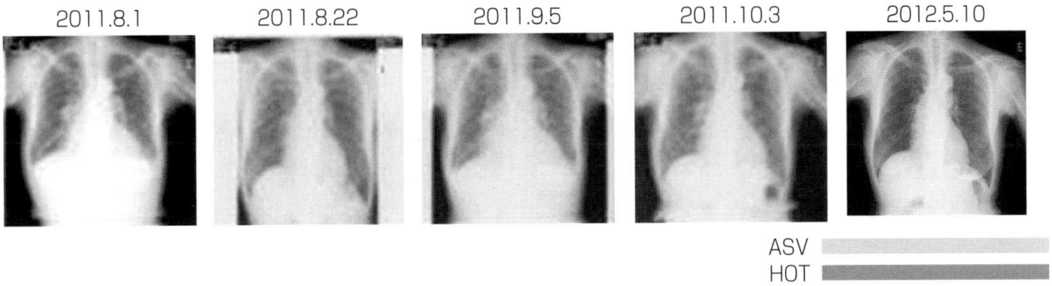

	2011.8.1	2011.8.22	2011.9.5	2011.10.3		2012.5.10
					ASV	
					HOT	
EF(%)	29.4	27.0	23.4	25.0	28.0	42.0
E/e'	53.5		37.3	35.1	26.4	18.5
CTR(%)	66.7	52.4	66.7	55.1		50.0
BNP(pg/mL)	1978.1	512.3	2144.3	306.4		106.6

図3　同患者さんの入院経過

　ハンプ，ラシックス→ミルリーラ，DOA にて加療し一時改善傾向呈するも，8月下旬より原因不明の発熱と低 Na 血症を認め肺うっ血増悪し CTR 66％と増加し BNP も2144と再上昇．8月25日より Na 補正し，9月2日より抗生剤に加えてハンプを再導入し9月21日まで投与継続．
　睡眠時無呼吸症候群に対して9月13日より ASV 導入するも許容性不良で10月17日にて一時終了し，退院後再導入．なお，入院中は酸素療法継続施行．
　薬物療法：ACEI（タナトリル 2.5mg），ジギ製剤 0.125mg，ラシックス 20mg，アルダクトン A 12.5mg，アカルディ 5mg，アーチスト 3.75mg まで漸増．10月5日よりリハビリ開始．EF は20％台で変化ないものの BNP 306まで低下し，10月26日に退院する．

ばでご逝去された．ご家族の承諾を得て，剖検をさせていただいた．左室菲薄化および拡張著明で心筋線維化が明らかで典型的な DCM 所見で，右心系も拡張していた．右冠動脈に3カ所，左冠動脈主管部に石灰化狭窄，左冠動脈前下行枝に2カ所，左冠動脈回旋枝に1カ所の狭窄病変を認めた．左右肺動脈に血栓を認め LOS 増悪に拍車をかけた．重症の DCM 病態に冠虚血および肺動脈血栓が加わり，LOS となり多臓器不全状態に陥っていた．剖検させていただき，このような病態で4年近く生存し得た人間の生命力を教えられた症例でもあった．病理解剖は臨床医として何年やってもつねに医学の原点に立ちかえらせてくれる．

14 災害と循環器疾患

3 熱血の章 —私の循環器学—

震災と臨床研修・救急蘇生教育

東日本大震災震災・原発事故が福島県，とくに福島市の臨床研修にもたらしたものは何か．原発の水素爆発により北西の風は風下の地域を汚染した．福島市の南東に位置する飯舘村は全村避難となり，その風下に位置する福島市もかなりの放射能汚染があった．福島市には大学病院を除く3つの市中基幹型臨床研修病院があるが，平成24年度福島市の3つの臨床研修病院の研修医数は定数21に対してわずか1名であった．福島県全体でも過去最低の57名であった．その対応として，福島市の3つの市中基幹型臨床研修病院および福島市と福島医師会は"医療の復興""若手医療人の確保・定着と育成"に真摯に取り組み，福島市と福島医師会は平成24年9月に福島市地域医療対策協議会を発足させ，平成26年4月1日に大原綜合病院，福島赤十字病院，わたり病院の3病院，福島市医師会，福島市が三位一体となり，医学生に選ばれる魅力ある臨床研修病院を目指し，臨床研修の充実を推進するプロジェクトを設立し，筆者が代表に就任した．直面している問題はまさに"今(NOW)"取り組むべき課題であり，日赤病院(NISSEKI)，大原病院(OHARA)，わたり病院(WATARI)の頭文字をとり"NOW"，福島市臨床研修"NOW"プロジェクトと命名した．医療の復興は遠回りのようであるが，地道な人材育成に尽きるとの信念で取り組んだ．福島県立医科大学のみならず他県からの研修医獲得のためにPR活動・勧誘活動をし，また，有名総合診療医を招いてのケーススタディや臨床病理カンファランス(CPC)を定期的に開催し，研修医および指導医のレベルアップを図った．上記の福島市臨床研修"NOW"プロジェクトの目的と活動内容に関しては福島市医師会長，福島市健康福祉部長とともに26年4月7日に記者会見を行い公表した．その後，NOW病院の避難地域出身の研修医がNHK番組"総合診療医ドクターG"に出演し，堂々の福島弁で福島の臨床研修の高さを全国に発信し，地域や被災の方々に元気を与えたことは言うまでもない．4年連続でその番組に出演し福島市臨床研修"NOW"プロジェクトの活動も全国的に評価を受けつつある．このような活動を通し，平成24年に1名であった福島市臨床研修"NOW"プロジェクト研修医数はV字型の回復を示し，平成30年度のNOW3病院のマッチング充足率は94.7%で過去最高となった．多くの研修医が今"NOW"福島市で医師としての人生を開始している(**図4**)．福島市臨床研修"NOW"プロジェクトは，臨床研修を根幹に地域医療を活性化し地域の皆さんに元気を与えている．

また，臨床研修にとって救急医療は柱の一つになっている．筆者自身が今までの循環器内科での経験をもとに救急蘇生活動に参入し，研修医を含め医療人の救急蘇生教育に携わっている．平成25年の一次救急処置BLSプロバイダーコースの再受講を皮切りに，現在，アメリカ心臓協会(AHA)のACLSインストラクターおよびBLSリードインストラクター，日本救急医学会のICLSディレクター，日本内科学会のJMECCインストラクターとして，研修医と専攻医，看護師，メディカルスタッフ，救急隊員の教育と人材育成にあたっている．

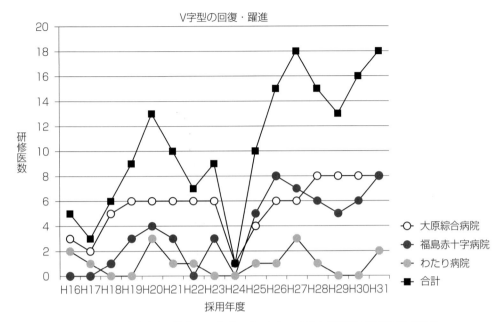

図4　福島市臨床研修"NOW"プロジェクト3病院の初期臨床研修医数の推移
　福島市の市中基幹型臨床研修病院の3病院（福島赤十字病院，大原綜合病院，わたり病院），福島市医師会，福島市が三位一体となり若手医療人育成の充実を目指した福島市臨床研修"NOW"プロジェクトの活動は平成25年から準備が始まり，正式に平成26年4月1日に発足した．平成24年度"NOW"3臨床研修病院の研修医数は定数21に対してわずか1名であったが，毎年研修医数は増えV字型の回復を示し，最近は震災前の研修医数よりはるかに多い研修医数になっている．なお，平成31年の数は平成30年度のマッチング数であり，平成30年度（定数19）のマッチング充足率は94.7%と過去最高になっている．

　福島市NOW 3病院の救急医療の現場においては研修医が救急蘇生教育を体得し活躍している．また，この5年間で研修医2名とメディカルスタッフ11名のBLSインストラクター，看護師2名のICLSインストラクターを育成し，彼らは地域の救急医療の中核となり活躍している．

むすびに

　最近の本邦における地震と循環器疾患との関連について概説した．われわれは各震災において循環器疾患診療における貴重な教訓を得ている．災害における循環器疾患医療においては，多職種の全国規模での協力支援体制が必要になってきている[52]．

　東日本大震災・原発事故では，多数の犠牲者を出し，今まで人類が経験したことのない艱難に直面しているが，ピンチをチャンスと捉え循環器疾患医療はもちろんのこと，今後の地域医療を担う若手医療人育成を含め，よりよい医療体制の確立と地域住民の健康に貢献していくことが被災地で生きる医療人の使命と思われる．

14　災害と循環器疾患

　　謝　　辞

　東日本大震災による福島県相馬市の被災と医療に関する資料をご提供いただいた公立相馬総合病院循環器科 佐藤雅彦先生に深謝申し上げます．

文　　献

1）一般社団法人日本循環器学会：2014年版災害時循環器疾患の予防・管理に関するガイドライン（日本循環器学会／日本高血圧学会／日本心臓病学会合同ガイドライン）．Guidelines for Disaster Medicine for Patients with Cardiovascular Diseases（JCS 2014／JSH 2014／JCC 2014），2015.

2）Suzuki S, Sakamoto S, Miki T, et al：Hanshin-Awaji earthquake and acute myocardial infarction. Lancet 345：981, 1995.

3）Aoki T, Fukumoto Y, Yasuda S, et al：The Great East Japan Earthquake Disaster and cardiovascular diseases. Eur Heart J 33：2796-2803, 2012.

4）Leor J, Poole WK, Kloner RA：Sudden cardiac death triggered by an earthquake. N Engl J Med 334：413-419, 1996.

5）Tsuchida M, Kawashiri MA, Teramoto R, et al：Impact of severe earthquake on the occurrence of acute coronary syndrome and stroke in a rural area of Japan. Circ J 73：1243-1247, 2009.

6）中里和彦，竹石恭知：大震災と急性冠症候群．呼吸と循環 60：903-909, 2012.

7）Fuster V, Badimon L, Badimon JJ, et al：The pathogenesis of coronary artery disease and the acute coronary syndromes（1）. N Engl J Med 326：242-250, 1992.

8）Fuster V, Badimon L, Badimon JJ, et al：The pathogenesis of coronary artery disease and the acute coronary syndromes（2）. N Engl J Med 326：310-318, 1992.

9）Libby P：Mechanisms of acute coronary syndromes and their implications for therapy. N Engl J Med 368：2004-2013, 2013.

10）石橋敏幸，丸山幸夫：プラーク破綻の分子機構．生活習慣病2005，岡　芳知，内山真一郎，倉林正彦ほか（編），pp351-356，中山書店，東京，2005.

11）Suzuki S, Sakamoto S, Koide M, et al：Hanshin-Awaji earthquake as a trigger for acute myocardial infarction. Am Heart J 134（5 Pt 1）：974-977, 1997.

12）Kario K, Matsuo T, Kobayashi H, et al：Earthquake-induced potentiation of acute risk factors in hypertensive elderly patients: possible triggering of cardiovascular events after a major earthquake. J Am Coll Cardiol 29：926-933, 1997.

13）Satoh M, Kikuya M, Ohkubo T, et al：Acute and subacute effects of the great East Japan earthquake on home blood pressure values. Hypertension 58：e193-e194, 2011.

14）Ogawa K, Tsuji I, Shiono K, et al：Increased acute myocardial infarction mortality following the 1995 Great Hanshin-Awaji earthquake in Japan. Int J Epidemiol 29：449-455, 2000.

15）Yasue H, Nagao M, Omote S, et al：Coronary arterial spasm and Prinzmetal's variant form of angina induced by hyperventilation and Tris-buffer infusion. Circulation. 58：56-62, 1978.

16）Prinzmetal M, Kennamer R, Merliss R, et al：Angina pectoris. I. A variant form of angina pectoris. Preliminary report. Am J Med 27：375-388, 1959.

17）Yasue H, Omote S, Takizawa A, et al：Coronary arterialspasm in ischemic heart disease and its pathogenesis. A review. Circ Res 52：1147-1152, 1983.

18）一般社団法人日本循環器学会：冠攣縮性狭心症の診断と治療に関するガイドライン（2013年改訂版）．Guidelines for Diagnosis and Treatment of Patients with Vasospastic Angina（Coronary Spastic Angina）（JCS2013），2014.

19）Nihei T, Takahashi J, Kikuchi Y, et al：Enhanced Rho-kinase activity in patients with vasospastic angina after the Great East Japan Earthquake. Circ J 76：2892-2894, 2012.

20）Zhang XQ, Chen M, Yang Q, et al：Effect of the Wenchuan earthquake in China on hemodynamically unstable ventricular tachyarrhythmia in hospitalized patients. Am J Cardiol 103：994-997, 2009.

21）Nakano M, Kondo M, Wakayama Y, et al：Increased incidence of tachyarrhythmias and heart failure hospitalization in patients with implanted cardiac devices after the great East Japan earthquake disaster. Circ J 76：1283-1285, 2012.

22）Tanaka H1, Oda J, Iwai A, et al：Morbidity and mortality of hospitalized patients after the 1995 Hanshin-Awaji earthquake. Am J Emerg Med 17：186-191, 1999.

23）He Q, Wang F, Li G, Chen X, et al：Crush syndrome and acute kidney injury in the Wenchuan Earthquake. J Trauma 70：1213-1217, 2011.

24）Smith J, Greaves I：Crush injury and crush syndrome: a review. J Trauma 54：S226-S230, 2003.

25）榛沢和彦：新潟県中越地震における急性肺・静脈血栓栓塞症. 心臓 39：104-109, 2007.

26）Watanabe H, Kodama M, Tanabe N, et al：Impact of earthquakes on risk for pulmonary embolism. Int J Cardiol 129：152-154, 2008.

27）榛沢和彦, 林　純一, 土田桂蔵　ほか：新潟県中越地震における静脈血栓塞栓症：慢性期の問題. Ther Res 27：982-986, 2006.

28）Shibata M, Hanzawa K, Ueda S, et al：Deep venous thrombosis among disaster shelter inhabitants following the March 2011 earthquake and tsunami in Japan: a descriptive study. Phlebology 29：257-266, 2014.

29）Sueta D, Akahoshi R, Okamura Y, et al：Venous Thromboembolism Due to Oral Contraceptive Intake and Spending Nights in a Vehicle -A Case from the 2016 Kumamoto Earthquakes. Intern Med. 56：409-412, 2017.

30）橋本洋一郎：熊本地震と KEEP project. MT Pro 2016 年 6 月 2 日, pp1-11.

31）佐藤　光, 立石博信, 内田俊明　ほか：多枝 spasm により特異な左心室造影像「ツボ型」を示した stunned myocardium. 臨床からみた心筋細胞障害 —虚血から心不全まで. 児玉和久, 土師一夫, 堀正二（編）, pp56-64, 科学評論社, 東京, 1990.

32）Bybee KA, Kara T, Prasad A, et al：Systematic review: transient left ventricular apical ballooning: a syndrome that mimics ST-segment elevation myocardial infarction. Ann Intern Med 141：858-865, 2004.

33）Kawai S, Kitabatake A, Tomoike H：Guidelines for diagnosis of takotsubo（ampulla）cardiomyopathy. Circ J 71：990-992, 2007.

34）Wittstein IS, Thiemann DR, Lima JA, et al：Neurohumoral features of myocardial stunning due to sudden emotional stress. N Engl J Med 352：539-548, 2005.

35）Lyon AR1, Rees PS, Prasad S, et al：Stress（Takotsubo）cardiomyopathy--a novel pathophysiological hypothesis to explain catecholamine-induced acute myocardial stunning. Nat Clin Pract Cardiovasc Med 5：22-29, 2008.

36）坂本信雄, 竹石恭知：たこつぼ心筋症の診断. 心臓 42：441-450, 2010.

37）Watanabe H, Kodama M, Okura Y et al：Impact of earthquakes on Takotsubo cardiomyopathy. JAMA 294：305-307, 2005.

38）Sato M, Fujita S, Saito A, et al：Increased incidence of transient left ventricular apical ballooning（so-called 'Takotsubo' cardiomyopathy）after the mid-Niigata Prefecture earthquake. Circ J 70：947-53, 2006.

39）Aoki T, Takahashi J, Fukumoto Y, et al：Effect of the Great East Japan Earthquake on cardiovascular diseases--report from the 10 hospitals in the disaster area. Circ J 77：490-493, 2013.

40）Yamauchi H, Yoshihisa A, Iwaya S, et al：Clinical features of patients with decompensated heart failure after the Great East Japan Earthquake. Am J Cardiol 112：94-99, 2013.

41）Inoue Y, Fujino Y, Onodera M, et al：Tsunami lung. J Anesth 26：246-249, 2012.

42）Kario K：Disaster hypertension - its characteristics, mechanism, and management - . Circ J 76：553-562, 2012.

43）Mu S, Shimosawa T, Ogura S, et al：Epigenetic modulation of the renal β-adrenergic-WNK4 pathway in salt-sensitive hypertension. Nat Med 17：573-580, 2011.

44）Suzuki M, Uwano C, Ohrui T, et al：Shelter-acquired pneumonia after a catastrophic earthquake in Japan. J Am Geriatr Soc 59：1968-1970, 2011.

45）杜　隆嗣, 平田健一：阪神・淡路大震災から学んだこと. The lessons from the 1995 great Hansin-

Awaji Earthquake. Heart View 21：1116-1122，2017.

46）上田耕蔵，石川靖二，安川忠道：震災後関連死亡とその対策．日本医事新報 377：40-44．1996．

47）Ogawa K, Tsuji I, Shiono K, Hisamichi S,：Increased acute myocardial infarction mortality following the 1995 Great Hanshin-Awaji earthquake in Japan. Int J Epidemiol 29：449-455, 2000.

48）Takegami M, Miyamoto Y, Yasuda S, et al：Comparison of cardiovascular mortality in the Great East Japan and the Great Hanshin-Awaji Earthquakes - a large-scale data analysis of death certificates. Circ J 79：1000-1008, 2015.

49）Ohira T, Hosoya M, Yasumura S, et al：Effect of Evacuation on Body Weight After the Great East Japan Earthquake. Am J Prev Med 50：553-560, 2016.

50）Satoh H, Ohira T, Hosoya M, et al：Evacuation after the Fukushima Daiichi Nuclear Power Plant Accident Is a Cause of Diabetes: Results from the Fukushima Health Management Survey. J Diabetes Res. 2015：415253, 2015.

51）Ohira T, Hosoya M, Yasumura S, et al：Evacuation and Risk of Hypertension After the Great East Japan Earthquake: The Fukushima Health Management Survey. Hypertension 68：558-564, 2016.

52）安田　聡，田原良雄：災害時における National Center としての役割．Heart View 21：1154-1163，2017.

石橋　敏幸

15 補助人工心臓・心臓移植治療の現状

はじめに

近年，国内における補助人工心臓治療や心臓移植治療を取り巻く環境は大きく変化している．2010年7月の改正臓器移植法施行以降，国内心臓移植数は増加しており，2016年には52例，2017年には56例，2018年には53例の心臓移植が実施された（小児心臓移植を含む）．一方で補助人工心臓治療は，2011年4月より植込型非拍動流式補助人工心臓が心臓移植への橋渡し治療（bridge to transplantation；BTT）として保険償還され，従来の体外設置型補助人工心臓と比較して，植込型補助人工心臓装着患者の予後ならびに生活の質は大幅に改善した．しかし心臓移植希望登録者の数に比して実際に行われる心臓移植数は十分とは言えず，国内心臓移植の平均待機期間は3年を超え，今後さらに長期化することが予測されている．

本項では重症心不全患者に対する補助人工心臓治療ならびに心臓移植治療について，国内の現状を紹介するとともに，その適応について概説する．さらに症例提示では従来の治療では救命困難な症例が心臓移植や補助人工心臓治療により救命できる可能性があること，さらにはそれら重症心不全患者が一般循環器診療のなかに存在することを伝えたい．

1 心臓移植治療

1） 心臓移植治療とは

心臓移植治療とは従来の方法では治療困難な重症心不全患者に対して行われる治療である．脳死患者より提供された健康な心臓を，対象となる重症心不全患者の心臓の代わりとして心囊内に移植し，対象患者の予後のみならずその生活の質の向上を目指す治療である．世界では1967年に南アフリカにて第1例目の心臓移植が実施され（患者は18日間生存），日本においては1997年の臓器移植法施行後，1999年に（臓器移植法成立後）国内1例目の心臓移植が実施された[1]．世界では心臓移植治療はすでに確立された心不全治療であり，欧米を中心として毎年4,000〜5,000件程度の心臓移植が実施されている（米国約2,500件/年，ヨーロッパ約1,500件/年）[2]．

一方で国内における心臓移植は欧米と比してその数はいまだ十分とは言えない（図1）．1999年の国内1例目心臓移植以降，国内年間心臓移植数は0例から11例までにとどまっていたが，2009年に改正臓器移植法が成立し，2010年7月に法律が施行されて以降，脳死下臓器提供数とともに心臓移植数も増加した[3]．臓器移植法の改正では脳死患者自身の意思表

15 補助人工心臓・心臓移植治療の現状

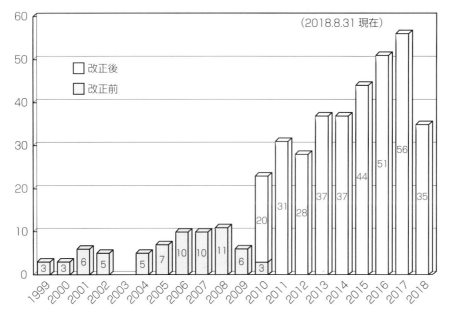

図1 国内心臓移植件数の推移
(日本心臓移植研究会：レジストリデータ[7]より)

示カードによる意思表示を必須条件からはずし，家族の同意によって臓器提供を可能とした点がその後の臓器移植の増加に大きく寄与し，それと同時に小児からの臓器提供が可能となったことにより国内における小児心臓移植も少ないながら行われるようになった（**表1**）．臓器移植については以前から日本国外での臓器提供を求める渡航移植の問題が取りあげられてきたが，2008年の国際移植学会におけるイスタンブール宣言（移植が必要な患者の命は自国で救えるように努力をすることとする趣旨の宣言）以降，成人心臓移植では原則，渡航移植は行われていない．小児心臓移植については国内での心臓移植機会が少ないため，渡航移植が行われているが，以前と比べると国内での心臓移植の期待が大きくなり小児用の補助人工心臓も使用可能となったため，国内での移植待機を選択する例も増えてきている．

表1 改正臓器移植法の概要

	改 正 前	改 正 後
脳死判定・臓器摘出の条件	本人の生前の書面による意思表示とともに家族の同意が必要	本人の生前の書面による意思表示とともに家族の同意が必要 さらに本人の意思が不明な場合は家族の同意のみで可能
臓器提供に関する小児の取り扱い	15歳以上の意思表示を有効とする	家族の書面による承諾により15歳未満の方からの臓器提供が可能
親族に対する優先提供		優先提供を認める

2） 心臓移植の適応

心臓移植の対象となる患者は心臓移植以外に予後改善の手段がない重症心不全患者である．その適応疾患や適応条件は日本循環器学会心臓移植委員会ホームページ上に"心臓移植レシピエントの適応基準"として記載されている[4]（**表2**）．心臓移植レシピエントの適応基準には医学的側面（心不全重症度，予後，他臓器疾患合併の有無など）とともに患者およびその家族の経済的，精神的な部分を含めた社会的側面からの検討が重要であることが記載されている．以下に心臓移植レシピエント適応基準についてその詳細を解説する．

（1）適応となる疾患

実際に国内において心臓移植を受けている患者の75%あまりが拡張型心筋症と拡張相肥大型心筋症であり，虚血性心筋疾患は10%足らずである．以下に当院で移植もしくは移植適応承認を受けた希少心疾患を示す．

・拘束型心筋症	・心筋炎後心筋症	・薬剤性心筋症
・周産期心筋症	・心臓限局性サルコイドーシス	・Marfan 症候群
・筋ジストロフィー	・不整脈源性右室心筋症	・（成人）先天性心疾患

これら疾患がつねに適応となるわけではないため，個々の症例の適応に関しては移植施設での心臓移植適応検討会にて検討する必要がある．一般的に活動性を伴う心臓限局性サルコイドーシスではステロイド治療の効果を確認する必要があり，筋ジストロフィーについては当院では呼吸筋が維持され，独歩可能であることを基準としている．

（2）適応条件

ここでは心臓移植レシピエントとして承認される医学的ならびに社会的条件が記載されている．まず適応となる心不全の重症度としては従来行われるべき治療すべてを行ってもなお長期間入院または入院を繰り返す心不全症例，もしくは致死的重症不整脈と記載されている．治療困難な致死的不整脈症例ではこれまで心不全による入院はなくとも，不整脈による入院を繰り返す例では移植の適応となる可能性がある．

心不全重症度としてはNYHA心機能分類Ⅲ度ないしはⅣ度と記載されているが，より客観的な指標としては以下の2つの検査項目が参考となる．

・心肺運動負荷検査による最大酸素摂取量 14 mL/kg·min（% predict 50% 未満）以下
・6分間歩行距離 300 m 以下

左室駆出率や脳性ナトリウム利尿ペプチドといった臨床指標は補助的な指標と考えられている．

15 補助人工心臓・心臓移植治療の現状

表2 心臓移植レシピエントの適応基準

- ・心臓移植の適応は以下の事項を考慮して決定する.
    - ・移植以外に患者の命を助ける有効な治療手段はないのか?
    - ・移植治療を行わない場合,どの位の余命があると思われるか?
    - ・移植手術後の定期的(ときに緊急時)検査とそれに基づく免疫抑制療法に心理的・身体的に十分耐え得るか?
    - ・患者本人が移植の必要性を認識し,これを積極的に希望すると共に家族の協力が期待できるか? などである

- ・適応となる疾患
  心臓移植の適応となる疾患は従来の治療法では救命ないし延命の期待がもてない以下の重症心疾患とする.
    - ・拡張型心筋症,および拡張相の肥大型心筋症
    - ・虚血性心筋疾患
    - ・その他(日本循環器学会および日本小児循環器学会の心臓移植適応検討会で承認する心臓疾患)

- ・適応条件
    - ・不治の末期的状態にあり,以下のいずれかの条件を満たす場合
        - ・長期間またはくり返し入院治療を必要とする心不全
        - ・β遮断薬およびACE阻害薬を含む従来の治療法ではNYHA3度ないし4度から改善しない心不全
        - ・現存するいかなる治療法でも無効な致死的重症不整脈を有する症例
    - ・年齢は65歳未満が望ましい
    - ・本人および家族の心臓移植に対する十分な理解と協力が得られること

- ・除外条件
    - ・絶対的除外条件
        - ・肝臓,腎臓の不可逆的機能障害
        - ・活動性感染症(サイトメガロウイルス感染症を含む)
        - ・肺高血圧症(肺血管抵抗が血管拡張薬を使用しても6 wood単位以上)
        - ・薬物依存症(アルコール性心筋疾患を含む)
        - ・悪性腫瘍
        - ・HIV(Human Immunodeficiency Virus)抗体陽性
    - ・相対的除外条件
        - ・腎機能障害,肝機能障害
        - ・活動性消化性潰瘍
        - ・インスリン依存性糖尿病
        - ・精神神経症(自分の病気,病態に対する不安を取り除く努力をしても,何ら改善がみられない場合に除外条件となることがある)
        - ・肺梗塞症の既往,肺血管閉塞病変
        - ・膠原病などの全身性疾患

- ・適応の決定
  当面は,各施設内検討会および日本循環器学会心臓移植委員会適応検討小委員会の2段階審査を経て公式に適応を決定する.心臓移植は適応決定後,本人および家族のインフォームドコンセントを経て,移植患者待機リストにのった者を対象とする.

  医学的緊急性については,合併する臓器障害を十分に考慮する.

  付記事項
    - ・上記適応症疾患および適応条件は,内科的および外科的治療の進歩によって改訂されるものとする.

(日本循環器学会心臓移植委員会ホームページ[4]より)

224

年齢は65歳未満と定められており，移植を希望する症例では65歳になる前に移植適応検討と適応承認，臓器移植ネットワークへの登録を済まさなければならない．登録時年齢が65歳未満であれば，その後，待機中に65歳を超えたとしても移植適応は有効である．また実際の心臓移植では60歳未満が優先されることを知っておくべきである．

> ・移植ドナー出現時，血液型ごとに待機期間の長い症例から順に候補者として選択されるが，登録時60歳未満の待機患者が優先的に選択される．60歳未満の待機患者がドナーを受けられなかった場合に60歳以上の待機患者が選択される．移植への橋渡しとしての補助人工心臓装着は年齢にかかわらず適用される．

さらには社会的条件として本人および家族の心臓移植に対する十分理解と協力が得られることと記載されているが，これは実際に心臓移植を受けようとする場合にはその待機期間や移植後に存在するさまざまな制約や規則の必要性を理解し，遵守することを示している．例として心臓移植を希望する場合には禁酒，禁煙が必須事項であり，適応検討時には禁酒，禁煙宣言書の記載が義務づけられている．また，移植後には感染予防の観点から生ものの摂取は原則禁止される．患者はそういったさまざまな規則を遵守することが求められるが，患者のみならず家族もそれら規則の必要性を理解したうえで患者が規則を遵守できるように協力する必要がある．

（3）除外条件
a）絶対的除外条件
ここでは絶対的に移植の適応とならない条件を記載している．

肝臓，腎臓の不可逆的機能障害：肝臓，腎臓の不可逆的機能障害は移植の禁忌となる．たとえば，慢性重症心不全により慢性的に総ビリルビン値やクレアチニン値が高値を示すような症例では，それら肝腎機能障害が可逆的なものなのかについて評価する．実際の適応検討時には専門医の意見書が必要となる（当院基準：24時間蓄尿でのクレアチニンクリアランス30 mL/min以下，総ビリルビン2.0 mg/dL以上の症例は原則禁忌と判断され，適応検討時にはその臓器機能の可逆性を評価する必要がある）．心不全の改善とともにそれら臓器障害の指標が改善することや，心不全が悪化する前後の臨床指標，画像所見の変化を参考として判断されることとなる．

活動性感染症：心臓移植を受けた場合には免疫抑制治療を開始することとなるため，活動性感染症を認める症例では心臓移植の適応とはなりえない．しかし，ウイルス性肝炎などは近年治癒もしくは薬剤でコントロール可能な疾患となっているため，個々の症例での検討が必要である．

肺高血圧：肺血管抵抗値が6 Wood単位以上の肺高血圧症では心臓移植後の右心不全合併から移植後予後が不良であることが報告されているため，適応とはならない．心臓移植適応

検討時の右心カテーテル検査にて肺血管抵抗値高値（4〜Wood 単位以上）を認める症例では純酸素や強心剤，もしくは一酸化窒素を負荷することで肺血管抵抗値が低下することを示す必要がある．

薬物依存症：アルコール性心筋疾患を含む薬物依存症の症例では移植の適応とならない．移植適応検討時には過去のアルコール摂取量の記載が求められており，禁酒は必須事項である．また移植適応検討時点で最近まで飲酒をしていた症例などでは少なくとも 6 カ月程度の完全禁酒が確認されないと適応とならないこともある．

悪性腫瘍：現時点では悪性腫瘍，もしくは悪性腫瘍治療後 5 年以内の症例は移植適応とならない．手術などにて根治しうる悪性腫瘍であったとしても根治が確認されてから 5 年以上再発のないことを確認する必要がある．そのため，移植適応検討時には必要に応じて上下部消化管内視鏡検査，腹部エコー検査，全身 CT 検査，腫瘍マーカー検査などを行う．

HIV 抗体陽性：HIV 抗体陽性例は移植適応の絶対禁忌である．

b）相対的除外条件

腎機能障害，肝機能障害：不可逆性の肝腎機能障害は絶対禁忌となるが，心不全の改善などにより回復しうる可逆性の肝腎機能障害は適応となりうる．

活動性消化性潰瘍：消化性潰瘍を含め，なんらかの出血性合併症を認める症例では心臓移植の適応に慎重な判断が必要である．上部消化管内視鏡検査はほぼ必須の検査として，重症心不全症例であっても適応検討時の検査として積極的に実施する．

インスリン依存性糖尿病：Ⅰ型，Ⅱ型にかかわらず，インスリン依存性の糖尿病症例では移植適応の有無を慎重に判断すべきである．インスリン依存性であっても良好に管理されており，糖尿病による神経障害，腎障害，網膜症などの重度合併症を認めない場合には適応となりうる．しかし糖尿病を合併する症例の移植後予後が不良であることは報告されており，心臓移植後には大量のステロイド投与などにより，移植後に糖尿病が悪化するリスクもあるため，移植適応の検討には糖尿病専門医による意見書を必要とする．

精神神経症：精神神経科的疾患の合併は心臓移植の相対禁忌条件となるため，精神科専門医による診察と心臓移植適応についての専門医意見書が必要である．

肺梗塞症の既往，肺血管閉塞病変：肺血管閉塞病変を持つ症例の場合は肺血管抵抗値の評価が必要である．

膠原病などの全身性疾患：膠原病に限らず，全身性疾患の合併はつねに心臓移植の相対禁忌条件としてその疾患による予後と心疾患の予後を考慮して心臓移植の適応を検討すべきである．全身疾患の予後が心疾患よりも悪い場合は心臓移植の適応とならない．一方で全身性疾患の合併があってもその予後が 10 年程度保証される場合には心臓移植の適応となる可能性がある．

c）適応の決定

上記心臓移植の適応条件に基づいて，患者の病歴，諸検査結果をレシピエントデータシート（日本循環器学会ホームページ：心臓移植委員会ホームページ内からファイルメーカーバージョン7・12形式にてダウンロード可能）に記載する．データシートに基づいて心臓移植施設での施設内適応検討委員会にて移植適応検討を行う．施設内適応検討委員会にて適応承認が得られれば，レシピエントデータシートと添付資料を日循心臓移植適応検討小委員会にWEB上で提出し，適応承認を得る（2段階審査）．適応承認が得られれば臓器移植ネットワークに登録する．

＊国立循環器病研究センター，大阪大学，東京大学などの一定数以上の心臓移植経験を持つ施設では2段階審査の必要はなく，各施設における施設内適応検討委員会の適応承認のみにて臓器移植ネットワークへの登録が可能である．患者の重症度により短期間での適応検討が必要である場合にはそれら施設に紹介，転院のうえで検討することで適応検討にかかる時間を短縮できる可能性がある．

3）　心臓移植待機について

2018年には本邦において53例の心臓移植が実施された．2010年の改正臓器移植法の施行以後，国内心臓移植数は増加傾向であるが，2018年11月30日時点で730人［医学的緊急度（Status）1：546人］の患者が心臓移植適応患者として登録されていることからは，心臓移植を希望する患者に比していまだ十分な数の心臓移植が実施されているとは言いがたい状況である[5]．

患者は移植適応が承認され，臓器移植ネットワークに登録した時点から移植待機患者となるが，患者の重症度によって医学的緊急度が定められており，移植の優先度もそれによって異なる[6]．

医学的緊急度（Status）1	心不全により強心剤や人工呼吸器，補助人工心臓が装着された状態．優先的に移植が受けられる．
医学的緊急度（Status）2	心臓移植適応ではあるが，強心剤，人工呼吸器，補助人工心臓は必要ない状態．優先度はStatus1の次となる．
医学的緊急度（Status）3	医学的，その他の理由により一時的に移植が受けられない状態．

現在，わが国の心臓移植平均待機期間は1,100日を超えており，心臓移植希望登録者の多くはその長期の待機期間中に自己の心臓では安定した血行動態を維持することが困難となり，補助人工心臓装着下にて主に在宅待機を行っている．補助人工心臓の適応とならない一

部の患者は強心剤持続点滴下の入院待機を行っている．国立循環器病研究センターにて心臓移植を受けられた患者の90％以上は補助人工心臓が装着した状態で心臓移植を受けており，今や多くの重症心不全患者では心臓移植の適応検討を行い，その適応承認を得ることと補助人工心臓治療を受けることがほぼ同義と言えるまでになっている[7]．

4）心臓移植後の治療，予後

心臓移植後の治療において最も重要となるものは拒絶反応および移植後合併症（移植後冠動脈病変，感染，悪性腫瘍，肝腎機能障害，その他）の予防である．移植後免疫抑制療法のプロトコールについては各施設により違いはあるものの，現在主流となっている免疫抑制療法はタクロリムス，ミコフェノール酸モフェチル，ステロイドを用いた3剤併用療法である．腎機能障害や冠動脈病変を認める症例ではミコフェノール酸モフェチルをエベロリムスに置換し，タクロリムスの量を減じるプロトコールに変更することもあるが，エベロリムスは創傷治癒遅延の合併症があるため，移植後急性期から導入することはまれであり，術創部が治癒した時点以降に変更することが一般的である．

心臓移植後に起こりうる合併症として移植後急性期は拒絶反応や感染が多く，慢性期には悪性腫瘍や移植後冠動脈病変といった合併症が多くなる．世界的には心臓移植後の予後は10年生存率50％あまりであるものの，国内心臓移植の予後は10年生存率89.1％（症例数408例）と欧米と比較し良好である[7]（**図2**）．

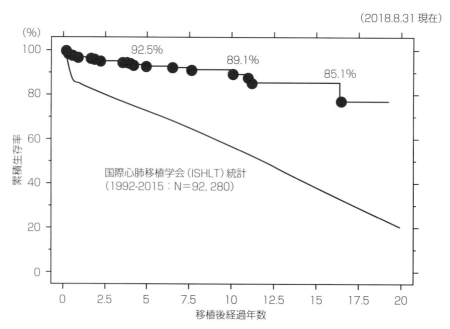

図2 心臓移植後の累積生存率
（日本心臓移植研究会：レジストリデータ[7]より）

2 補助人工心臓治療

1）補助人工心臓とは

補助人工心臓（ventricular assist device；VAD）とは心筋症や心筋梗塞といったさまざまな心疾患により機能低下した心臓に装着することで，血液循環を補助する人工臓器，補助循環装置である．"補助"人工心臓と表現する理由は補助人工心臓はあくまで患者自身の心臓を残した状態で装着し，自己心臓の残された機能に基づいて血液循環を補助するためである．通常は左心室機能を補助する目的に装着されることが多く，その場合は左室補助人工心臓（left ventricular assist device；LVAD）として左室心尖部より脱血し，補助人工心臓ポンプを介して上行大動脈に送血する．緊急時の補助循環装置として臨床上使用されることの多い経皮的心肺補助装置（percutaneous cardiopulmonary support；PCPS, veno-arterial extracorporeal membrane oxygenation；VA-ECMO）との大きな違いは循環補助様式が生体循環に対して順行性で，心臓を直接減負荷しうる点である．特殊な例では右室を補助する目的で右室補助人工心臓（right ventricular assist device；RVAD：右室〈右房〉から脱血し，肺動脈に送血）を装着することもあるが，RVADのみを装着することは通常なく，多くはLVADと併用することで両室補助人工心臓（biventricular assist device；BVAD）として装着する．

補助人工心臓として現在国内で主に使用されているものは体外設置型拍動流式補助人工心臓（体外設置型VAD）と植込型非拍動流式補助人工心臓（植込型VAD）の2種類に大別される．補助人工心臓開発の歴史からは体外設置型VADと植込型VADの間には植込型拍動流式補助人工心臓が存在したが，国内では1990年後半から2000年代前半に少数例使用されたのみにとどまっている．体外設置型VADとしては現在NIPRO-VASとAB5000の2機種が保険償還されており，植込型VADとしてはEVAHEART（サンメディカル社），JARVIK2000（Jarvik Heart社），HeartMateⅡ（Abbott社）の3機種が使用可能である[8]．

体外設置型VADは空気駆動式の容量ポンプが体外に設置され，駆動チューブが駆動装置に接続される．入院下での治療が必須となり，患者の行動範囲も駆動装置を中心として駆動チューブの範囲内に限られる（図3A）．

植込型VADではポンプはインペラと呼ばれるプロペラ様の回転軸が回転することで血液を連続的に吐出するものであり，拍動流式のポンプと異なり，ポンプ自身の容量が必要ないため体内ポンプの小型化が進み，体内への植込みが容易となった．しかしながらポンプの駆動管理と電源の供給のためには体内ポンプからは体外の駆動装置（コントローラー），バッテリーに繋がるドライブラインと呼ばれるケーブルが繋がっており，通常左右どちらかの側腹部よりドライブラインが皮膚を貫通している（図3B）．そのため，患者は体外に位置するコントローラーとバッテリーをカバンなどに入れ，それら機器とともに行動している．

A. 体外設置型補助人工心臓
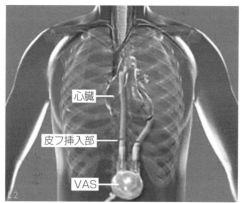
心臓
皮フ挿入部
VAS
（国立循環器病研究センターホームページ <http://www.ncvc.go.jp> より）

B. 植込型補助人工心臓
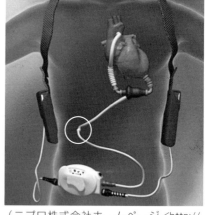
（ニプロ株式会社ホームページ <http://med.nipro.co.jp> より）

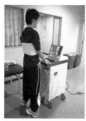 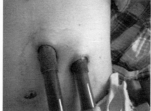 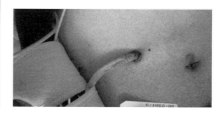

図3　補助人工心臓

2) 補助人工心臓の適応

　補助人工心臓の適応はガイドラインに基づいて心不全薬物治療，心臓再同期療法を含むデバイス治療，さらには左室形成術や僧帽弁形成術といった外科的治療を含むすべての治療を試みてもなお強心剤持続点滴から離脱できず退院困難である，もしくは入退院を繰り返す重症心不全症例である．ここではより臨床現場に即した具体的な状況に基づいてその適応を提示する．

（1）治療戦略からみた適応

　重症心不全症例に対する現時点での補助人工心臓の適応について図4にまとめる．現在日本において植込型VADは心臓移植適応患者に対する移植までの橋渡し治療（BTT）としてのみ保険償還されている．そのため，移植適応が不明もしくは適応のない症例では保険診療内で植込型VADを装着することはできない．移植適応が承認されうる症例では正式な手続きのもとでまず心臓移植適応を検討し，承認を得たのちに植込型VAD装着を検討することになる．欧米では心臓移植適応がなくともガイドラインに基づいた重症心不全に対する最後の治療手段としてのdestination therapy（DT）が保険診療として認められているが，国

内ではDTは保険診療としては認められていない．しかしながら2016年より本邦においても植込型VADによるDTの治験が開始されており，その結果により将来的に植込型VADを用いたDTが保険償還されることが期待される．

体外設置型VADに関してはその装着を心臓移植適応患者のみとは規定していない．そのため急性発症もしくは急激に悪化する心臓移植適応が承認されていない重症心不全，あるいは心原性ショック症例では体外設置型VADが第一選択機器となる．これら急性発症の症例では以下のような治療戦略のもとに体外設置型VADを装着することになる[9]．

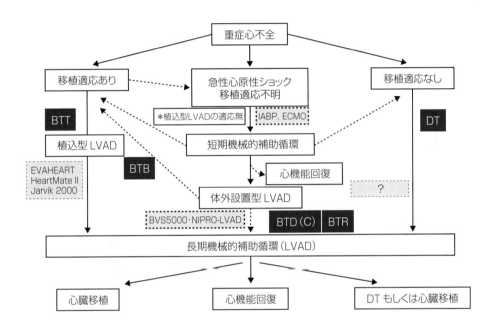

略語説明

BTT；Bridge to transplantation
移植への橋渡し

DT；Destination therapy
人工心臓による心不全最終治療

BTD；Bridge to decision
心臓移植適応検討ができる状態に改善させる目的で行う人工心臓治療

BTC；Bridge to candidacy
移植適応が承認される見込みのある症例に対して行う人工心臓治療

BTR；Bridge to recovery
自己心機能回復までの間を橋渡しする人工心臓治療

BTB；Bridge to bridge
体外設置型から植込型へなど，補助循環から補助循環への橋渡し治療

図4 補助人工心臓治療戦略
（Peura JL, Colvin-Adams M, Francis GS, et al：Recommendations for the use of mechanical circulatory support: device strategies and patient selection. Circulation 126：2648-2667, 2012より国内の現状に合わせ改変）

Bridge to recovery（BTR）	自己心機能が回復するまでの期間を橋渡しする目的で装着すること．主に心筋梗塞や劇症型心筋炎による心原性ショック症例などが対象となる．拡張型心筋症症例においても，ときにVAD装着後に自己心機能回復を認め，VADからの離脱が可能となることを経験するが，このような場合も結果としてBTRと呼ぶこともある．
Bridge to candidacy（BTC）	心臓移植適応承認が得られる可能性が高い症例に対して，心臓移植適応を承認しうる状態にまで回復させる目的で装着すること．たとえば心不全のために悪化した腎機能が原因で移植適応が正式に承認されない症例に対して（当院ではクレアチニンクリアランス30 mL/min以下は移植の絶対的禁忌事項としている），体外設置型VADを装着することで心不全，さらには腎障害を改善させ，移植適応承認を得られる状態に回復させる目的で装着する場合など．
Bridge to decision（BTD）	心原性ショックの症例ではたとえ若年であっても臓器障害や感染などを合併していることが多く，またほとんどの症例では意思疎通が不可能な状態である．このような症例に対して，まずは救命し，移植適応検討が可能な状態にまで回復させる目的で体外設置型VADを装着すること．当初はBTRとして体外設置型VADを装着したものの，自己心機能の回復を認めなかった結果，BTDとして治療を継続することもある．

　BTRやBTDでは，ときにまったく心臓移植適応が不明な症例に対して体外設置型VADを装着することとなる．VAD装着により救命できたとしても自己心機能回復が認められず，さらには心臓移植適応も承認されないときには保険診療内では植込型VADへの切り替えを行うことはできない．その場合，患者は体外設置型VADを装着したままでの入院加療を永遠に続けざるをえない．体外設置型VADを用いたBTRやBTDを行うときにはそれらの可能性も含めて，家族に説明する必要がある（患者にも説明すべきであるが，患者の多くは意思疎通が困難な状態である）．

（2）心不全重症度からみた適応

　心不全の重症度として広く使用されているものはニューヨーク心臓協会（NYHA）の心機能分類であろう．これは心不全重症度をその自覚症状で分類したものであり，心不全患者の

重症度を表す指標としては非常にシンプルで，さまざまな臨床現場において日常的に使われている．補助人工心臓治療の対象となる患者は NYHA 心機能分類ではⅢ度およびⅣ度の患者ということになるが，補助人工心臓の適応を考慮するための心不全重症度分類としては INTERMACS profile 分類を覚えておきたい．

INTERMACS とは	北米を中心とした補助人工心臓の市販後調査のレジストリーである Interagency Registry for Mechanically Assisted Circulatory Support のことであり，同レジストリーで定めた心不全重症度分類が INTERMACS profile 分類である．
INTERMACS profile 分類とは（表3）	NYHA 心機能分類Ⅲ～Ⅳ度を重症度別にさらに詳細に7種類に分類したもので，重症度の高い順に INTERMACS profile 1 から7に定めている．欧米では profile 1 から7を VAD の適応としている．

　欧米では市販後調査として VAD 装着患者の装着前の INTERMACS profile 分類を登録している．その結果は 2008 年より補助人工心臓患者のレジストリーデータとして毎年報告しており，この報告のなかで補助人工心臓装着患者の予後を装着時の INTERMACS profile 分類別に比較したところ，INTERMACS profile 分類の重症度が高いほど VAD 装着後の予後が不良であったことを受けて INTERMACS profile 分類が補助人工心臓装着前の心不全重症度分類として広く受け入れられるようになった[10]．具体的には心原性ショック状態である profile 1 の症例は補助人工心臓装着後の予後が最も不良であるが，その予後は profile 2，3 の順で良好となり，profile 3 と 4 以上ではその予後にあまり差がないため，profile 3 の状態，つまり強心剤投与は必要であるものの臓器障害はなく，全身状態として安定している重症度が補助人工心臓装着の最も良い適応であると考えられている．

　本邦において現時点ではガイドライン上 INTERMACS profile 1～3 が VAD の適応であるとされているが，profile 1 の症例は心原性ショックの症例であるため，上述の治療戦略からみた適応に記載したように体外設置型 VAD の適応となる．Profile 2，3 では心臓移植適応が承認されていれば，植込型 VAD の適応である．また profile 4 の症例では治療困難な不整脈や強心剤アレルギーなどの特殊な理由のある症例に限り植込型 VAD の適応とされている．

　世界的には植込型 VAD の予後ならびに生活の質の向上を受けて，とくに INTERMACS profile 4 以上の症例（強心剤点滴がついていない症例）における VAD の有効性を薬物治療と比較した試験が実施され，2015 年，2017 年にそれぞれ 1 年後，2 年後のフォローアップが報告された[11)12)]．VAD 装着患者の成績は薬物治療に比して良好であったものの，VAD 関連合併症は当然 VAD 装着患者に認められる結果であった．そのため，現在 INTERMACS profile 4 以上の軽症例では将来的に患者がどのような治療を選択するのかについて事前に相

15 補助人工心臓・心臓移植治療の現状

表3　INTERMACS patient profile

NYHA	重症度	定義	略称	緊急度
NYHA Class IV (強心剤依存)	1	Critical cardiogenic shock (重度心原性ショック)	"Crash and burn"	Hours (数時間以内に VAD が必要)
	2	Progressive decline (進行性の悪化)	"Sliding fast"	Days to week (数日, 数週内に VAD が必要)
	3	Stable but inotrope dependent (安定しているが, 強心剤に依存)	"Stable but dependent"	Weeks (数週内に VAD が必要)
Class IV (強心剤なし)	4	Recurrent advanced HF (繰り返す重症心不全)	"Frequent flyer"	Weeks to few months (数週〜1/2 カ月以内に VAD が必要)
	5	Exertion intolerant (運動不可)	"Housebound"	Weeks to months (数週〜数カ月以内に VAD が必要)
Class IIIB	6	Exertion limited (運動耐容能低下)	"Walking wounded"	Months (数カ月以内に VAD が必要)
Class III	7	Advanced NYHA class III (重症 NYHA class III)	"Advanced NYHA class III"	

（Kirklin JK, Naftel DC, Stevenson LW, et al : INTERMACS database for durable devices for circulatory support: first annual report. J Heart Lung Transplant Oct; 27(10) : 1065-1072, 2008 より著者翻訳）

談し，VAD 治療のリスクベネフィットの情報をすべて提示したうえで，患者と相談してその治療方針を決めていくこととされている（Shared decision making）.

3） 補助人工心臓の合併症と予後

　機器の進歩とともに植込型補助人工心臓装着患者の生存率は劇的に改善している. 国内における補助人工心臓市販後レジストリーである J-MACS（japanese registry for mechanically assisted circulatory support）の報告では体外設置型 VAD の 2 年生存率が 77％であるのに対して，植込型 VAD の 2 年生存率は 89％である[8]（図5）. これは INTERMACS などの欧米からの成績よりも良好であるが，本邦では欧米に比しより若年の患者が多いことが一つの原因と考えられる. 今後 DT が導入され，より高齢の患者も含めて VAD 治療の対象となったときにも同様の成績を維持できるようにしていくことが求められる. 補助人工心臓装着時の有害事象としては，1.装置の不具合（外部コントローラ，外部バッテリ，ポンプ起動部などに発生した不具合），2.主要な感染（ドライブライン，ポンプポケットに発生した感染），3.神経機能障害（脳卒中：頭蓋内出血，塞栓症，一過性脳虚血発作，けいれんなど），4.大量出血（死亡の原因になる，あるいは再手術，入院，輸血を要する出血）などがあり，それによる頻回の入院を要する例なども認められる.

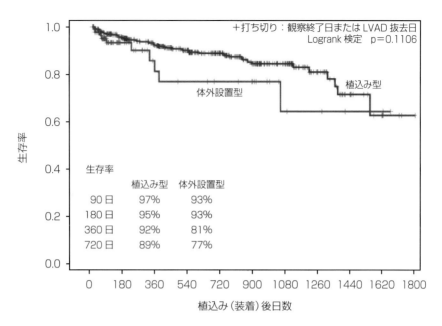

図5　生存率曲線　Primary LVAD（植込型／体外設置型）Kaplan-Meier Plot
（J-MACS Statistical Report．https://www.pmda.go.jp/files/000218006.pdf より）

15 補助人工心臓・心臓移植治療の現状

3 熱血の章 ─私の循環器学─

　重症心不全診療は驚きと発見の連続である．著者は2009年より国立循環器病研究センターにて重症心不全患者の診療にあたっているが，そのほとんどの症例は地域循環器診療の要を担う基幹病院にて治療困難であると判断された症例である．それはすなわちこれまでの私自身の循環器内科医としての知識と経験をはるかに超える重症例を治療していることになる．またこれまでは循環器内科医のみで治療を行ってきたが，VAD，移植治療には心臓外科はもちろんのこと，それ以外にもさまざまな専門領域，職種によって構成されるチームで治療する必要があることも学んできた．

　ここではそのなかでも印象的な症例を提示し，実際の診療時において判断に困った点や各症例より学んだことについて紹介する．

著明な肺うっ血を伴う劇症型心筋炎に対して左室補助人工心臓＋人工肺付右室補助人工心臓により救命しえた1例[13]

症例：20歳代男性

診断名：劇症型心筋炎

当院入院までの経過

　生来健康．大学卒業後，介護職に従事．心不全発症2週間前にバイアスロンの大会に出場し，完走．心不全発症1週間前に感冒様症状を自覚．症状改善せず，次第に呼吸困難感，食思不振が増悪し，前医受診．胸部レントゲンにて著明な肺うっ血を認め，急性心不全の診断にて緊急入院となる．

　前医入院直後より心原性ショック状態となり経皮的心肺補助装置（PCPS），大動脈バルンパンピング（intra-aortic balloon pumping；IABP）装着となった．また尿排出不良に対して持続血液濾過透析（continuous hemodiafiltration；CHDF）を導入した．心筋逸脱酵素は発症3日目にクレアチンキナーゼ15445 IU/L（MB分画500 IU/L）まで上昇し，以後は低下した．その後，自己心機能回復を認めなかったため，8日目に当院紹介となる（図6）．

当院紹介以後の経過

　紹介を受けて，同日前医に往診した（当院では通常重症心不全症例の紹介を受けると同日〜数日内に紹介元を往診し，紹介元医師との治療方針検討とともに，心臓移植，補助人工心臓治療について，患者家族に説明する）．往診時はPCPS，IABP装着状態であり，自己心機能の改善は認めず，大動脈弁の開放も認めなかった．両肺野は長期のPCPS装着により著明な肺水腫を呈しており，ほぼ含気を認めない状態であった．またクレアチニン値はCHDFのため0.83mg/dLと基準値内であったが，総ビリルビン値6.2mg/dLと高値であり，循環不全による著明な臓器障害を示唆する所見であった．初診時の印象では心エコー上，急性期

胸部レントゲン　　　　　　　胸部 CT

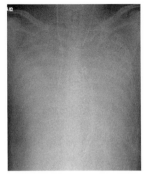
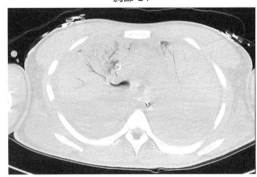

図6　転院時

現　　症：血圧 85/67（74）mmHg，心拍数 98 bpm（sinus rhythm）
補助循環：経皮的心肺補助　流量 3.3 L/min（FiO$_2$ 0.65），大動脈バルンパンピング
静注薬剤：ドパミン 3γ，ドブタミン 3γ，ノルアドレナリン 0.5γ，カルペリチド 0.025γ，フロセミド持続静注
血液検査：T-Bil: 6.2 mg/dL，AST: 294 IU/L，ALT: 51 IU/L，LDH: 1323 IU/L，Cre: 0.83 mg/dL，WBC: 12800/μL，Plt: 50000/μL

に認められていた左心室壁の浮腫様変化は認めず，心筋炎の極期は乗り越えている印象であったが，自己心機能の回復は認めていなかった．PCPS 補助下では肺水腫を含む臓器障害の進行が抑えられておらず，救命のためには BTR として補助人工心臓へ移行する以外にないと考えられた．

・本症例受け入れに際しての検討事項

①すでに著明な多臓器障害を合併しており，救命できる可能性は低い→家族（両親，兄）は現状を理解しており，少しでも救命の可能性があるのであればその可能性にかけたいとのこと．

②劇症型心筋炎が強く疑われるが，今後自己心機能回復の期待は乏しく，救命できたとしても心臓移植が必要となる可能性がある→家族は心臓移植治療を含めてすべての治療を受け入れており，いかなるサポートも行うとのこと．

③単なる左室補助人工心臓では血行動態を改善させることはできない→心筋炎の疾患特性からは両心補助の必要性が高く，著明な肺水腫を認めるため，人工肺による酸素化能も組み込んだ補助人工心臓システムを導入する．

当院転院後の経過

転院同日，両室補助として開胸下に NIPRO-VAS を用いた左室補助と PCPS 回路（人工肺付）を用いた右室補助を導入した（LVAD＋RVAD-ECMO）（図7）．左室減負荷により肺水腫は経時的に改善し，自己肺でのガス交換が可能となったため 13 日目には PCPS 回路で導

15 補助人工心臓・心臓移植治療の現状

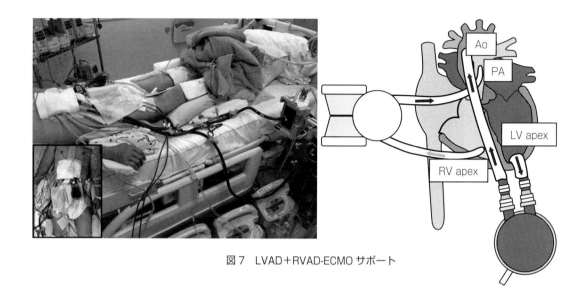

図7　LVAD＋RVAD-ECMO サポート

入していた右室補助を NIRPO-VAS を用いた右室補助に変更した．その後，44日目に人工呼吸器から離脱した．その後も自己心機能の回復は認めず，172日目に心臓移植適応を承認され，植込型 VAD への切り替え術を実施した．その後もさらにリハビリとともに植込型人工心臓在宅管理の教育を進め，244日，約8カ月後に自宅退院となり，在宅での心臓移植待機となった．

本患者は約3年の移植待機期間の後，30歳時に心臓移植を受けた．移植後に再就職も決定し，社会復帰も果たしている．

【本症例から学んだこと・本症例からのメッセージ】
　本症例を往診した当初，その病状の重さから私自身はほぼ救命不可能ではないかと考え，家族への説明時には救命確率は25％から50％以下と説明し治療に踏み切った．その意味で，本症例は私自身の循環器内科医としての常識を大きく覆された症例と言える．通常，心原性ショック症例で自己心機能の回復を認めない場合，PCPS では患者を失うのみであるが，補助人工心臓治療であれば自己心機能の回復がなくとも救命できる可能性はある．循環器内科医が導入できる最上位の補助循環装置は PCPS であるため，PCPS で救命が困難な場合，それ以上の治療法はないと考えてしまってはないだろうか．とくに急性心筋梗塞や心筋炎を基礎心疾患とする急性心原性ショック症例において，目の前の患者の治療に集中しすぎるあまり，PCPS 以上の治療手段になかなか考えが及ばず，時期を逸したタイミングで紹介される例を経験する．おそらく本項を読んでいただいている読者のなかには振り返ってみると補助人工心臓や心臓移植治療で救命できたかもしれない若年重症心不全症例の経験があるのではないだろうか．

　心原性ショック症例にかかわらず，補助人工心臓や心臓移植が必要な重症心不全の多くは

実際に移植や補助人工心臓治療を行う施設にいるわけではなく，一般市中病院に存在する．すべての循環器内科医が重症心不全診療に精通する必要はないが，少なくとも現状の重症心不全診療の現状を知り，自身が診療する心不全患者に対して適切な治療選択肢を提案できるようにすべきである．

ま と め

現在の国内における補助人工心臓治療，心臓移植治療の現状について概説した．これら補助循環治療や移植治療は日本においては心臓外科が中心となって進めてきたことから現在でも心臓外科が中心となって行っている施設が多い．しかしながら心原性ショック症例を含め，心不全患者を外来にて診療するのは循環器内科医が中心であるため内科医もこれら治療法について知り，患者に対し適切なタイミングでこれら治療選択肢についての情報提供をする必要がある．

歴史的に循環器疾患のさまざまな治療は，もともと心臓外科医が行っていた治療が低侵襲となり，経皮的なアプローチのもとで循環器内科医が行うようになったものが多い．実際にImpella といった経皮的なアプローチが可能な短期使用の補助人工心臓デバイスも臨床応用されているが，いずれは長期使用に耐えうる経皮的補助人工心臓デバイスが開発されることも期待される．そういった意味においても本分野への循環器内科医の積極的な関与が求められている．心臓移植治療についても手術は外科医が行うものの，周術期以降はほぼ内科的な管理が中心となる治療であり，今後，国内心臓移植数が増加すれば内科医の参画が今まで以上に求められる分野となる　重症心不全診療領域への更なる内科医の参加を期待したい．

文　　献

1）Nakatani T：Heart transplantation. Circ J. 2009 Jun 73 Suppl A：A55-60. Epub 2009 Jun 5. Review.
2）国際心肺移植学会レジストリー報告
　　https://www.ishlt.org/registries/slides.asp?slides=heartLungRegistry
3）Nakatani T, Fukushima N, Ono M, et al：The Registry Report of Heart Transplantation in Japan（1999-2014）. Circ J. 2016 80（1）：44-50. doi: 10.1253/circj.CJ-15-0975. Epub 2015 Dec 4.
4）日本循環器学会心臓移植委員会ホームページ．心臓移植レシピエントの適応
　　http://www.j-circ.or.jp/hearttp/HTRecCriteria.html
5）日本臓器移植ネットワークホームページ．移植に関するデータ
　　https://www.jotnw.or.jp/datafile/index.html
6）日本臓器移植ネットワークホームページ．レシピエント選択基準
　　http://www.jotnw.or.jp/studying/5-2.html
7）日本心臓移植研究会 心臓移植レジストリ 心臓移植の現状 20180831 現在
　　http://www.jsht.jp/registry/japan/index.html
8）Nakatani T, Sase K, Oshiyama H et al：J-MACS investigators：Japanese registry for Mechanically Assisted Circulatory Support: First report. J Heart Lung Transplant Oct 36（10）：1087-1096, 2017.
9）重症心不全に関する植込型補助人工心臓治療ガイドライン（日本循環器学会／日本心臓血管外科学会合同ガイドライン）．
10）Kirklin JK, Naftel DC, Stevenson LW, et al：INTERMACS database for durable devices for circulatory support: first annual report. J Heart Lung Transplant Oct 27（10）：1065-1072, 2008.

11) Estep JD, Starling RC, Horstmanshof DA, et al：ROADMAP Study Investigators. Risk Assessment and Comparative Effectiveness of Left Ventricular Assist Device and Medical Management in Ambulatory Heart Failure Patients: Results From the ROADMAP Study. J Am Coll Cardiol Oct 20 66（16）：1747-1761, 2015.

12) Starling RC, Estep JD, Horstmanshof DA, et al：ROADMAP Study Investigators. Risk Assessment and Comparative Effectiveness of Left Ventricular Assist Device and Medical Management in Ambulatory Heart Failure Patients: The ROADMAP Study 2-Year Results. JACC Heart Fail Jul 5 （7）：518-527, 2017.

13) Nakajima S, Seguchi O, Fujita T, et al：Successful treatment of near-fatal fulminant myocarditis using bi-ventricular assist device support. J Artif Organs Sep 19（3）：293-296, 2016.

瀬口　理

索　　引

2017 ACC/AHA　64
3Dマッピングシステム　154
βアレスチンバイアス AT$_1$R アゴ
　ニスト　11
β遮断薬　124

A

ABI（ankle brachial index）　35
ACCORD　79
ACCORD Lipid　54
ACCURACY 試験　106
ADVANCE　79
ASCEND 試験　55
AT$_1$ アンジオテンシン受容体
　（AT$_1$R）　4

B

baPWV（brachial-ankle pulse
　wave velocity）　35
BTT（bridge to transplantation）
　221

C

CARTO　154
cfPWV（carotid-femoral pulse
　wave velocity）　35
CONFIRM 試験　107
CRT　127
CTEPH　199
C型ナトリウム利尿ペプチド　17

D

DAPT　69

DCCT（diabetes control and
　complications trial）　77
DCM（dilated cardiomyopathy）
　116
DPP4（dipeptidyl peptidase-4）
　阻害薬　81
DT（dual therapy）　69
DT（destination therapy）　230
D ダイマー　174

E

EDIC（epidemiology of diabetes
　interventions and complicatio-
　ns）　77
EMPA-REG OUTCOME 試験
　85
ENRICHD 研究　97
EPA/AA　55
EPOCH-JAPAN　57

F

Field 試験　54
FMD（flow-mediated
　vasodilation）　19，21
FOURIER 試験　56

G

Gilbert 症候群　26
GLP-1 受容体作動薬　83

H

Hampton's hump　179
HFpEF　68，132
HFrEF　68，132
Homans 徴候　174

HOMA-R　40
HPA 系　93

I

IABP　131
IMPROVE-IT 試験　54
INTERHEART 研究　94
INVEST 追加解析　67

J

J 型カーブ現象　66

L

LDL-C　45
legacy effect　78
LGE　112
Lowenberg 徴候　174
LVAD（left ventricular assist
　device）　229
L 型 Ca^{2+} チャネル　2

M

metabolic memory　78
MTP（ミクロソームトリグリセ
　リド輸送蛋白）阻害薬　56

N

NADPH オキシダーゼ　19
non-HDL-C　48
NPPV　131

P

PCSK9　47

索　引

PCSK 9 阻害薬　56
PTE-Wells スコア　178

R

REDUCE-IT 試験　55
Response-to-retention hypothesis
　46
RHI（reactive hyperemia index）
　19，21
ROMICAT-Ⅱ試験　107

S

SADHART　98
SADHEART 研究　97
SAPT（single antiplatelet
　therapy）　69
SGLT（sodium-glucose co-
　transporter）2 阻害薬　85
small dense LDL　46，49

T

Trousseau（トルーソー）症候群
　174
TRV 027　11
TT　69

U

UKPDS（united kingdom
　prospective diabetes study）
　78

V

VADT　79
Virchow の三徴　167，171

W

Wells スコア　174
Westermark's sign　179

あ

アディポサイトカイン　40
アディポネクチン　40
アドレナリン受容体　6
アラキドン酸比　55
アルドステロン受容体拮抗薬
　125
アンジオテンシンⅡ　4
アンジオテンシン受容体ネプリラ
　イシン阻害薬　125

い

遺産効果　78
イスタンブール宣言　222
一酸化窒素　17
イバブラジン　125
インスリン　4
インスリン抵抗性　40，75
インスリン分泌不全　75
インスリン様増殖因子　4

う

植込み型除細動器　161
植込み型心電計　160

え

エコノミークラス症候群　209
エゼチミブ　54
エンドセリン　17
エンドセリン受容体拮抗薬　198

お

横紋筋融解症　54
オートファジー　2
オメガ 3 多価不飽和脂肪酸　55

か

拡張型心筋症　116

家族性高コレステロール血症　50
下大静脈フィルター　182
活性酸素　19
カテーテルアブレーション　153
過労死　101
過労死等防止対策推進法　102
間欠的空気圧迫法　185
冠血流予備量比　110
冠動脈 CT　105
冠動脈カテーテル治療　141
冠攣縮性狭心症　208
緩和治療　129

く

クラッシュ症候群　208

け

経遠位部橈骨動脈冠動脈インター
　ベンション　141
頸動脈大腿動脈間 PWV　35
外科的血栓摘除術　182
劇症型心筋炎　148
血圧脈波検査　35
血管作動性物質　17
血管内皮　17
血管内皮機能異常　19
血管内皮機能評価法　19
血管内皮細胞　17
結合組織病　198
血栓後症候群　186
血栓性静脈炎　168
ケミカルバイオマーカー　22
原始心筒　1

こ

高血圧治療ガイドライン
　JSH 2014　65
抗血小板薬単剤療法　69
抗酸化物質　23
抗リン脂質抗体症候群　171
混合性結合組織病　198

242

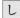

サイロキシン　5
左室肥大　66
左室補助人工心臓　229
サルコペニア　128, 134
酸化LDL　46
酸化ストレス　19

終末期心不全　129, 130
ジュネーブスコア　178
傷害反応仮説　46
小児心不全　1
静脈血栓塞栓症　167
心アミロイドーシス　117
心筋炎　117
腎血管性高血圧症　26
心サルコイドーシス　117
心臓MRI　105
心臓MRI検査　111
心臓悪液質　128
心臓足首血管指数　36
心臓移植治療　221
心臓再同期治療　127
心臓リハビリテーション　127
深部静脈血栓症　167
心房細動　68

す

スタチン　53

せ

精神的ストレス　96
赤色血栓　169
全身性エリテマトーデス　198
全身性強皮症　198
選択的セロトニン再取り込み阻害薬　97

足関節上腕血圧比　35

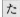

対策型検診　32
大動脈内バルーンパンピング　131
たこつぼ心筋症　209

遅延造影　113
遅延造影像　112
直接作用型経口抗凝固薬　180
貯留反応仮説　46

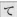

低比重リポ蛋白コレステロール　45

糖質コルチコイド　5
動脈硬化　18
動脈硬化性心臓血管病　45
トランス脂肪酸　52
トルバプタン　125

内臓脂肪測定　38
内皮依存性血管弛緩因子　17
内皮型NO合成酵素　21
内皮由来血管過分極因子　17

ニース分類　194
任意型検診　32
人間ドック健診　33

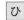

肺血栓塞栓症　167
肺動脈血栓内膜摘除術　186
肺動脈性肺高血圧症　196
ハイブリッド治療　159
白色血栓　169
バルーン肺動脈拡張術　186
汎適応症候群　93

皮下植込み型除細動器　161
久山町研究　45
非侵襲的陽圧換気療法　131
肥大型心筋症　115

ふ

フィブラート　54
不整脈原性右室心筋症　117
不飽和脂肪酸　52
フレイル　134
プレチスモグラフィ　20
プロスタグランジンI$_2$　17

へ

ヘパリン起因性血小板減少症　180
ペルオキシソーム増殖剤活性化受容体α　55

補助人工心臓　229
補助人工心臓治療　221
ホスホジエステラーゼ5（phosphodiesterase type-5；PDE5）阻害薬　198
ポリファーマシー　134

243

索　引

ま

マグネティックナビゲーションシ
　ステム　156
慢性血栓塞栓性肺高血圧症　186,
　199
慢性心不全の治療　123
慢性肉芽腫症　26

め

メタボリックシンドローム　38

や

薬剤負荷心筋灌流CT　111
薬剤溶出ステント　69

よ

抑うつ　94

り

リアノジン受容体　2

る

るい痩　128

れ

レニン・アンジオテンシン・アル
　ドステロン系阻害薬　124
レムナント　49

熱血 循環器学

2019 年 4 月 10 日　初版第 1 刷発行

編　著	——————	井上　信孝
発行者	——————	吉田　收一
印刷所	——————	シナノパブリッシングプレス
発行所	——————	株式会社洋學社
		〒658-0032
		神戸市東灘区向洋町中 6 丁目 9 番地
		神戸ファッションマート 5 階 NE-10
		TEL 078-857-2326
		FAX 078-857-2327
		URL http://www.yougakusha.co.jp

Printed in japan ©INOUE nobutaka, 2019

ISBN978 - 4 - 908296 - 14 - 7

・本書の複製権・翻訳権・上映権・譲渡権・公衆送信権（送信可能化権を含む）は株式会社洋學社が保有します．

・ JCOPY ＜（社）出版者著作権管理機構 委託出版物＞

本書の無断複製は著作権法上での例外を除き禁じられています．複製される場合には，その都度事前に（社）出版者著作出版権管理機構（電話 03-3513-6969, FAX 03-3513-6979, e-mail：info@jcopy.or.jp）の許諾を得て下さい．